明治医事往来

立川昭二

講談社学術文庫

目次

明治医事往来

プロローグ

「皆背が低く、脚が短く」

海の上の空は高くて広い。港には波があつた。桟橋の踏板もしぶきでぬれてゐる。絶えず、橋ぐひにあたる風波の音が足の下で陰気にごぼ〳〵鳴つてゐる。……

これは、明治初頭の横浜を舞台にした大仏《おさらぎ》次郎《じろう》の作品『霧笛』の一節である。日本近代の歴史は、このしぶきにぬれる桟橋の踏板からはじまった。人も物も、思想も制度も、そしてコレラ菌もペスト菌も、日本近代にかかわるほとんどあらゆるものが、この桟橋の踏板をふんで往来した。

いま、たとえば明治の面影をのこす山下町のホテル・ニューグランドのクラシックな部屋の窓から見おろすと、目の前の大桟橋の灯が明滅する夜景はとりわけ美しく、ひとを明治日本へとつれ戻す……。

……明治十（一八七七）年六月十八日、サンフランシスコから太平洋を渡って、知的な眼を輝かせたひとりのアメリカ人がこの桟橋におり立った。名前はエドワード・モース、三十九歳。腕足類の調査が目的ではるばる来日したこの青年学者は、わずか三週間後には設立されたばかりの東京大学の初代動物学教授となった。

上陸したモースの碧い眼に映ったのは、「皆背が低く脚が短く、黒い濃い頭髪、どちらかというと突き出た唇が開いて白い歯を現わし、頬骨は高く、色はくすみ、手が小さくて繊美で典雅であり、いつもにこにこと挙動は静かで丁寧で、晴々しい」日本人であり、「下層民が特に過度に機嫌がいいのは驚く程で」あった（石川欣一訳『日本その日その日』）。

そしてモースは「東京の死亡率が、ボストンのそれよりもすくないということを知って驚き」、「疱瘡《ほうそう》（天然痘）や猩紅熱《しょうこうねつ》は殆ど無く、ジフテリアも極めて稀れで、赤痢や慢性の下痢のような重い腸の病気は非常にすくなく、肺結核も多くはなく、マラリアも稀れで、腸チフスや神経熱はめったに流行しない」と、いかにも日本のほうがアメリカより伝染病が少いかのように語っている。

ときには日本人の清潔さに驚き、いっぽう田舎の下層民の子どもたちの顔のきたなさを嘆き、日光への旅の途中、旅廻りの床屋に出会い、その不衛生のために白障眼《そこひ》などの眼病が流行していることを観察している。ある日、浅草寺に参拝したモースは、日本の信仰療法の現場を目撃し、その驚きをつぎのように語っている。

この寺には台にのった高さ三フィートばかりの木像があるが、それは手足の指が殆ど無くなり、また容貌も僅かにそれと知られる程度にまで、するするに撫で磨かれて了っている。身体に病気なり痛みがある時、この木像のその場所を撫で、その手で自分のその局部を撫でれば、痛みがやわらいだり、病気が治ったりする——下層民はこの像が、そんな功徳を持つものと信じている。この像を研究すると、その減り具合によって日本で、どんな病気が流行っているかが判る。目は殆ど無くなっている。腹の辺が大部分磨滅しているのは、腸の病気が多いことを指示し、像の膝や背中が減っているのは、筋肉及び関節リョーマチスを暗示している。私はしばらく横に立って、可哀想な人達がいと厳かにこの像に近づき、それを撫でては自分の身体の同じ場所を撫でたり、背中に負った赤坊をこすったりするのを見た。

「病気の群集」

モース来日からちょうど一年目、明治十一年五月二十日、やはり知的な眼を輝かせたひとりのイギリス婦人が横浜の桟橋におり立った。名前はイザベラ・バード、四十七歳。病弱だった彼女は、健康回復のため外国旅行を志し、この日憧れの日本の土を踏んだ。

その彼女の鳶《とび》色の眼に最初に映ったのは、「小柄で、醜くしなびて、がにまたで、猫背で、胸は凹み、貧相だが優しそうな顔をした」日本人であった。早速、人力車に乗る。「農村の仕事を棄てて都会に集まり、牛馬となって車を引く」屈強な若者たちも、「しかし、車夫稼業に入ってからの平均寿命は、たった五年であるという。車夫の大部分の者は、重い心臓病や肺病にかかって倒れるといわれている」(高梨健吉訳『日本奥地紀行』)。イザベラは横浜のホテルの一室から、こんな第一印象を故国の妹ヘンリエッタへ第一信として書き送る。

好奇心と冒険心にとんだ彼女は、当時日本人でも困難だった北国旅行を企て、従者兼通訳の青年ひとりをともない、東京から日光をへて、新潟・山形・秋田・青森、さらに北海道に至る三ヵ月の大旅行を敢行する。その美しい田園風景のつづく農村を歩いていく彼女の眼にいやでもとびこんできたのは、見るも痛々しい「病気の群集」であった。

見るも痛々しいのは、疥癬《かいせん》、しらくも頭、たむし、ただれ目、不健康そうな発疹など嫌な病気が蔓延していることである。村人たちの三〇パーセントは、天然痘のひどい痕を残している。

とくに子どもたちには、蚤やしらみがたかり、皮膚にただれや腫物ができ、既婚女性の肌はなめし革のようで、五十歳くらいに見えた宿の女主人がじつは二十二歳で、彼女の男の子は五歳だというのにまだ乳離れしていない、と驚く。

彼女がおとずれるどの町や村でも、皮膚病や眼病になやむ人びとが目につき、ときには鉱泉で治療しているハンセン病患者たちに出会う。そして秋田の院内《いんない》では、脚気の流行を目撃し、この七ヵ月で人口約千五百人のうち百人が死亡している、とつづる。

山形に入ったイザベラは、新庄で雀蜂にさされたとき、漢方医に診察をうけている。当時の農村の医師の姿を、彼女は次のようにつたえている。

絹物の着物をつけた中年の男は、三度地面に平伏し、そうしてから膝をついた。彼は私の脈搏をはかり、拡大鏡で私の眼を見た。それから息をぐっと吸い込んで、だいぶ熱があります、と言った。……黒い漆器のりっぱな箱の中には、金色のりっぱな漆器の薬箱が入っていて、棚や引き出し、瓶などが備えつけてあった。まず彼は洗い薬を調合し、それを私の手と腕につけ、たいそう手ぎわよく包帯をして、全体を油紙でつつんだ。私は彼に、料金はいかほどか、ときいた。彼は何度も頭を下げたり、何かぶつぶつ言ったり、息を吸い込んだりしてから、五十銭では高すぎましょうか、とたずねた。

こうした旧式の医師は、父子相伝で、西洋医薬にあくまで抵抗し、外科手術には強い偏見をもち、治療法としてはお灸か針療治、あるいは皮膚の摩擦、湯治、動植物の薬、食事療法をやっている、と記している。こうして、秋田に着いたイザベラは、ここで西洋式の病院を見学している。

院長と六人の職員の医師は、すべてりっぱな絹の服装であった。……病院は二階建ての大きな建築で、半ば西洋式であるが、四囲のベランダは奥行きが深い。二階は教室に使用され、一階は何人かの寄宿学生の他に患者百人を収容する。毎年五十件ほどの重要な手術が、クロロホルムを使用して行なわれるが、しかし秋田県の人々は非常に保守的で、手足の切断や西洋の薬品の使用に反対している。……石炭酸の臭いが病院中にたちこめていた。消毒液の噴霧器がたくさん置いてあった。……私は、外科患者の示す忍耐力に非常な感銘を受けた。彼らは非常に烈しい苦痛にひるみもせず、うめき声も立てずに我慢する。

「ショッキング・オ・ジャポン」

バードから遅れること四年、明治十五年一月二十六日、浮世絵日本への憧憬を胸にひとりのフランス人画家が横浜の桟橋におり立った。名前はジョルジュ・ビゴー、二十二歳。さっそく陸軍士官学校のお雇い画学教師となり、以後在日すること十八年、その間内外の新聞に挿絵や漫画を寄稿、またみずから画集や漫画週刊誌を刊行し、明治日本の世相を諷刺した数多くの作品を発表した。明治十八年にはモースの『日本その日その日』の挿絵も描いている。日本というより日本人を愛したビゴーは、日本人の家に住み、日本語をおぼえ、花街や銭湯にかよい、何人もの日本女性と同棲し、ついには最初に下宿した家の娘と結婚して一子までもうけ、また日清戦争では日本軍に従軍する。それだけに、政治漫画もさることながら、画集『日本人の生活』などビゴーの辛辣な眼がとらえた庶民の赤裸々な姿こそ、まさに明治日本人の生《なま》の姿をつたえる。『霧笛』の作家大仏次郎が愛したわけである。

――ある暑い夏の日のこと、町に出たビゴーはひとりの男に出会う（挿画）。帽子をかぶりシャツを着て肩からカバンをさげているところはハイカラ然とした紳士。ところがその男、ズボンもはかずふんどしのまま、足袋をはき下駄をつっかけて足早に歩いていく。むし暑くて股間がムレてくるのか、ときどき左手でふんどしをゆるめ、片足をあげて隙間をつくり、右手の団扇《うちわ》で風を送っている。ビゴーがおかしさをこらえてスケッチしたこのなんとも不格好な男の後姿こそ、上半身は文明開化、下半身は旧式日本というアンバランスなからだつきのまま、なりふりかまわずあたふたと「近代化」を急ぐ日本人の後姿そのものではないか――。

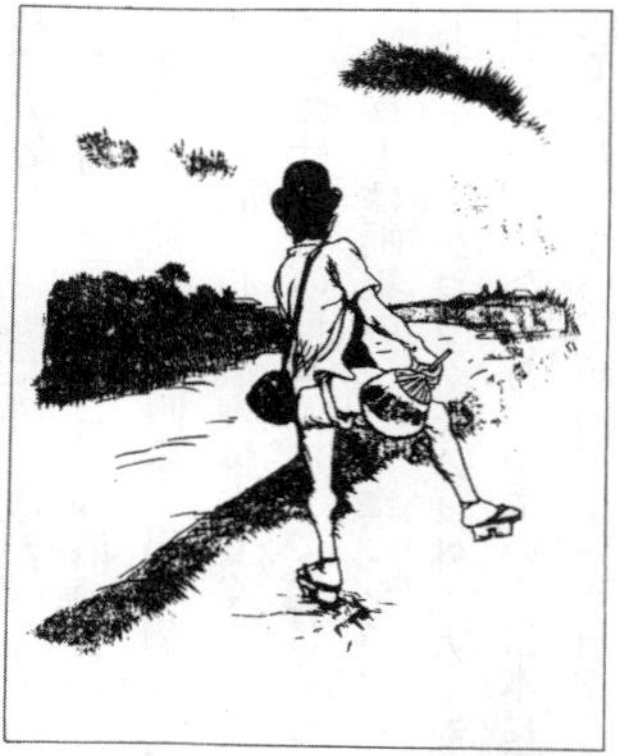
ふんどし姿の男　ビゴー『日本人の生活』明治31年

　そのほか、街かどで金持一家に物乞いする子連れの女（本書二一一頁）、乳房をあらわに大きな子どもに乳を吸わせる女（二〇七頁）、横浜海岸通りを悪臭をはなって通る肥たご車の列（三九二頁）、混浴の男女（三五頁）、客の床に入ろうとする娼婦（二二一頁）等々、……細い目に眼鏡、出っ歯に平べったい鼻、前かがみの小柄で足の短い男女の、さまざまな生活と心性、表情としぐさ……。ビゴーは皮肉をこめ愛惜をこめ執拗に描いていく。そこには今日の日本人にまで通じるものがある。

ビゴーは画集のひとつに『ショッキング・オ・ジャポン』と名づけたが、ビゴーの描く日本人を見てショックなのは外国人でなく、むしろ日本人のほうかもしれない。やがて、「大日本帝国」になりあがっていく日本に愛想を尽かしたビゴーは、日本人妻とも離別し、一人息子をともない、明治三十三年日本を去っていく。

さて、明治日本という「海の上の空」は、モースやバードのような親日外国人、そして一部の日本人には「高くて広い」空とうつったにちがいない。だが、『霧笛』の主人公千代吉が雇主の英人クーパーから奪いかえした愛人お花をついには殺してしまったように、あるいは日本人を愛したビゴーもやがて日本に絶望したように、明治日本という桟橋の踏板は、「絶えず、風波の音が足の下で陰気にごぼごぼ鳴つてゐ」たのではないだろうか……。

I

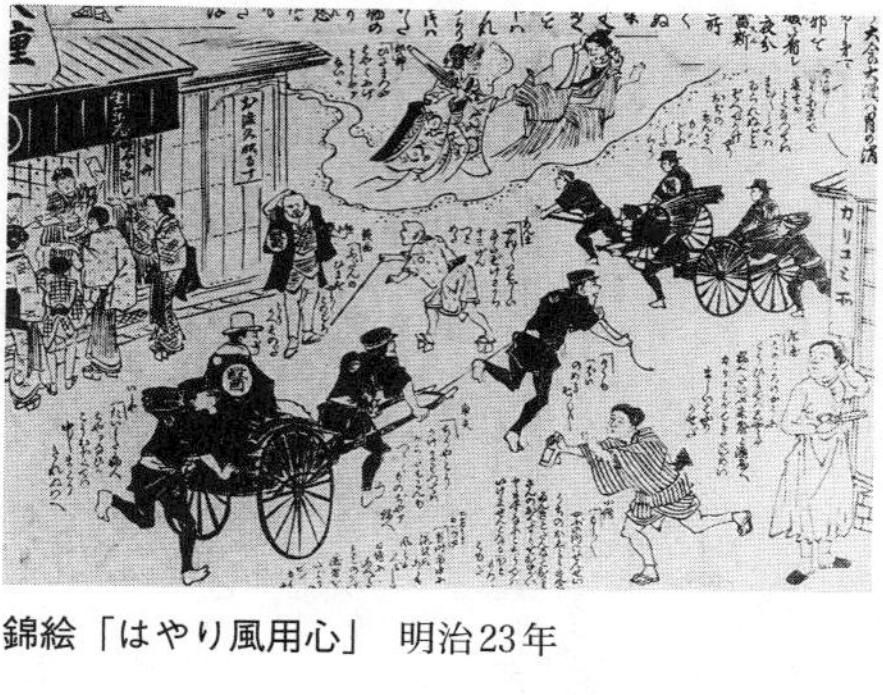

錦絵「はやり風用心」　明治23年

人生三十

老若男女三八五〇万

たとえば——、明治十九（一八八六）年、日本の町や村では自由民権の余熱がさめやらず、政府はひそかに憲法の草案に着手し、条約改正の第一回会議が開かれ、東京日比谷の鹿鳴館では夜毎舞踏会が催されていた。おりしも新聞は紀州沖で英船ノルマントン号が沈没して日本人全員が溺死した事件を報じ、鉄道熱で株価が急騰、全国で肉食会が流行し、この年帝国大学となった東京大学では制服・制帽に靴をはくことがきめられ、その東京では浅草公園の開園式で花屋敷に二万七〇〇〇人という人出、神田のニコライ堂がそのドームをあらわしはじめていた。

そのころ、その日本の町々や村々の通りを往き来していた大人や子どもたち、向う三軒両隣で泣き笑いしていた男や女たちは、いったい全国で何人いたのであろうか。そして、彼らはどんな病気におかされ、どれだけ生きられたのであろうか——。

ここに、この年内務省総務局戸籍課が編纂した『日本帝国民籍戸口表（明治十九年十二月三十一日調）』という小冊子がある。これを開いてみると、第一頁にこんな数字がある。

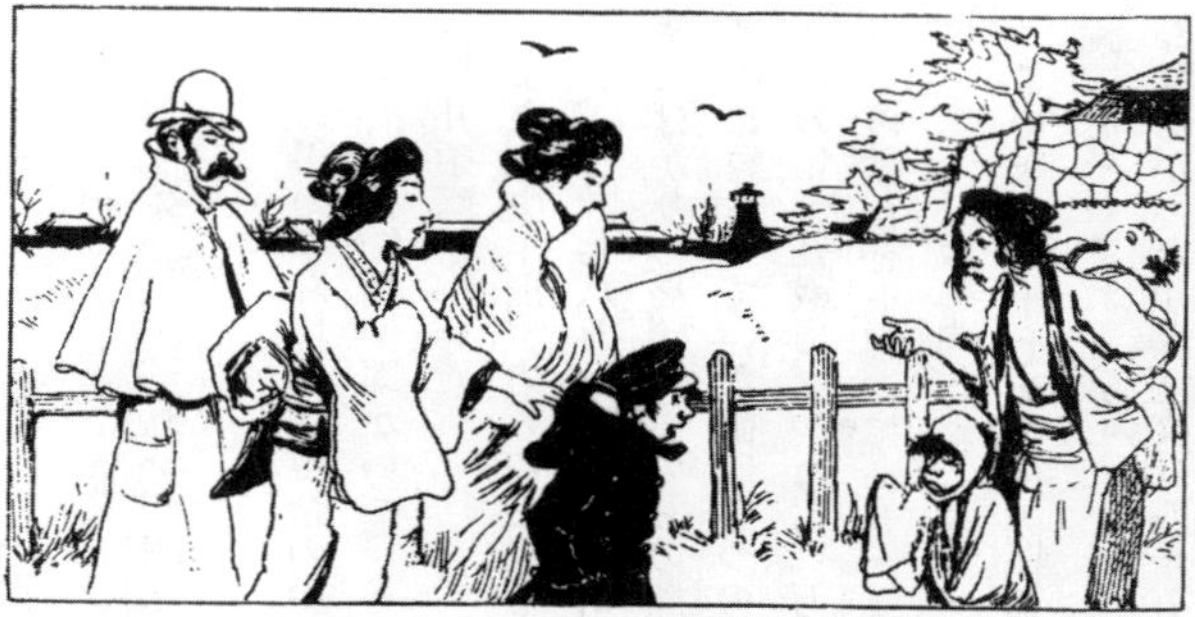

裕福な一家（左）と子持ちの女（右）　ビゴー『正月元日』明治23年

戸数		七七四、七一一五
人口		三八五〇、七一七七
内	男	一九四五、一四九一
	女	一九〇五、五六八六

この年、日本には七七四万余の世帯があり、三八五〇万余の老若男女がいたわけである。このうち華族三四三〇人、士族一九四万〇二七一人、のこり三六五六万三四七六人が平民と区別されていた。昭和五十九年の人口は一億二〇二四万であるから、三分の一以下でしかなかった。三分の一の四〇〇〇万になったのは〝汽笛一声〟の鉄道唱歌で「仰げや同胞四千万」と高らかに歌われた明治三十三年のことである。

つづいて、さきの『戸口表』の「出生」のところを見ると次のようにある。

出生　一〇五、〇六一七
　内　男　五三、六二四四
　　　女　五一、四三七三

この男の赤ん坊五三万余の中に、岩手県に石川一《はじめ》のちの啄木《たくぼく》、群馬県に萩原朔太郎《はぎわらさくたろう》、東京日本橋に谷崎潤一郎《たにざきじゅんいちろう》がいた。そして女の赤ん坊五一万余の中に、長野県の小林正子のちの女優松井須磨子《まついすまこ》がいた。

また「生年別」の人口を見ると、「十四年」（十四歳）は男三九万五五八五、女三八万五六六七、合計七八万一二五二とある。この三九万余の少年の中に、この年木曽から東京に出てきたばかりの島崎春樹のちの藤村《とうそん》がいた。そして三八万余の少女の中には、東京の上野西黒門町に暮らしていた樋口なつのちの一葉《いちよう》がいた。

この年十九歳になった七二万余人の中には、第一高等中学校に入ってまもない夏目金之助のちの漱石《そうせき》と正岡常規《まさおかつねのり》のちの子規《しき》の二人がいた。すこし年長の森鷗外《もりおうがい》は二十四歳でドイツに、二十五歳の内村鑑三《うちむらかんぞう》はアメリカにそれぞれ留学していた。

この年、二十七歳の坪内逍遥《つぼうちしょうよう》は『当世書生気質』を、五十一歳の福沢諭吉《ふくざわゆきち》は『男女交際論』をそれぞれ発表した。そして、前年の暮れ、長州の足軽の小伜から初代内閣総理大臣になりあがった伊藤博文《いとうひろぶみ》は四十五歳の男ざかり、消毒くさい道を日本橋の待合にかよい、寵妓の膝に枕して政治の憂さをはらしていたのである。

死者四〇人に一人

明治十九年八月、真夏の太陽が昇るまえの早朝、東京は芝の大通りを、毎日のように四斗樽を十数個積んだ荷馬車が数台列をなして通った。その車が通るたびに、まわりの人たちは悪臭に悩まされた。その樽の中身は、芝の避病院から桐ヶ谷の火葬場に運ばれるコレラ患者の死体であった。

日本近代の朝はコレラの洗礼とともに明けた。明治四十四年間のコレラによる総死者数は三七万余、これは日清・日露の大戦争の死者総数をはるかに上回る。

なかでも、最大のコレラ禍の年が明治十九年――。この年の全国患者数は一五万五九二三人。死者数は一〇万八四〇五人。患者一万人以上は東京、富山、大阪。このうち大阪が最大の被害地で患者一万九七〇九人、死者一万五九六八人であった。

明治十九年という年は、じつは明治このかた日本人の生き死にの統計がとられて今日までの間で、もっとも死亡率の高い年であった。この年の死者総数九三万八三四三人、これは人口千人あたり二四・三人の死亡率、ほぼ四〇人に一人が死んでいる。昭和五十八年の死亡率は六・二人、その四倍にあたる。

では彼らはどんな死因で死んでいったのか。まず最大の死因はさきのコレラで一〇万八四

○五人、それに痘瘡一万八六七八人、腸チフス一万三八○七人、赤痢六八三九人、この四種伝染病だけで日本はじつに一四万七○○○余の人命を失った。日露戦争ひとつやったほどの大きな惨事であった。

明治十九年の『衛生局年報』の「死亡者病類別」(死因)をみると、伝染性病一八万余、発育及営養的病一四万余、神経系統及五官器病一七万余、呼吸器病一三万余、消化器病二○万余、そのほかとなっている。このうち、呼吸器病には肺結核が、消化器病には伝染性の胃腸炎が含まれていたとおもわれる。

今日の疾病分類による死因統計がつくられはじめたのは明治三十三年で、その年の一位は肺炎・気管支炎、二位は全結核、三位は脳血管疾患、四位は胃腸炎、五位は老衰となっており、この順位は明治年間ほとんどかわらなかった。

明治十九年、この年十四歳の一葉や藤村の夢見がちな眼に映った東京の往来は、電灯がつき、陸蒸気《おか》が走り、煉瓦の家が立ちならびはじめたものの、じつは一歩その裏にまわれば、汚濁と不潔、貧困と頽廃が、表通りの繁栄と際立ったコントラストをなしていた。たとえば、まだ水道はなく、飲み水は黴菌だらけ、屎尿はたれ流し、道路はどこも泥濘と砂塵、そこに塵芥が悪臭を放っていた。伝染病が蔓延しない道理はない。

農村では、長男は田畑で働いて小作料を納め、次・三男は軍隊と工場へ、娘は女工か遊女へ……。農村は疲弊し、都市はふくれあがり、工場から吐き出される煤煙が日本の空を覆いはじめていた。

明治十七年に編纂された『興業意見』によると、明治十六年の日本人三七〇一万七三〇二人のうち、一人一ヵ年の生活費に米価の十倍（一一〇円八二銭）かけられる上等は四八六万七五一七人、米価の五倍（六〇円四五銭）かけられる中等は一〇八一万八九六九人、米価の二倍（三〇円一五銭）しかかけられない下等は二一三三万八一六人。このうち農民の十分の六が下等であり、また下等のうち八八三万人が職業不詳のいわゆる潜在的失業者であった。

明治十九年八月、仕立直しの古着を恥じらいながら樋口なつは歌塾に通いはじめ、また仕立おろしの洋服を着た島崎春樹は銀座から芝の学校に通いはじめた。そして、ともに十四歳のこの二人は、その通学の往来で、この年の大流行で死んだコレラ患者の死体を積んで避病院から火葬場へと運ぶ荷車に、ときおり出会ったにちがいない……。

平均寿命三十歳

明治十九年、その二月二十日、岩手県南岩手郡日戸《ひのと》村の常光寺という寺の八畳間で、ひとりの男の子が生まれた。この赤ん坊は何歳まで生きたであろうか——。一と名づけられたこの赤ん坊、のちの石川啄木は、明治さいごの四十五年四月十三日肺結核で世を去る。二十七歳であった。

百年後、昭和五十九年の日本人の平均寿命（出生時の平均余命）は世界一となり、男七四

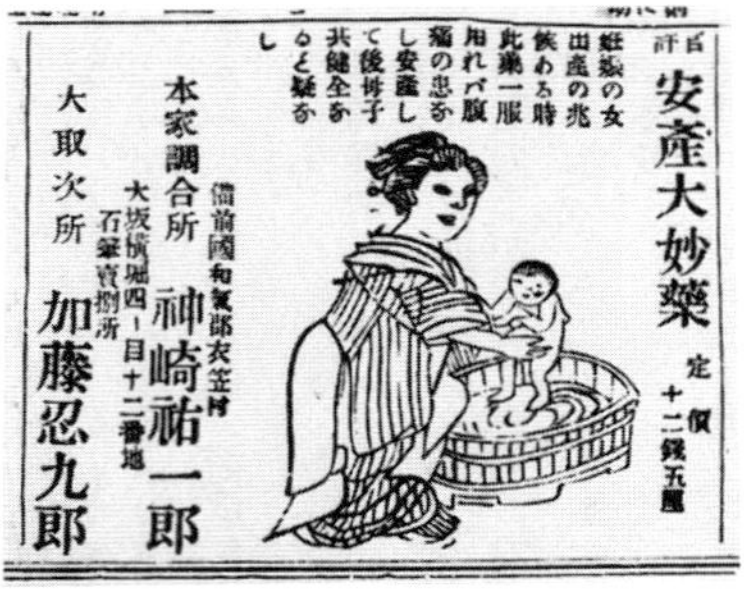

安産大妙薬の広告　『朝日新聞』明治13年11月9日

・五四歳、女八〇・一八歳となった。啄木はわれわれより五十年も命が短かった。では、啄木は当時の平均寿命からいって若死であったろうか――。

日本で平均寿命がはじめて発表された明治二十四―三十一年の第一回生命表によれば、男四二・七歳、女四四・三歳であり、啄木が死んだ明治さいごの年は明治四十二―大正二年の第三回生命表にあたり、それによると男四四・二五歳、女四四・七三歳である。

これからすると、啄木は若死といわざるを得ないが、はたしてそうだったのか。

最近の研究によると、この初期の統計は誤りとされ、何人かの研究者によって訂正されている。それらの改訂生命表によると、たとえば明治三年は男二四・四六歳、女二八・九二歳、明治十九年は男三二・七五歳、女三三・二一歳といわれる。こうした数字もなお過大評価ではないかという説があり、それによると明治二十年代までは二十歳台を低迷し、明治三十年代にやっと三十歳台をこえ、四十歳を確実にこえたのは大正に入ってからのことという。人生三十、ライフサイクルのきわめて短い時代であった。

明治以前の平均寿命については、宗門帳や過去帳の調査によると、江戸後期は二十歳台と推定されているが、明治になっても日本人の寿命は江戸時代とそれほどかわらなかったとおもわれる。

日本人の平均寿命がこれほど低かった理由はなんだったのか——。まずあげられるのはコレラをはじめ痘瘡・赤痢・腸チフス・インフルエンザなど急性伝染病の流行であり、さらに結核・梅毒など慢性伝染病の蔓延があげられる。そして、なによりも平均寿命をおし下げていたのは子どもの死亡率の異常な高さであった。

日本の乳児死亡率（生後一年未満の死亡の出生一〇〇〇に対する比率）は、明治から大正にかけて一五〇以上（昭和五十八年は六・二）であり、一〇〇人の新生児のうち一五人以上が死んでしまった。

いっぽう、さきの「生年別」を追っていくと、百年（百歳）以上が九七人もいる。昭和六十年は百歳以上の生存者一七四〇人であるが、人口に対する出現率でいうと、当時もかなり高かった。また「異動」の項のさいごに見える逃亡失踪二二万六一一一人というのは、なにか時代を語る不気味な数字である。

さて、明治十九年に生まれた啄木は、その年の新生児一〇〇人中の死者一五人の中には幸いにもはいらなかったが、二十七歳までしか生きられなかった。この年十四歳だった一葉はあと十年の命しかなく、この翌明治二十年、一葉の長兄は肺結核で死亡、二十三歳。おなじ年漱石の次兄も肺結核で死亡、二十九歳。十九歳だった子規も十六年後に肺結核で死亡する。今日からいえば、啄木二十七歳というのは異常な若死であるが、人生三十の当時としては、かならずしもそうとはいえそうにない……。

体格検査

学生漱石の身長・体重

明治二十二（一八八九）年二月、第一高等中学校の本科英文科の学生だった夏目金之助は、同級の正岡子規と急速に親しくなり、文学への情熱をかきたてられ、漱石という号を用いて、漢詩文を書きはじめた。漱石の残された最初の書簡は、この年五月十三日付の子規宛てのもので、子規の病気つまり肺結核を心配する内容のものである。この書簡の末尾に漱石の最初の俳句が記されている。

帰ろふと泣かずに笑へ時鳥

そして、追伸に、「僕の家兄（季兄の直矩）も今日吐血して病床にあり　斯く時鳥が多くてはさすが風流の某も閉口の外なし　呵々」とある。時鳥《ほととぎす》は不如帰とも書き、血を吐いて死ぬということから、当時結核患者の代名詞のように用いられていた。

この明治二十二年、二十二歳の学生漱石は、自分の身長・体重・胸囲などを記録したノートをのこしている。毎年三月と九月の二回分の肺量（肺活量）や握力までがこまかく記入されているところをみると、おそらく第一高等中学校で春秋二回実施されていた体格検査によるものとおもわれる。

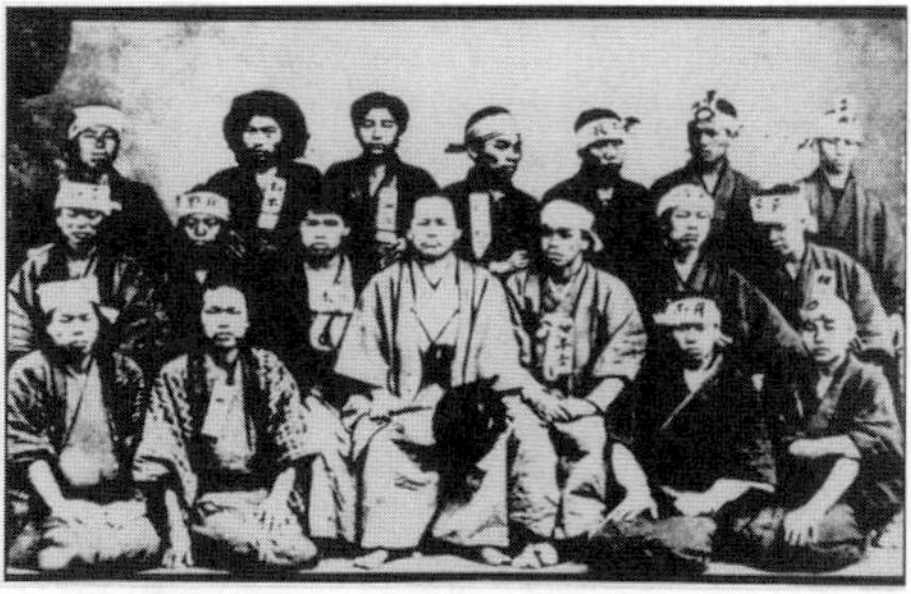
徴兵検査を受ける青年　明治7年4月

それによると、二十二年三月九日の日付で、身長一・五八七、体重一三・九五〇、胸囲（常時）七九とある。身長と胸囲の単位はメートルとセンチであるが、体重は貫であるから五二・三一キロとなる。漱石のこの体格は、当時の日本の青年男子としてどうであったのだろうか——。

たとえば、徴兵検査のときの身長測定の統計——「陸軍壮丁身幹尺度別人員累年表」——によると、明治二十四年の三二万余の壮丁（二十歳男子）でもっとも多い身長は五尺一寸（一五三センチ、全体の二〇パーセント）であり、明治三十五年以降五尺二寸（一五六センチ）がもっとも多くなる。

また明治十九年内務省衛生局が国民保健上の食料調査をした資料があるが、それによると、このとき東京の高等師範学校の生徒（二十歳前後）の平均体重は五三・四キロであり、いっぽう呉服商越後屋（いまの三越）の奉公人（十七歳以上）の平均体重は五一・七キロであった。

くだって明治三十九年衛生新報社が編集発行した『実用問答 養生篇』によると、三輪医学博士の調査として、日本人の平均身長と平均体重が、男女別に初生児から五、六十年（歳）までの数値（尺貫）が掲載されている。それによると、身長がもっとも高いのは男では二十年（歳）で五尺二寸五分七（一五七・七センチ）、女では十八年（歳）で四尺八寸三分六（一四五・〇センチ）である。そして体重は同年の男では一三貫五六一匁（五〇・八五キロ）、女では一二貫二二九匁（四五・八二キロ）である。

東大の内科教師として永年日本人を観察してきたエルウィン・ベルツも日本人の身長・体重についての測定値をのこしているが、成人の平均身長は一五九センチとやや多めの数値をあげており、女性については上流婦人と下流婦人とを区別して、成人女子の身長と体重の平均を次のようにあげている。

上流婦人　身長一四七センチ　体重四六キロ

下流婦人　　身長一四五センチ　　体重四七キロ

いずれにしろ、身長では女は男よりおよそ一〇センチ低く、体重ではおよそ五キロ軽い。また胸囲については、さきの『実用問答 養生篇』によると、身長の半分以上であれば強壮であるとされている。

こうした数値からみると、第一高等中学校の学生夏目金之助は、当時の日本の青年男子としては平均よりやや良好な体格であったのである。

兵力＝体力＝体格

明治二十二年、二十二歳だった夏目漱石が自分の身長や体重を誇らしげに記録していた頃からちょうど百年前、天明期の日本人の身長は、男で五尺一寸（一五三センチ）、女で四尺八寸（一四六センチ）といわれているから、文明開化の明治人も身長では天明人とほとんどかわっていない。それから百年後、昭和六十年の推計基準値は十八歳男子の身長一七一・三センチ体重六一・四キロ、十八歳の女子の身長一五七・八センチ体重五二・六キロというから、身長では男女とも一〇センチも低く、体重では男子八キロ女子四キロも少なかった。

おなじ明治二十二年一月、たまたま徴兵令が改正され、徴兵猶予の制が廃止となり、国民皆兵が名実ともにととのえられた。

ところで、このときの徴兵検査の状況を『陸軍省第三回統計年報』によってみると、適齢者三六万余人のうち、現役兵として兵営に送られた者は一万八七八二人、わずか五・二パーセントにすぎない。予備役七万四〇〇〇余人と徴集猶予一万七〇〇〇余人はこの兵役から一応除外された者であり、さらに適齢者の過半数をはるかに上回る二一万一二五六人、つまり五八・六パーセントの青年たちが、疾病その他健康上なんらかの欠陥がある者と認められ、徴兵検査でふるい落とされ、生涯兵役を免除されている。この数字だけからみると、青年の過半数が兵役にたえられない病弱者である、ということになる。

これは、兵役が国民の大部分に堪えられないほどの過重労働であったということであろうか。じつは当時の農村や工場における労働は、兵役をはるかにしのぐ苛酷な労働であった。したがってこの数字は、国民のなかから必要なだけの強壮者を選別し、天皇制軍隊の精兵を組織しようとしたものと考えるべきであろう。

明治国家のスローガンは富国強兵とりわけ「強兵」であった。統一国家を維持し、内外に国家の威信をたもつため、軍隊の強化ということは国家最大の急務であった。明治政府が創設した国民皆兵による近代的軍隊は、国家が組織し管理する特殊集団であり、この特殊集団の組織にあたって、まず必要なのは選兵規準であり、具体的には徴兵検査つまり青年の体格検査による選別であった。

明治六年の徴兵令発布により出発した天皇制軍隊は、まず兵力＝体力という理念により、為政者の必要度に応じて国民をふるい分けすることであった。いっぱんの人びとにとっては徴兵検査といえば、身長・体重を測定する体格検査であり、それは体力＝体格という考えとなり、ひいては近代日本人に健康＝体格という思想を根強くつくっていく結果となった。文学熱にうかされはじめた二十二歳の漱石が、几帳面に自分の身長・体重・胸囲などを記録していたのも、そうした時代思想に無意識に影響されていたのかもしれない……。

漱石が通っていた東京大学予備門（のちの第一高等中学校）があったのは東京の一ツ橋。そこから皇居前をとおってほど近い日比谷にあったのが鹿鳴館。明治十八年十一月三日ここで天長節を祝う舞踏会が盛大に行われたが、その光景を『東京日日新聞』は、「今日の貴婦人ハ復夕昔日ノ巾幗《キンカク》ニテアラズ。其進退周旋ト云ヒ、品格ヲ備ヘラレタル振舞ハ、天晴レ文明国の貴婦人ナリ」と称揚した。

しかし、この日この夜会に招待されたフランス海軍士官で作家のピエール・ロチは、そのときの着飾った日本の貴婦人たちの姿を、「江戸の舞踏会」（『秋の日本』所収）の中で、「そのつるし上った眼の微笑、その内側に曲った足、その平べったい鼻、なんとしても彼女たちは異様である」と、皮肉たっぷりに描写している。

ロチは、日本人妻お兼さんをモデルにした小説『お菊さん』の冒頭で、日本人の容姿を、「それにしても、まあ、此の人間たちはいかに醜く、卑しく、グロテスクなことだらう！」と書いている。またロチはのちに『日本の婦人たち』と題する辛辣な日本女性論をフィガロ紙に寄せているが、彼が来日した明治十八年、長崎でお兼さんと結婚式をあげた七月二十四日の『日記』には、日本女性について次のように記している。

……頬の広がりの上部にぼんやりしたちっちゃな目が隠れているあの青白い顔の女たち、それからあの弓なりの鼻、あの鶴のような様子、そういうものは、裕福な貴族階級にしか見られないのである。庶民と小市民階級の女はもっと丸っこく、色浅黒く活発で、素描したみたいに漠然とした、もっとやさしい顔立をして、いつもどこか子供っぽいところを持っている――それに切れ長の、子猫みたいに甘ったれた目……。そして、これら小さな日本人形たちは、みんな笑い上戸で陽気だ。

明治十一年来日したイギリス婦人イザベラ・バードの眼に映った日本人は、「小柄で、醜くしなびて、がにまたで、猫背で、胸は凹み、貧相だが優しそうな顔をした」（『日本奥地紀行』）人たちであった。

医師のベルツも、「日本人は倭小であるが、支那人や朝鮮人にくらべるとやや肥大強壮である」と述べ、「日本人はもともと筋肉強剛であったが、上流社会とくに近時の学生や官吏の身体が甚だ虚弱である」と指摘し、「日本婦人の脚が短かく大きく醜いのは、歩くとき足先を内側にまげ、からだを縮めているからであろう」と論じ、「日本人は細腰を愛する者なり。憐むべし、日本婦人にして腰囲の大なる者、汲々として之を細狭にせんことを是れ努む」と慨嘆している。

日本人の身体や容姿について論じた来日外国人のもっともまとまった著作は、ロシア生まれの医師シュトラッツが一九〇二年（明治三十五年）オランダのハーグで出版した『生活と芸術にあらわれた日本人のからだ』である。ここには、滞日中に収集した大量の資料をもとに、人類学・医学・民俗学・美学の面から、日本人の身体論が展開されている。ここでシュトラッツがあげている日本人の主な美点は、「皮膚が軟かくて、肌理《きめ》がこまかく、目鼻立ちが繊細で、口が小さく、首筋や肩が美しい」が、主な欠点は、「皮膚が黄色で、頭が身長に比して大きく、胸が平たく、脚が短か過ぎる」ことであり、とくに女については、「胴が緊っていなく、腰が細く、尻が小さい」ことであり、ヨーロッパ女性の八頭身にたいし、日本女性は七頭身である、ときめつけている。

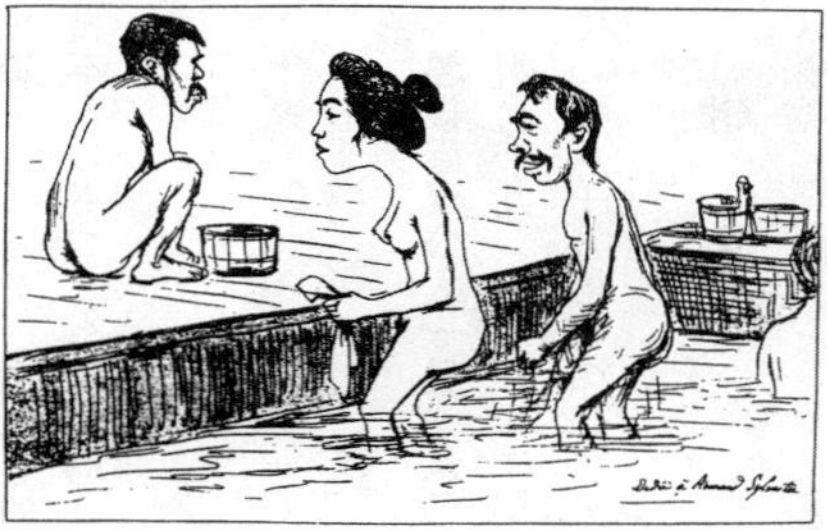

混浴の男女　ビゴー『日本人の生活』明治31年

彼ら外国人たちの眼に映じた日本人のからだをもっとも適確に描写したものといえば、明治三十一年刊行されたジョルジュ・ビゴーの画集『日本人の生活』中の数々であろう。その一枚（前頁挿画）、混浴中の男女のこのあられもない姿こそ、まぎれもない日本人のもっとも典型的なからだを表現しているといえよう。

栄養立国

越後屋奉公人一日一八〇〇キロカロリー

明治十九（一八八六）年の七月五日、東京は日本橋の呉服商越後屋（いまの三越）で働いていた八十人ほどの奉公人たちの一日の献立《メニュー》がたまたまのこっている。

朝食		昼食		夕食	
味噌	一九・一	蚕豆	七三・〇	沢庵	一九・四
茄子	四五・八	砂糖	八・八	白米	一四九・六
沢庵	一八・八	醤油	二三・六		
白米	一六四・九	沢庵	一五・〇		
		白米	一六〇・八		

（単位グラム）

これは、内務省衛生局が国民保健上の栄養調査のため、高等師範学校ほか二校の生徒と越後屋奉公人の一週間の食事を立会調査したときの資料である。越後屋の七日間の食事を成分別に平均すると、蛋白質五四・八〇、脂肪五・九八、含水炭素三九四・一六、合計四五四・九四グラムとなる。これはほぼ一八〇〇キロカロリーにしかならない。

これにくらべ、高等師範学校は約三二〇〇キロカロリー、陸軍士官学校は約三〇〇〇キロカロリー、鍛冶橋監獄でさえ約二〇〇〇キロカロリーで、越後屋は二百年前の創業当時とほとんどかわらない驚くほどの粗食であった。今日では中等度の生活活動をする二十歳男子の栄養所要量は二五〇〇キロカロリーとされている。

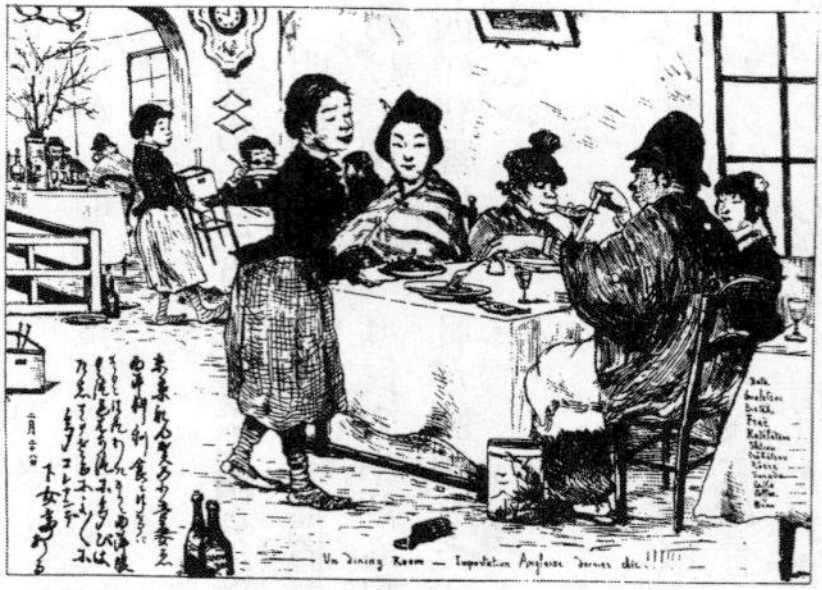
洋食店で食事をする家族　ビゴー『トバエ』明治20年

越後屋の奉公人がこんな栄養で働かされていたおなじ明治十九年七月九日、『郵便報知新聞』に、「従来本邦人ガ常食トセシ所ノ米麦及野菜ノ類ハ、其滋養分ニ乏シクシテ、人体ノ健康ヲ維持スルニ足ラズ」という趣旨の論説がのった。当時の大工・左官などの職人は一日平均五合の白米を常食としていた。この米食偏重を廃し、肉食を奨励する一文である。

だが明治の肉食キャンペーンは意外に早くからはじまっていたのである。

「食物の良否は滋養の精分に由る」

明治四年といえば、廃藩置県・郵便制度・断髪廃刀などの令がつぎつぎと布告され、世はあげて御一新、庶民の生活も目まぐるしく変りつつあった。その年、東京の数寄屋町河岸に西洋料理店千里軒が開店した。その披露文にすすんで筆をとった福沢諭吉は、次のように書いている。

人の飲食するものは悉く化して骨肉となるにあらず。一と先づ腹中に納り、其精分をこし分け、骨となるべきは骨となり、肉となるべきは肉となる。これを滋養の精分といふ。其のこし分たる糟《かす》は大小便となり汗となりて外に洩らし、新陳交代、以て一身を養ふとぞ。是れ人身究理の大法なり。されば今食物の良否《よしあし》は其の中に含める滋養の精分の多きと少きとに由て鑑定すべきなり。鳥獣《とりけもの》、魚類、牛乳、玉子等には此精分多く、芋、大根、青菜、米の類には精分少し。故に一切《ひときれ》の牛肉の中には拾斤の芋よりも精分多し。一杯の牛乳は十本の大根よりも精分を含むこと多し。古来我日本人此の理に暗く、食物の容量《かさ》をさへ多く喰へば、養になることゝ心得、ひじき、あぶらげ、芋、南瓜、腹のふとるを限とし、咽喉《のど》から出るまで取込て、嗚呼沢山なりと満足しければども、こは唯腹を満たすのみ、身体《からだ》を養ふにあらず。

いかにも文明開化の音頭取り福沢諭吉らしく、旧来の食生活の満腹主義を痛烈にやりこめ、栄養価の高い肉食を声高に宣伝している。おなじ年の五月発刊した『新聞雑誌』第一号も、「日本人の根気が乏しいのは肉食しないからであり、小児のうちから牛乳などで養えば根気を増し、身体も強健になる」と論じている。

江戸時代には、将軍家など一部の特権階級のあいだでは乳酪製品をホルモン食として摂取していたが、幕末になって、蘭学が普及し、来日外国人の生活にふれるにつれ、庶民のあいだにも肉食への意識が目覚めてきた。

維新前夜の慶応三年、東京の高輪に日本人による最初の牛肉屋が開店した。それを報じた『万国新聞』には、「牛肉は健康によく、とくに虚弱病身の人、また病後に食ふと気力を増し、身体を壮健にする」とその効能をうたっている。この店が芝に移って牛鍋屋となったとき、看板の幟旗には、「御養生牛肉」と朱書されていた。またこの年、幕府の医官松本順《まつもとじゅん》たちは畜産奨励の建白書のなかで、「牛乳は無比の滋養品にて、虚労又は絶食の病者に回生肉骨の妙効有之候。牛肉は人間食物中最第一の滋養品にて、人身を養ひ、血液を補ひ、身体を健にし、勇気を増候もの故、殊に軍人には一日も欠くべからざる品に御座候」と述べている。

そして翌年、戊辰戦争がはじまった。奥羽戦役で負傷した官軍兵士は東京に送られ、和泉橋の大病院に収容され、そこで西洋医学により病気回復のため牛肉を食べさせられた。負傷兵は肉食の美味と栄養を知り、郷里に帰ってからも肉食をするようになった。

明治の世となり、西洋医学とともに、栄養についての知識がもたらされた。明治初期の翻訳教科書に「営養」という語が見出され、「滋養」という言葉は流行語となった。それにつれ、都会では牛肉屋や牛乳屋がつぎつぎと開業し、牛鍋屋には洋学者連中をはじめ、西郷隆盛《さいごうたかもり》のような軍人が出入りするようになった。

明治の指導者は、もっとも保守的といわれる食生活を肉食で改革し、西洋医学知識にもとづく栄養立国を夢みたのである。

「牛鍋食はねば開化不進奴《ひらけぬやつ》」

福沢諭吉の『学問のすゝめ』第一編が刊行されたのは明治五年二月、その少し前の一月二十四日、宮内省大膳職は精肉を調理し、明治天皇の食膳に進めたという。『新聞雑誌』第二六号は、これを「明治天皇肉食御奨励ノコト」として大々的に報じた。そしてその年の四月二十五日、敦賀県令が次のような諭達書を発したことが、『新聞雑誌』第六四号に出ている。

牛肉の儀は、人生の元気を裨補し、血力を強壮にするの養生物に候処、兎角旧情を固守し、自己の嗜まざるのみならず、汚穢に属し、相喫候へば、神前等憚るべきなど、謂れなき儀を申触し、却て開化の妨碍《ぼうがい》をなすの輩《やから》、尠《すくな》からずの趣、右は固陋因習の弊のみならず、方今の御主意に戻り、以ての外の事に候、以来右様心得違の輩、之有るにおいては、其町役人共の越度となすべき候条、厚く説諭に及ぶべきなり。

肉食忌避の住民がいたなら、その町の役人の落度とする、とはなんともキツイお達しである。ときの政府の肉食のすすめに、地方官がいかに追随しようとしていたか、を知ることができる。

文明開化は牛肉からとばかり、関東では牛鍋、関西では鋤焼《すきやき》と呼ばれた牛肉店に、人びとが殺到した。この機に乗じ、おなじ明治四年に出版されたのが仮名垣魯文の『牛店雑談　安愚《あぐ》楽鍋《らなべ》』。その一節はこんな調子である。

往来絶《ゆききたえ》ざる浅草通行《どおり》。御蔵前《おくらまえ》に定舗《じようみせ》の、名も高旗《たかはた》の牛肉鍋。……士農工商老若男女、賢愚貧福おしなべて、牛鍋食はねば開化不進奴《ひらけぬやつ》と、……遠からん者は人力車。近くは銭湯帰《ゆがえり》、薬喰《くすりぐい》、牛乳乾酪《みるくかんらく》（洋名チース）乳油《ちちあぶら》（洋名ハタ）、牛陽《たけり》はことに勇潔《いさぎよく》、彼肉陣《かのにくじん》の兵粮《ひようろう》と、土産《みやげ》に買ふも最多《いと》き、人の出入の賑はしく、……実《げ》に流行は昼夜を捨ず、繁昌斯《かく》の如くになん。

明治七年刊行の『東京新繁昌記』には、牛肉店の項で、「牛肉ノ人ニオケルヤ開化ノ薬舗ニシテ文明ノ良剤ナリ。……之ヲ旧習病・因循病ニ用ユレバ則チタトヘ頑固ノ症ナリトイヘドモ、一鍋ニシテ気力ヲ発シ、十鍋ニシテ全ク治スベキナリ」とある。明治五年には東京の一日の屠牛は二十頭で、一人半斤として五千人分といわれる。明治十三年の精肉一〇〇グラムの値段は三銭、銭湯の料金の約二倍であった。

ところで、もともと日本人には好まれなかったジャガイモ（馬鈴薯）が、明治とともに牛肉のつきものとして食べられるようになり、日本人の栄養をたかめることになる。東京の町名主の斎藤月岑《さいとうげつしん》は、「近頃のはやりもの」のなかに牛肉・豚肉・西洋料理・南京豆とともに馬鈴薯をあげている。

国木田独歩《くにきだどっぽ》の代表作のひとつに『牛肉と馬鈴薯』（明治三十四年）という短篇がある。そのなかで作中人物が、牛肉を理想に馬鈴薯を現実にたとえて議論している場面がある。「馬鈴薯よりか牛肉の方が滋養分が多い」といった台詞《せりふ》が出てくるが、当時はこの題名といい趣向といい、かなり新鮮なひびきをもっていたにちがいない。そして独歩が明治四十一年死病の肺結核で茅ヶ崎の南湖院に入院したとき、新潮社から届けられた見舞品は牛肉であった。

「牛乳は万病の一薬」

明治天皇は牛肉と牛乳とどちらを先に口にされたであろうか。明治四年十一月発行の『新聞雑誌』第一九号によると、宮内省は白牛からしぼった牛乳を買上げ、「主上日日両度宛御服用遊サル」とあるから、牛肉より先に牛乳を日に二度飲用されたことになる。

幕末にやってきたペリーやハリスがもっとも欲しがっていたのは、牛肉とともに牛乳であった。下田の玉泉寺にいたハリスがあまりに牛乳を欲しがるので、妾のお吉は村の百姓に大金を与え、役牛から牛乳一合をしぼり、これをハリスに与えたところ非常に喜んだという。玉泉寺にはこれを記念した「牛乳の碑」がある。

御一新の世を迎えると、この真白い液体を飲むと目ざす西洋人になれるとばかり、官民あげて牛乳への関心がたかまっていった。はやくも明治元年十一月大阪府は『牛の要用なる説』という諭達書を発行し、その中で、「牛の乳は人の精力を補益すること最も多くして、嬰児を養ひ、病者を養ふには更に必要なるものなり。故に幼院、病院に於ては必ず牛を牧するの備なかるべからず」と説いている。また明治五年七月の『愛知新聞』によると、京都府は、「身体は保護滋養せざるべからず。牛乳は肉を養ひ、石鹼は外を潔くする」といった趣旨の牛乳奨励の布達を出している。

ところで明治三年、福沢諭吉は腸チフスに罹ったとき、築地の牛馬会社の牛乳を用いた。病後同社から宣伝文をたのまれた諭吉は、例によって次のような牛乳のすすめをつづった。

抑々《そもそも》牛乳の功能は牛肉よりも尚更に大なり。熱病労症等、其外都《すべ》て身体虚弱なる者には欠くべからざるの妙品、仮令何等《たとえ》の良薬あるも牛乳を以て根気を養はざれば良薬も功を成さず。実に万病の一薬と称するも可なり。啻《ただ》に病に用るのみならず、西洋諸国にては平日の食料に牛乳を飲むは勿論、乾酪乳油等を用ること我邦の松魚節《かつぶし》に異ならず。……願くば我国人も今より活眼を開き、牛乳の用法に心を用ることあらば、不治の病を治し不老の寿を保ち、身体健康精心活潑、始て日本人の名を辱しめざるを得べし。

諭吉にとって、牛乳・チーズ・バターは、鰹節とちがって、蒸気や電気とおなじ文明の利器としてうつったにちがいない。東京の銀座にガス灯がともり、新橋・横浜間に汽車が走りはじめた明治四、五年、東京に牛乳屋がうまれ、斜陽の旧藩主たちは士族の商法として、競って搾乳業をはじめた。

とはいっても、牛乳はすぐには庶民になじめなかった。西洋臭いことをバタ臭い、というが、牛乳やバターの匂いを嫌い、病人もなかなか飲まなかった。幕府の医官から明治になって初代の軍医総監になったさきの松本順は、そこで一策を案じ、当時の名女形沢村田之助《さわむらたのすけ》を吉原に連れていき、芸者をはべらせ、田之助に牛乳を飲ませたところ、「牛乳はおいしいですね」と言ったので、花柳界で大評判となり、牛乳の宣伝に大いに役立ったという。福沢諭吉の名文より、名優田之助の一言のほうが、あるいは牛乳宣伝にとって効果があったかもしれない。

しかしなんといっても、牛乳にとって最大の宣伝は天皇が飲まれたという報道であったが、その記事をのせた『新聞雑誌』第一九号には、「乳母イラズ」という名の哺乳瓶の広告が図版入りで掲載された。同誌は翌明治五年五月発行の第四五号の付録に、「牛乳ヲ以テ児ヲ育ル法」と題して、乳児のための牛乳飲用法を詳しく解説している。松本順の『育児小言』や石黒忠悳《いしぐろただのり》の『長生法』にも、育児療病にとっての牛乳の効用を説いている。またその頃から、粉ミルクや練乳（コンデンス・ミルク）も製造・販売されていた。

だが、たとえばさきの千里軒の明治七年の広告ビラによると、牛乳は一合四銭、一升三十銭で、これは米十キロの値に相当した。赤ん坊や病人に牛乳を飲ませることは、明治の庶民にとってはたいへんな負担だったのである。

頭痛・肩こり

「我脳痛いとはげし」

明治二十七（一八九四）年といえば、日本がはじめて大国清国と戦火を交えて勝利にわいた年、また香港で北里柴三郎《きたざとしばさぶろう》によるペスト菌発見がはなばなしく報ぜられた年。その五月一日、下谷竜泉寺町（いまの台東区竜泉三丁目）の店をたたんで、本郷丸山福山町（いまの文京区西片一丁目）にひっそりと転居してきたのが樋口一葉。翌二十八年、この家賃三円の路地奥の崖下の家で、『たけくらべ』につづいて『文芸倶楽部』に発表したのが、一葉二十三歳の名作『にごりえ』である。

……十九にしては老《ふ》けてるねと旦那《だんな》どの笑ひだすに、人の悪い事を仰《おつ》しやるとてお力《りき》は起《た》つて障子を明《あ》け、手摺《てす》りに寄つて頭痛をたゝくに、お前はどうする金は欲しくないかと問はれて、私は別にほしい物がござんした、此品《これ》さへ頂けば何よりと帯の間から客の名刺《めいし》を取出して頂くまねをすれば、……

明治の暗い路地裏の銘酒屋菊の井で最下層の私娼として働くお力は、明治の明るい表通りからやってきた結城朝之助という男にはじめて出会ったときから、頭痛がしていた。お力の頭痛はこのあともたびたび出てくる。

……例の二階の小座敷には結城《ゆうき》とお力の二人限《ぎ》りなり、朝之助《とものすけ》は寝ころんで愉快らしく話しを仕《し》かけるを、お力はうるさゝうに生返事《なま》して何やらん考へて居る様子、何《ど》うかしたか、又頭痛でもはじまつたかと聞かれて、ナニ頭痛も何もしませぬけれど頻《しきり》に持病《じびよう》が起《おこ》つたのですといふ、お前の持病は肝癪《かんしやく》か、いゝえ、血《ち》の道《みち》か、いゝえ、夫《それ》では何だと聞かれて、何《ど》うも言ふ事は出来ませぬ、でも他《ほか》の人ではなし僕ではないか何《ど》んな事でも言ふて宜さゝうなもの、まあ何の病気だといふに、病気ではございませぬ、唯《ただ》こんな風になつて此様《こん》な事を思ふのですといふ、……

一葉が頭痛の持病になやんでいたことは、日記からも知られる。たとえば明治二十五年の日記『しのぶぐさ』にはこんなふうに書かれている。

八月廿四日……母君一昨日より時候あたりにて心地すぐれず　此日は臥がちにおはしき　終日机辺にありて日没後母君の肩を国子と共にひねりて臥させ奉る　おのれも今宵はかしらいといたくなやめば早う臥たり……

九月一日　早朝国子姉君を見舞ふ　さしたることなし　母君は鍛冶町に金子かりんとて趣き給ふ　我脳痛いとはげし　水にてかしらあらひはち巻などなす　筆とることいとものうきに文章軌範小時通読……

明治の闇《くら》がりを生きることに疲れ、九尺二間の長屋住いの源七から無理心中をせまられて命を終るお力は、やはり一葉にとってはどうしても頭痛もちでなければならなかったのであろう。一葉が『にごりえ』を書いていた頃和歌を習っていた弟子の疋田達子は、当時を回想してのちにこう語っている。

本郷の家は、戸を明けるとすぐ畳半畳くらゐの土間で、その奥に六畳二間、そのつきりの土間に東の高い崖から滲み出してくる水をためた小さな池がありました。この家を出た路地の角に、『にごりえ』のお力のモデルになつた女のゐた銘酒屋があり、その家の看板には、「御料理仕出し云々」と、お夏さんの千蔭流の筆がふるつてありました。路地のどぶ板をがたがた踏んで行つてお訪ねしますと、池の見えるところへ机を持ち出して、「頭痛が激しくてたまらないものですから」と、鉢巻きをして書いてをられたこともありました。「昨夜は一睡もしないで書きましたのよ」といかにも嬉しさうにその様子を話されることもありました。「ひどく肩が凝つてこれできびしく打つても感じないほどです」と文鎮を取つて見せられたこともありました。この肩の凝りが下へ下つて、お夏さんの生命とりとなつたのでした。

「官吏学生等総て脳を費す人」

一葉の頭痛はどこからきたものであろうか。神経からか女の生理からか？『にごりえ』のお力は「大方逆上性《おおかたのぼせしよう》なのでござんせう」というから、結城朝之助がいうように「血の道」

つまり女の生理からくる頭痛とうけとれる。

「頭痛」ということばは十七世紀初につくられた『日葡辞書』に出ているから、かなり古くから使われていたことばであるが、頭痛あるいは脳病がとくに意識され出したのは、ちょうど一葉が『にごりえ』を書いていた明治二十年代以後のことである。それというのもこの頃、頭痛薬がいっせいに売り出された。たとえば、大阪丁子堂のそのものずばりの売薬「頭痛丸」、東京神田の菱田相生堂の「快脳丸」、東京薬研堀高木与八郎店の脳病・頭痛専門の「静清丸《せいせいがん》」、それに人の横顔を大胆にデザインした商標の広告（写真）で盛んに宣伝した「健脳丸」などが発売された。

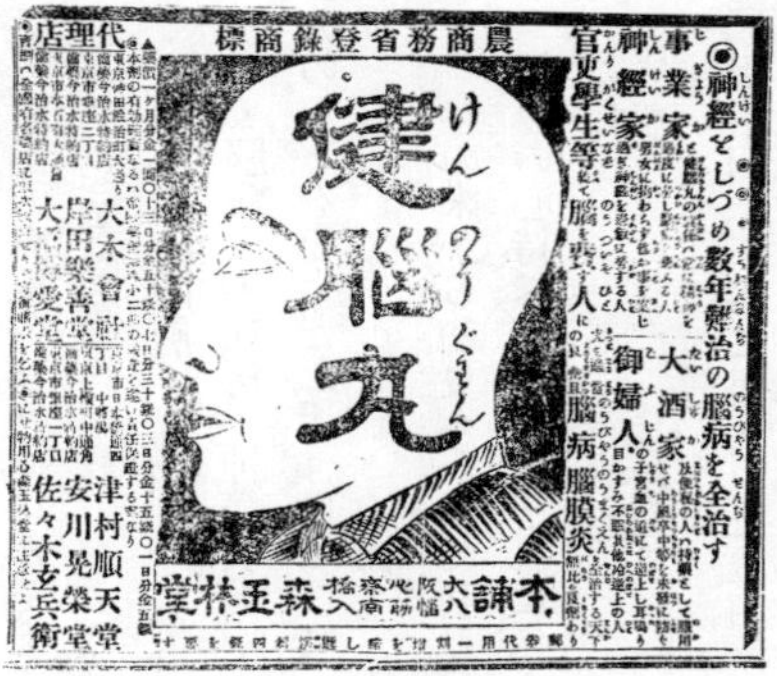

「健脳丸」の広告　『朝日新聞』明治30年4月7日

「健脳丸」の効能書には、まず、「神経をしづめ数年難治の脳病を全治す」とあり、とくに、「神経家、僅か事を案じ過ぎ神経を過敏に労《つかい》する人、御婦人の子宮血の道にて逆上《のぼせ》し耳鳴り目かすみ不眠其他冷逆上の人、官吏学生等総《すべ》て脳を費《ついや》す人に最も適当の良剤」とある。代金は一ヵ月分一円、一日分五銭。「健脳丸」は、「宝《ほう》丹《たん》」「精錡《しんき》水《すい》」「浅田飴」「中将湯」などと並んで明治十大売薬のひとつにかぞえられた。
とりわけ富国強兵の疲労がようやく累積してきた明治後半、立身出世の頭脳競争に駆り立てられた知識階層、「健脳丸」のコピーでいうところの「官吏学生等総て脳を費す人」に、頭痛・脳病・神経病・神経衰弱が流行した。志賀直哉は、二十四、五歳の明治四十年頃の自分のことを書いた『大津順吉』で、次のように言っている。

春の末から初夏へかけて私は毎年《まいねん》少しづつ頭を悪くする。さうなると泥水に浮び上つた錦魚の心持であつた。それに焦々《いらいら》した気分の加はるだけが錦魚よりも苦しいと私は考へてゐた。

明治四十二年に書かれた夏目漱石の『それから』は、「代助の頭の中には、大きな俎下駄《まないたげた》が空《くう》から、ぶら下《さが》つてゐた」という最初の一行から、「代助は自分の頭が焼け尽きる迄電車に乗つて行かうと決心した」という最後の一行まで、全篇「頭」ということばで埋めつくされている。おそらく日本人が、ものを考え行うのは、「心」や「胸」や「腹」でなく、「頭」であるとはっきり認識しはじめたのは、この時代であったろう。
しかし、自分の頭や脳を意識すれば意識するほど、人間関係は不快や不機嫌や「焦々した気分の加はるだけ」となり、まさに頭痛の種《たね》となる。そして、とりわけそうした頭痛にかかるのは、日本が近代国家の体裁をととのえるとともに登場してきた「官吏学生等総て脳を費す人」たちであった。

頭痛肩はり樋口一葉

頭痛もちの樋口一葉はまた、さきの疋田達子の回想によると、「ひどく肩が凝り、文鎮できびしく打っても感じないほど」であったという。一家三人の生活が一葉ひとりの肩にかかり、昼夜机に向って筆をとっていた一葉は肩がこったにちがいない。また一葉はとくに肩に緊張が集中しやすい体癖であったのかもしれない。

肩こりとふつういわれているのは、こんにちの医学用語で頸肩腕症候群と呼ぶ僧帽筋の生理痛を主症状とするもので、日本ではこんにち一五〇〇万から二〇〇〇万人もいるといわれ、勤人の自覚症状訴え率でも主婦の持病の訴え率でも第一位といわれる。こうした傾向は欧米人などにはみられないことで、日本人は肩こり民族ともいわれる（日本人の肩こりについては吉竹博氏のユニークな研究がある。以下の記述は同氏の著書『「おつかれさん」の研究』にもとづくものである）。

では、いつごろから日本人は肩がこるようになったのであろうか。もとより肩こりという生理痛は昔からあった。按摩が肩をもんだり、鍼で肩の痛みをとったりすることは、江戸時代にもあった。しかし、日本人の多くが肩こりを訴えだしたのは、じつは頭痛とおなじように、明治後半からのことである。なによりも「肩こり」という名詞で表現されるようになったのは、どうやら明治中頃すぎのことである。

肩がこる——ということばは明治以前にはなかった。肩がつかえるあるいは肩がはるといっていた。明治になってもはじめの頃は、肩が脹ると表現していた。大槻文彦《おおつきふみひこ》の『言海』(明治二十四年版)では、「張ル　乳房ガ脹ル　腹ガ脹ル　肩ガ脹ル」とあり、おなじ大槻文彦の『大言海』(大正元年—昭和十年版)になって、「凝る　肩が凝る」という用例が示されるようになった。じつは、樋口一葉も肩がはるということばを使っており、肩がこるとはいっていない。『たけくらべ』と『にごりえ』とのあいだに書いた『ゆく雲』には、次のようにある。

……上杉《うえすぎ》といふ苗字《みようじ》をば宜《よ》いことにして大名《だいみよう》の分家《ぶんけ》と利《き》かせる見得《みえ》ぼうの上《うえ》なし、下女《げじよ》には奥様といはせ、着物は裾《すそ》のながいを引いて、用をすれば肩がはるといふ、……

井上ひさし氏の戯曲に『頭痛肩こり樋口一葉』(昭和五十九年四月こまつ座旗揚げ公演)がある。筋立ての趣向もさることながら、なによりも卓抜な題名である。しかし、げんみつにいえば肩こりではなく肩はりかもしれない。すくなくともまだ「肩こり」という名詞表現はなかった。

肩がこるという表現が文学作品にあらわれるのは、おそらく夏目漱石が明治四十三年に書いた『門』がはじめてとおもわれる。世間の目を避けてひっそりと睦まじく暮らす夫婦の話であるが、ある年の暮れ妻のお米は頭痛で床に臥したが、その夜夫の宗助は、「御米《およね》の苦しさうな声が聞えたので、我《われ》知らず立ち上がつた」。

座敷へ来て見ると、御米《およね》は眉を寄せて、右の手で自分の肩を抑《おさ》えながら、胸迄蒲団《ふとん》の外へ乗り出してゐた。宗助は殆んど器械的に、同じ所へ手を出した。さうして御米の抑えてゐる上から、固く骨の角《かど》を攫《つか》んだ。

「もう少し後《うしろ》の方《ほう》」と御米が訴へるやうに云つた。宗助の手が御米の思ふ所へ落ち付く迄には、二度も三度も其所此所《そこここ》と位置を易《か》えなければならなかつた。指で圧《お》して見ると、頸と肩の継目《つぎめ》の少し脊中へ寄つた局部が、石の様に凝《こ》つてゐた。御米は男の力一杯にそれを抑えて呉《く》れと頼んだ。宗助の額《ひたい》からは汗が煮染《にじ》み出した。それでも御米の満足する程は力が出なかつた。

この場面《シーン》はおそらく漱石の妻鏡子《きょうこ》をモデルにしたのではないかとおもわれる。夏目鏡子『漱石の思い出』（昭和三年）によると、漱石は、「頭が重いの体が重いのということを自体知らないと言っていい人でした。それに引きかえ私と来たら、年じゅう肩がこるの頭がいたいのと言って、気候の変わり目などにはよく神経痛をおこしたりしたものでした」。だが漱石も晩年糖尿病をわずらってからは、「そんなことを言い出した」という。いずれにしても、肩がこるは『門』に、肩がこらないという表現は『明暗』に見られる。

漱石が『門』や『明暗』を書いていた明治末から大正初頃に、「肩こり」という名詞がいっぱんに使われ出したとおもわれる。「肩がこる」という症状が、「肩のこり」からさらに「肩こり」という名詞で表現されるようになったことは、人びとの間にその病識が広くかつ深く定着してきたあらわれといえる。「妙布」という膏薬などの広告に、カタコリという適応症の名前があらわれるのも、この頃のことである。近代日本人が肩こり国民になったことを、明治四十年生まれの詩人中原中也はのちにこう歌っている（『在りし日の歌』）。

　　蛙声

よし此の地方《くに》が湿潤に過ぎるとしても、
疲れたる我等が心のためには、
柱は猶《なお》、余りに乾いたものと感《おも》はれ、

頭は重く、肩は凝るのだ。
さて、それなのに夜が来れば蛙は鳴き、
その声は水面に走つて暗雲に迫る。

健康読本

「東京は健康に適せざる土地」

明治三十一（一八九八）年六月十九日、『読売新聞』の「はなしの種」というコラムにこんな記事が出た。

　或人曰く、東京は健康に適せざる土地なり。芝に住めば肺病に罹《かか》り、有楽町に住めば瘧《ぎやく》に罹り、築地に住めば腸チフスに罹り、神田に住めば脚気に罹り、麴町、四谷、牛込辺に住めば心臓病に罹り、本所、深川に住めばコレラ病に罹ると。

本所・深川といった下町にコレラがはやっていたことはわかるし、神田には脚気病院があったが、有楽町の瘧、これはおこりいまのマラリア、そして山の手の麴町・四谷・牛込の心臓病あたりになると当てずっぽうかもしれないが、当時の東京にはやっていた病気のことがわかる面白い記事である。そして、ここに「健康」という言葉がはっきりと用いられている。

明治のはじめは、健康という言葉より、衛生という新語の方がはやった。明治八年内務省に国民の健康をつかさどる役所を設置するとき、その初代局長になった長与《ながよ》専斎《せんさい》は、その局名を考え、「原語を直訳して健康もしくは保健などの文字を用いんとせしも、露骨にして面白からず、……ふと『荘子』……に衛生といへる言あるを憶ひつき、……これを健康保護の事務に適用したり」（『松香私志』）ということで、「衛生局」（今日の厚生労働省の前身）となり、文明開化の流行語として「衛生」という言葉がもてはやされた。

いっぽう、個人の健康衛生について江戸時代から用いられていた「養生《ようじょう》」という言葉も引き続き用いられ、明治前半には「養生」の名のついた書物が十数冊刊行されている。

いずれにしても、明治の中頃までは官民ともに、コレラやペストなど伝染病対策に追われ、公衆衛生に心が奪われていたが、明治も後半になると、民衆もようやく個人の健康ということに心が向くようになった。

> 吾輩の主人は滅多《めった》に吾輩と顔を合せる事がない。職業は教師ださうだ。……彼は胃弱で皮膚の色が淡黄色を帯びて弾力のない不活潑な徴候をあらはして居る。其癖に大飯を食ふ。大飯を食つた後《あと》でタカヂヤスターゼを飲む。飲んだ後で書物をひろげる。二三ページ読むと眠くなる。涎《よだれ》を本の上へ垂らす。

明治三十七年末に書かれた『吾輩は猫である』の猫は、主人をこのように紹介し、「吾輩は御馳走も食はないから別段肥《ふと》りもしないが、先々《まずまず》健康で跛にもならずに其日〳〵を暮して居る」と喋っている。

夏目漱石は東京牛込に住んでいた。その漱石をモデルにした苦沙弥先生は胃弱という持病をもっていた。この「持病」というのは日本人特有の考え方で、急性病に対する慢性病ともちがう。苦沙弥先生はこの持病をもてあましながら、積極的に治そうともせず、それをいいことにうたた寝をしている。こんな川柳がある。

娼妓の持病は慢性の嘘《ウソ》、、、カタル
下女の持病は夜になると這ひマチス

健康読本ブーム

健康についてのその時代の人びとの意識や態度をもっとよく反映したものに、今日いうところの「健康読本」がある。西洋知識の時代となり、欧米の健康法の翻訳書がまず何冊か刊行されたが、やはり日本の風土や慣習に合ったものが求められ、『民家日用養生新論』とか『絵入養生のすすめ』といった書物が出回った。

たとえば、明治十年刊行の太田雄寧著『民間四季養生心得』は、春夏秋冬にわけて食物の注意や伝染病の予防法が述べられている。また明治三十九年刊行の衛生新報社編『実用問答養生篇』になると、西洋知識もとり入れながら、きわめて具体的な解説をしている。たとえば、「此頃は衛生学の知識が進歩したが、なにも知らぬ労働者に健康人が多く、上流の人に虚弱者が多いのはどふした訳《わけ》か」という問いにたいして、『猫』の苦沙弥先生にも聞いてもらいたいようなこんな答えが述べられている。

我東京市に電車が開通してから、大部胃病を患《わずら》ふ人が多くなつたと或新聞に出て居つたが、交通上より見れば電車は文明の利器であるが、衛生上より考へるとそのやうな例《れい》があるやうになるから、まあ急用でもない限りは、親譲《ゆず》りの膝栗毛《ひざくりげ》に鞭打《むちう》つのは甚だよいことで、殊に官吏や会社員などには尚更《なおさら》のこと、我国では運動と云ふと兎角《とかく》少年者のすることのやうに考へ、大人はそれに与《あずか》らない風習があるが、外国人はそれと反対で一寸《ちよつと》の閑があれば、大人でも子供でも男でも女でも盛に運動をやつて居る。麹町の永田町辺や、横浜のアマチユアクラブの辺を通《と》ふると、グランドの中で皆襯衣《しやつ》一枚で、汗をダラダラ流して盛んに運動して居るのを見受《みう》くるが、あー云ふことはまだ日本人には愉快に感じないであろふが、将来是非さう云ふ風にしたいものだ。

また、療養地についても日本人好みに時間や料金をきちんと案内している。たとえば、温

泉浴場の「東海道線の便ある処」のひとつに、

修善寺温泉（伊豆修善寺村）新橋より大仁迄《まで》汽車賃一円四十七銭、大仁より湯原迄一里八丁、車賃《くるまちん》二十五銭、乗馬賃八銭、東京より約六時間で達する。泉は塩類泉に属し、其宿泊料四十銭乃至《ないし》八十銭。

とある。明治四十三年八月二十四日漱石が「修善寺の大患」として知られる胃潰瘍の大吐血をした菊屋は、この中の一軒だったのである。

さて、明治も後半になると、大衆雑誌や少年雑誌と並んで婦人雑誌がいくつか刊行されるが、たとえばそのひとつ実業之日本社の『婦人世界』の明治四十年六月号を開くと、「私の感心せる奥様」といった記事と並んで、「私のヒステリー全治実験」とか、「恐ろしき産褥熱の話」「婦人衛生問答」といった健康関係の記事がもっとも多い。

この年、その実業之日本社が創業十周年を記念して、『実業之日本』臨時増刊として『健康大観』を刊行している（次頁写真）。資本主義の競争社会に突入した時代を反映してか、「発刊の辞」には次のようにうたっている。

健全なる身躰と健全なる精神の必要なること今日の如きはあらず、生存競争の益々激烈

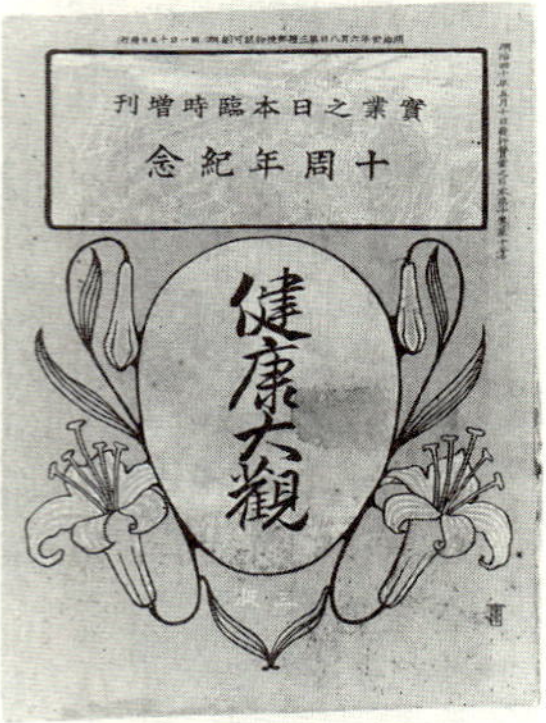

『実業之日本』臨時増刊『健康大観』の表紙　明治40年5月10日

に赴くに従ひ、強健なる身躰を有せざる者は、到底活動に堪へ競争に勝つこと能はず、如何なる英才も必ず中道に昏倒し、終天の恨を呑で社会の劣敗者とならざるべからず。奮闘の勝利は唯身躰の強健なる者之を得べし、勝敗の問題は結局健康の問題なるを知らざるべからず。

その内容は次のとおりであり、筆者には入沢達吉《いりさわたつきち》や大沢謙二《おおさわけんじ》といった大家もいる。これを見ると、当時の健康をめぐる意識と水準をほぼ知ることができる。

長寿は如何にして得べきか
強肺術及肺病予防法
如何なる食物が健康を増進するか
胃腸は如何にして健全ならしむべきか
眼の衛生法と眼病予防法
脚気は如何にして予防すべきか

歯の衛生法及歯痛予防法
鼻の病気は如何に他の諸病の原因となるか
牛乳は如何に飲むべきか
脳は如何にして健全ならしむべきか
恐るべき酒の害毒
精神の健康に及ぼす生理的作用
健康に必要なる最良の運動法

「多くの病を知る」

こうして、明治の後半になると、書店では、『精力増進法』『肺病全快談』『最新育児法』『女学生生理』といった本がよく売れるようになった。

明治後半から大正にかけては、今日と似た健康ブームの時代であった。しかしそれは健康を気にする時代であり、けっして健康な時代ではなかった。柳田国男《やなぎたくにお》は『明治大正史　世相篇』（昭和六年）を書いたとき、第十二章を「貧と病」とし、そこに「多くの病を知る」という一節を置いた。柳田は言う。

　今まで耳にもしなかつた色々の物々しい病名の為に、急に人間が病に弱くなり、英気を失ひ全快を遅くしたことは、確に統計の上には現はれない新らしい一つの損失であつた。

勿論新医学の功績は一方には非常に大きい。是ほど沢山の知らぬ病が附加へられたに拘らず、救はるゝ者は却つて遥かに多くなつた。たゞ我々の一生の間に、病に悩んで居る時間だけは長くなつたのである。

つづく「医者の不自由」という一節では、当時流行した健康読本や家庭医書がかえって弊害を与えたことを次のように語る。

医事と生理に関する一通りの知識だけは、素人にも与へて置く方が便利だらうと考へられて、学校でも教へ又色々の通俗書が出た。少しく早手廻しに健康の苦労をする者は、時を費してその知識を漁り、もしくはいゝ加減な受売にも耳を傾けた。所謂衛生知識は一般によほど進んだやうに見える。併し其中で最も多く読まれるのは、いよ〳〵或病気になつてからの手当もしくは簡単に独りで治さうといふ秘法の如きもの、是は容易に御医者が来てくれず、又頼まずとも済むなら済ませたいといふ者に、特に人望が多いのも致し方が無い。其次から兆候によつて何病であるかを知るやうな参考書、此方は何れかと言へば弊害の方が多かつた。診断は其道の者すらが迷つたり誤つたりして居る。さうと思へば思はれぬことも無いといふ症状は幾らもある。それに身勝手や取越苦労が加はれば、言はゞ参考書は見本帖の如きものになるわけである。

新医学の功績は、柳田も言うように、非常に大きかったが、じつは多くの民衆にとっては、「医学の進歩によつて、先づ第一次に教へられた」ことは「多くの病を知つたこと」であった。柳田は悔恨をこめて次のように言う。

健康の保持法には時間が多く潰《つぶさ》れて、結局養生階級にしか向かぬものがあり、中には安静を保ての滋養分を十分取れだのと、それの出来ない者には却つて心細くなるやうな条件が少なくなかつた。其上に是まで想像しても見なかつた色々の病苦が、新たに起り得べき不幸の中に算へられるやうになつて、人はいよ〳〵健康の僅な変調を始終気にかけて居なければならぬことになつた。病気と無病とのちやうど中間のやうな、神経衰弱といふものが附纏うて居る生活が多くなつたこと、是が医学の進歩によつて、先づ第一次に教へられた事実であつた。

ここに書かれていることは今日の日本にそのままあてはまる。柳田国男は昭和初期に、現代日本人の健康状態について民俗学者の視力でぴたりと予言していたのである。

II

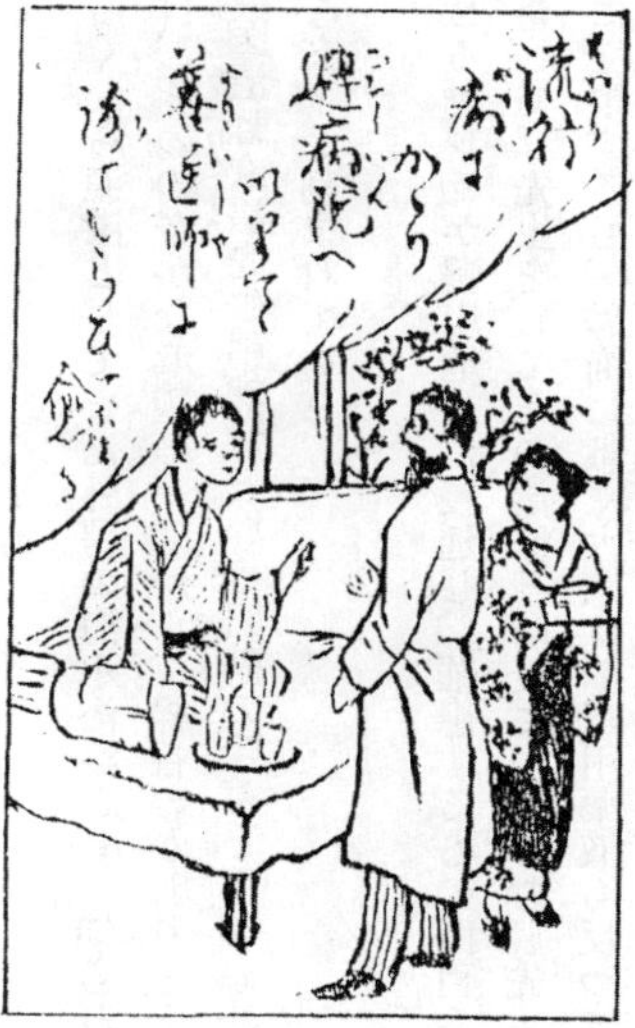

避病院奨励の図　「衛生絵ばなし」
明治28年

ある殉難碑

コレラ医遭難事件

千葉県の鴨川といえば、ふるくから漁港としてまた外房の海水浴場として知られる。昭和五十三（一九七八）年六月十日、そののどかな浜辺の一隅から、線香のかおりとともに静かな読経の声が流れてきた。「烈医沼野玄昌《ぬまのげんしょう》先生弔魂」という石碑の除幕と百年忌法要の集りであった。石碑には次のような文字が刻まれている。

……明治十年全国に流行せるコレラが鴨川地方に浸延し、罹患するもの四百余名に及ぶや、明治政府終いに官令を発して、先生をしてその治療と防疫に当らしむ。先生身を挺して危地にのぞみ、施療防疫に従事するも、恐怖に戦く大衆は消毒用薬液も反って毒薬の如く妄想し、ついに暴徒と化して、先生を急襲し、加茂川河畔において謀殺す。時に世寿四十二歳なり。……

明治十（一八七七）年といえば、西南戦争の年。そして、明治コレラ流行史開幕の年でもあった。この年九月二十二日の『朝野新聞』は「横浜虎病の大警戒」と、コレラ上陸のきざしを報じているが、明治コレラの患者第一号は、横浜のアメリカ商館で働いていた二人の老女であった。清国の厦門《アモイ》に流行していたコレラが米艦によって運ばれ、それに感染・発症したものという。

おなじころ、長崎の大浦でコレラが発生、こちらは入港した英艦がコレラで死亡した水夫を大浦山地で埋葬、これを手伝った者が発病したという。

こうしてコレラは横浜と長崎の開港場、東西二ヵ所から火の手があがった。横浜からただちに東京に飛火し、関東・甲信越へと拡大、また長崎からは九州一円、中国・四国・京阪神へとひろがり、さらに東北がその流行経路に入る。時あたかも西南戦争の年、戦乱が平定し、官軍がつぎつぎに凱旋するとき、その帰還兵の持ち帰ったコレラが、海路および陸路によって全国にばらまかれた。

房総の静かな漁村にも、こうしてコレラが侵入、血腥い惨劇となったのである。

「竹槍一揆が叩き殺す」

明治の世となって十年、西南戦争のほとぼりもさめやらぬその十一月二十一日夜半、千葉県長狭郡貝渚村《かいずか》（現鴨川市）に、ときならぬ早鐘が鳴りわたった。鐘の音にはやったのか、漁民数十人が手に手に竹槍をもち、逃げる一人を八方から追いかけ、ついにとりおさえ、竹

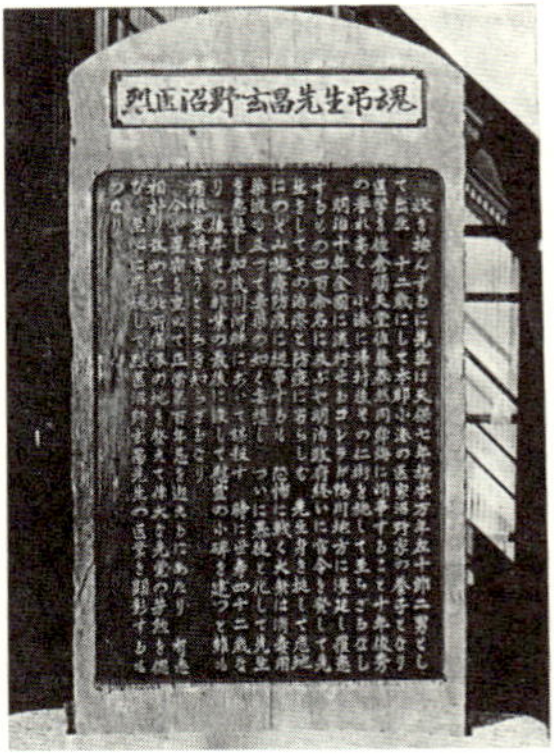

沼野玄昌の殉難碑　千葉県鴨川市

槍で頭をはじめ数ヵ所を突き刺し、息絶えたとみるや、加茂川に死骸を投げ込んだ。被害者は医師沼野玄昌。その無惨な遺体が引きあげられたのは、夜も白じらと明けるころであった——。

なぜかこの事件は、大阪の新聞がいち早く報道している。十二月二十三日の『大阪日報』は、「コレラ病治療の医者を竹槍一揆が叩き殺す」という見出しで、次のように報じている。

虎列刺避病院は人の生胆を取ると誤解するは、人民の無智より生る事なるが、茲に千葉県下安房の国長狭郡貝渚村で、料理と旅人宿とをしている菱屋に止宿していた旅人が、先日十九日に虎列刺病に罹りしゆえ、同郡内海邨の医者沼野玄昌を招き診断を受けしに、紛れもなき虎列刺なれば、他人へ伝染してはならぬと、同所の区戸長と懸合の上、石子山堂といふ地に病人を移らせ、爰にて治療を加へしを、土地の漁師が聞き付けて旅人をば遠い石子山堂へ連れ行き、胆玉を取るに違ひない、憎い奴等だ、打殺せと、早鐘を撞きならし徒党を集めて、十人が手に手に竹槍棒鋤を携へ寄せ来れば、多勢に無勢制しがたく、八方より取り巻かれ、沼野氏は竹槍にて数ヶ所の疵を負ひ、死骸は加茂川に投込れしが、此事早くも県庁へ聞え、巨魁をはじめ六、七十人忽ちに捕縛になりしと。沼野氏は仁術を以て人を助けんとして、却て殺されしとは愍然のことと云ふべし。

ところで、この事件を目撃していた生き証人がいた。高沢アキというこの老女は、昭和十四年（当時八十七歳）そのときの光景を、おおよそ次のように語っている（橋本鐘爾「沼野玄昌の生涯」『中外医事新報』昭和十四年八月号）。

世人、ことに漁夫たちは、このころ井戸水消毒に石灰を用いていた玄昌や警官を誤解し、コレラ流行は彼らが井戸に毒薬を入れ、またコレラ患者の生胆を井戸に投入するから起ると信じ、玄昌を殺さねば、コレラは終息しないと考えはじめた。

おりしも明治十年十一月二十一日午後九時頃、貝渚の菱屋という宿屋兼飲食店にコレラ患者が発生し、玄昌はこれを診察し、隔離しようと警官と共に菱屋に来ていた。これを知った漁夫十数名がそこにつめかけ、玄昌に色々詰問していた。玄昌はしきりに説明したり了解を求めたりしていたが、漁夫たちはだんだん憤怒するばかりで、そのうち十数人の者はかねて用意していた棒や槍、鎌の如きもので玄昌をめった打ちにした。間もなく菱屋から二、三丁先の心厳寺の鐘が鳴り響いた。これを合図に多勢の人々が竹槍、その他の兇器をもって出動し、玄昌が逃走して来ると思われる所に待ち受けた。玄昌は傷に耐え、血に染りながら、彼等一味の想像していた道路とは反対の方向に逃れた。そこは渡し舟のある所で、舟に乗って対岸に渡ろうとした。しかし渡し舟の漁夫も一味で、舟はすでになかった。玄昌はようやくここまで来たが如何ともすることができず、後からは追手が迫ってくる、進退ここにきわまり、ついに自から身を加茂川に投じた。着のみ着のままで、その上傷もかなり深手、玄昌は水中から二、三度泡を吹きながら浮き上り、間もなく没して不明になった。

時はちょうど夜半十時頃、玄昌の死体は翌二十二日朝、汐留に浮かびあがったので、そこに引き上げられ、間もなく白布に包まれ、郷里小湊村に送られたという。

この事件の主謀者大工の大山助五郎と共謀者十数人は、すべて相当の刑罰を受け、千葉寒川監獄や木更津で服役し、獄死した者もあり、主謀者助五郎は刑期を終え帰宅後死亡したという。

「討てる人討たれし人もあはれ松風」

四十二歳にして非命に斃れた沼野玄昌は、隣村小湊に代々つづく医家を継いだ医師であった。佐倉順天堂の佐藤尚中のもとで研学中は、のちに明治の医学医政を担った長谷川《はせがわ》泰《たい》・佐藤進とならんで同門の三羽烏といわれた逸材であったという。故郷で開業中、西洋医学に熱中のあまり、墓場から死体を発掘して人骨を研究し、警察に留置されたこともあった。

死體検査証

千葉県第二大区拾七小区
安房国長狭郡小湊村
千葉病院御傭医
沼野玄昌

一、右顴骨部　裁創一ヶ所　竪四寸　幅五分　深一寸
一、顱頂骨部　裁創一ヶ所　竪三寸五分　幅四分　深一寸
一、左顴顳骨部　裁創一ヶ所　竪一寸　幅二分　深二分
一、右顳骨部　裁創一ヶ所　竪一寸　幅一分　深五分
一、右耳　裁創一ヶ所　竪八分　幅一分　深一分
一、右衝骨部　撲傷一ヶ所
一、左右肩背部　打撲　暗蒼紅色
一、左右肆蓋骨部　打撲　同
一、左橈骨短廻後筋部　撲傷一ヶ所
一、藍微塵綿入着ス　但し切々
一、縞絆モンパ着ス　同断
一、唐縮緬ノ三尺帯
一、紺足袋ヲ着ス
右検査候処前顕ノ創所ニ付謀故殺ト診断候此段上申候也

第二大区十五小区広場村寄留
医師　高木静斉

明治十年十一月廿二日

千葉縣令　柴原和殿

玄昌の遭難にたいし、当時の千葉県令は、内務卿大久保利通に、規定の埋葬扶助料のほかに金五拾円を給与されたい旨願い出て、コレラ予防非常臨時費から支出することが許可された。この伺い書には、「玄昌は治療にはきわめて懇切で、患者が疲労し服薬する力のない者へは自から口中に薬を含んで患者の口に移したり、患者を病院へ移すとき、運ぶのをいやがる者がいるときは、自から背負っていった」と添え書きされている。

のちに漁民たちは祟りをおそれてか、その七回忌に惨事のあった現場にささやかな供養碑を建立した。迷信ぶかい漁民たちは、この碑にまいると子どもの腫れものなどが癒えるといい伝え、碑前で供養をおこなっていたという。加茂川の松原で人知れず百年の歳月を立ちつくしたこの碑は、百年忌をしおに除幕された石碑の背面にはめこまれた。

昭和三十六年このふるい供養碑を訪れた詩人白鳥省吾は、碑前に哀悼の一首を捧げている。

いさをしを　仇にかへして

事件の目撃者高沢アキも、述懐のさいごを、「犯人たちも元来はけっして悪い人たちではなく、この事件も一般の人たちの誤解からおこったもので、まこと玄昌さんもまた罪人となった人たちもお気の毒で……」という言葉でむすんでいる。

戦乱・天災・疫病などによって社会不安がつのると、きまってさまざまな流言蜚語が乱れ飛ぶ。不安と動揺にかられる民衆は、無知ゆえに、あらぬ流言をみずからつくり、あるいは「身代り山羊《スケイプ・ゴート》」をでっちあげ、それにまどわされ、不安と混乱を増長させ、ときには暴動化する。一八三二年ヨーロッパにコレラが侵入したとき、ロシアやフランスで医師が迫害されるという暴動がおこり、パリでは数名の医師がセーヌ河に投げ込まれた。日本でも安政五年のコレラ流行のとき、上陸地長崎で、コレラは異国人が投じた毒物に起因する、という流言がうまれ、異国人迫害という騒動がおこった。社会不安↓流言↓暴動はいつの世も変らない。

沼野玄昌は惨殺されたとき、どんな傷を受けたのか、またどんな服装であったか――。さいきん沼野家の倉から玄昌の「死体検査証」が発見された。長狭郡広場村（現鴨川市広場）の医師高木静斉が作成した書類である。これは検死の史料としても貴重なものといえよう。

玄昌は沼野家の十六代であったが、その子孫は小湊で医家として今日におよんでいる。

コレラ一揆

「新潟市民暴挙！」

日本海から吹きつけるつよい北西の風にさらされ、冬の豪雪にたえて生きていかなければならない北陸、維新には長岡藩が死闘し、出おくれの非運をなめさせられたこの地に、明治天皇が足をふみ入れたのは明治十一（一八七八）年秋のこと、おかげで通信・道路は整備されたが、たびかさなる水害が米作地帯をいぜん悲境に追いこんでいた。その翌十二年八月六日、「新潟市民暴挙！」という電信が、新潟県令からときの内務卿伊藤博文に入った。翌七日次のような上申書が届いた。

新潟市民暴挙鎮静の儀に付御届

当県下新潟市民の内去る五日暴挙に及び、無程鎮静致候趣は、電話を以御知致置候通に有之、其後暴徒の内首唱と認める者十五名を縛し、市中全く安堵の場合に相成候。右原因を取調致候に七月以来虎列刺《コレラ》病の徴候有之、新潟市街へも追々蔓延の勢に付専ら予防法を施設するに際し種々の訛言を唱へ其所置を怨嗟するものあり、右流行に付介魚菓物の需用を

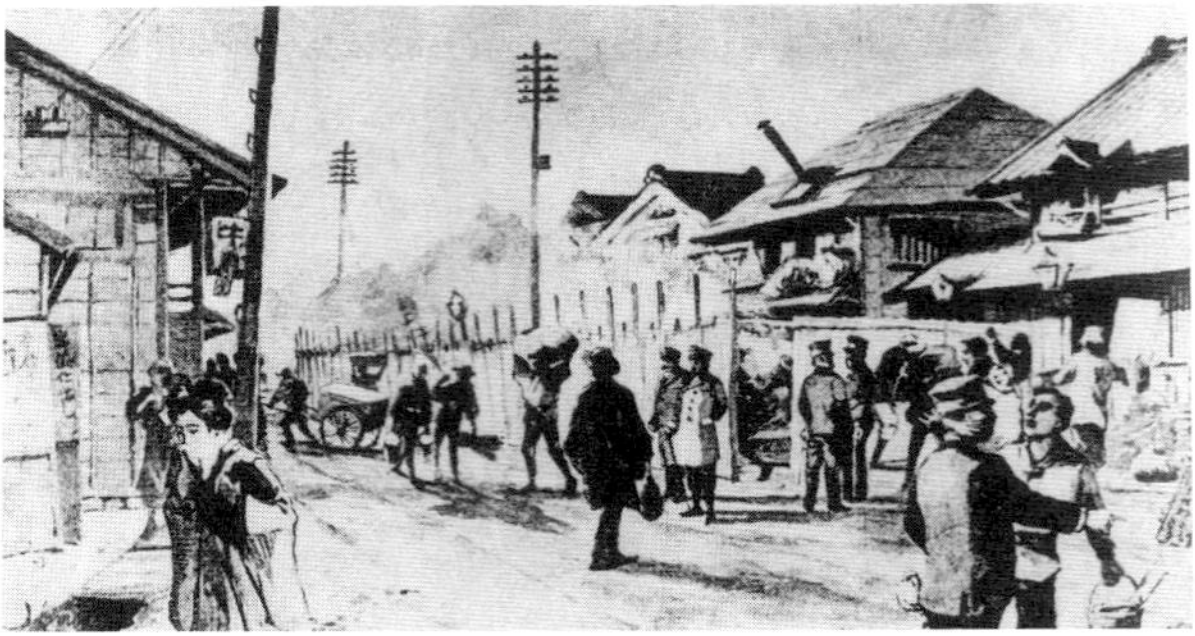
伝染病発生地域の消毒と焼却

減ずるに依り其産業の支障を来すものあり、且先般以来再度の火災引続未曾有の水害にて物資の流通未だ平日に復せざる際、米価一時に沸騰せしを以て、細民共俄に生計に困しむに出るものにして、米価の騰貴は其起因する所の最なるものに有之候。

八月八日の『朝野新聞』は、「新潟港の貧民米価暴騰に狂ひ立ち、大挙米商を襲撃――処々に放火」と大々的に報じている。新潟警察署長が県令に提出した上申書には、暴動の原因として、

第一条　米価沸騰
第二条　虎列刺予防に罹る魚類販売禁止
第三条　虎列刺患者を避病院へ送る事

と記されている。米価高騰に不満を抱いていた民衆が、コレラ対策を機に暴動化したのである。資料によって事件を追ってみる。

八月五日十二時十分、新潟区祝町（現新潟市）の願随寺近くに屯集した民衆は、コレラ死亡者を護送してきた巡査二名を打擲し、その棺桶を奪い取り、寺の鐘をうちならした。数百人にふくれあがった群衆は、金持ちの家に乗り込んで焚出しを命じ、断るとその家を散々に打ちこわした。半鐘もなり出し、火事場騒ぎのようになった。

暴徒となった群衆はますますあばれまわり、米屋の屋敷をつぎつぎと襲っていった。本署から大勢の巡査が駈けつけ、佩刀と官棒を振りあげて鎮撫にあたったが、暴徒は両側の屋根に駈けのぼり、瓦を取って投げ、薪棒や鳶口で抵抗をはじめた。是非なく巡査は抜刀して進み、暴徒もついに敵しがたく、四散していくところを、主謀者をはじめ七名を捕縛し、午後三時三十分ようやく鎮静した。

続発するコレラ騒動

ところが、この事件の二日後、こんどは河口の中蒲原郡沼垂町《ぬったり》（現新潟市）で暴動が再発した。

八月七日午後四時頃、沼垂町の栗ノ木川のたもとで、新発田町の安田半之助という男が散薬を服用していた。これを見たひとりが、毒物を河に投入すると流言し、数十名が集ってきた。そこで巡査が分署に連行して取調べると、暑気ばらいのための服薬であると申立てているうちに、分署を取りまいた群衆は、竹槍や鳶口を振りまわし、半之助を引き渡せと強迫し、瓦礫を投げ、分署を破壊しはじめた。

事態が切迫したので、巡査が本署に急を知らせに駈けつけている間に、暴徒は七百人に達した。彼らは半之助を取りかこみ、竹槍や斧でついに兇殺し、さらにたまたま通りかかった港町の岩沢啓作という男を探偵と誤解し、この男も撲殺してしまった。血迷った群衆は商人数軒と医師二軒をつぎつぎと襲い、避病院と検査所を打ちこわしてしまった。

午後七時三十分、本署から三十余名の警官が船で上陸しようとすると、男女数十名が竹槍をもって上陸を阻止しようとするので、止むを得ず抜刀して向ううち、一名を斬殺。激昂した暴徒は両側の屋根にのぼり、瓦礫を投げてきた。さらに二名を斬殺し、数名を捕縛して進むうち、半鐘を乱打して威勢をあげた暴徒によって巡査数名が重軽傷を負った。事態に驚いた警察は、軍隊の出動を要請し、八日午前四時軍隊が到着したが、その頃にはようやく騒ぎも鎮まった。死者は十三名に達したという。しかし暴徒のうち百余名は分署に集まり、「一、コレラ患者を避病院に入れず自宅療養すること、一、コレラ死者の葬儀を自分で行なうこと、一、コレラ予防のため売買禁止になった果物の売買を許すこと、一、魚類も同じ、一、米穀の輸出を差止めること、一、裸体を許すこと」という六ヵ条を突きつけ、一応県令に上申することを約させ、ようやく退散した。

新潟県下ではその後こうした暴動が尾を引いて頻発した。八月上旬には西頸城郡大和川村（現糸魚川市）、同内野村（現新潟市）、北蒲原郡葛塚町（現新潟市）で、コレラ予防反対の屯集があり、中旬には岩船郡岩船町（現村上市）で発生している。

そして下旬になると、八月二十二日には北蒲原郡中条町・羽黒・黒川村（現胎内市）にかけてコレラ死者の埋葬をめぐって四百人が暴動化し、十五人が逮捕され、つづいて二十三日には同じ北蒲原郡下条村（現阿賀野市）でもコレラの死者埋葬をめぐって六百人が暴動をおこした。つづいて二十九日には西蒲原郡河間村（現新潟市）で通行人をコレラ毒物撒布と誣《か》言《げん》して六百人が嘯集《しょうしゅう》し、三十一日には同郡太田村（現燕市）でもコレラ予防反対で検疫所と分署を破壊するという不穏な動きがおこった。こうして明治十二年新潟県下だけで大小十件のコレラ騒擾事件が発生したのである。

「じゅんさコレラの先走り」

「コレラ！」ときけば、警官を先頭に吏員・医師が一団となり、お上《かみ》の御威勢を笠に、消毒・隔離を強行していった。こうした防疫行政が、たまたま御一新への夢破れた民衆の誤解・反感・憤激をかうのは当然のなりゆきであった。

サーベルをがちゃつかせる警官が先頭にやってくるとなれば、権力への不信・反感を抱いていた民衆との対立・抗争は必然的におこった。民衆はコレラそのものよりも、消毒・隔離の名のもとに、有無をいわさず家屋敷のすみずみまで踏みこんでくる警官の方を恐れた。

いやだいやだよ　じゅんさはいやだ
じゅんさコレラの先走り　チョイトチョイト

明治十五年頃はやったチョイト節の一節である。強制隔離にたいする民衆の怨嗟のあらわれといえる。子どもらが大勢でチョイトチョイトと手まねきしながら歌い歩いた。

とくに恐れられていたのが避病院である。明治十二年のコレラ大流行のとき、患者を強制隔離する避病院が大急ぎでつくられた。しかし、それは病院とは名ばかりのバラックの板囲い。そのうえ医師も看護婦も不足し、患者はろくな治療もうけられず、十中八、九死んでいった。死者は警察官立会いのもとで火葬にし、用がすむと避病院も焼きすてられた。人びとは避病院というと一度入ると生きては帰れない恐ろしい場所として恐怖の眼でながめた。

恐怖は混乱をうみ、混乱は流言をうんでいく。明治十二年八月二十三日の『東京曙新聞』は、「避病院は西洋の唐人に売る生胆を抜く所と心得、ブラント氏（前アメリカ大統領）と香港大守ヘン子ッシー氏が胆一つに付金千円余に買上に来りしなど」流説がひろまっていると記している。消毒液撒布をコロリの種蒔きといって洗い流したり、天井裏に患者を隠したりする騒ぎがひろまった。

こうした民衆の誤解・不信をとくいとまもなく、頻発するコレラ流行を追いかけて、強圧的な防疫対策が続行され、これにコレラ流行にともなう食品販売禁止・米価騰貴などもからんで、コレラ防疫をめぐる民衆の抵抗運動はついに暴動化し、「コレラ一揆」と呼ばれる騒擾事件にまで発展したのである。

最初の事件は、第一回コレラ流行の明治十年、瀬戸内海に臨む岡山県の静かな漁村日生村に発生、避病院への患者隔離・魚類売買禁止に反対し、十月十六日深夜一村嘯集し、詰所に迫り、巡査を傷つけた。そしてこの年の十一月さきの千葉県鴨川における医師沼野玄昌殉難事件がおきる。

ついで明治十二年の超大型コレラ流行のとき、コレラ一揆は各地で頻発、この年だけで二四件をかぞえ、うち一〇件が新潟県に集中したのである。この年の新聞の見出しを拾うと、「コレラの押付合で村と村との喧嘩」（九月五日『東京日日』）、「笛太鼓に法螺貝吹鳴らして石川県下の〝虎列刺送〟警官と衝突して暴動化」（八月十五日『東京曙』）、「新潟県に又もコレラ騒動、暴民数百人集合、遂に発砲に至る」（九月三日『朝野』）等々、当時の騒然とした世相をつたえている。以後十三年、十五年、十九年に散発し、明治二十三年、総計三一件をもって終息する。

明治のコレラ一揆は、のちの米騒動や鉱毒事件ほどのものではなかったにしても、明治十二年八月埼玉県北足立郡の二三ヵ村一〇〇〇人、群馬県邑楽郡の一七ヵ村二〇〇〇人など、十年代の農民騒擾としては規模の大きいものであった。これほどまでにコレラをめぐって民衆の抵抗がたかまったのは、地租改正・徴兵制反対などの国民的闘争とならんで、当時しだ

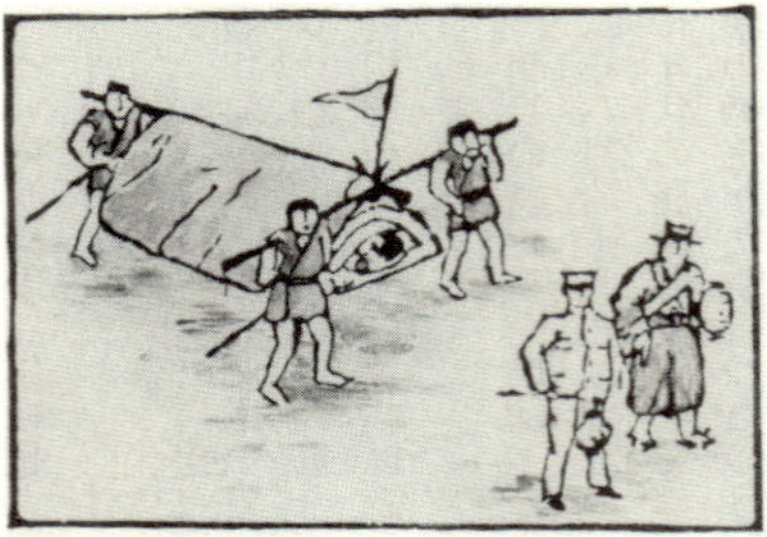

避病院行きの図　「なつかしき明治の往来」明治28年

いに成長しつつあった民権運動のひとつのあらわれということができよう。

明治二十一年の川柳にこんなのがある。

三《み》下《くだ》り半で病院へ妻去られ

「三下り半」は離縁状の書式が三行半で書くよう定められていたことから、離縁状の異称とされた。それと下痢が三回半続いたことをかさね、妻が避病院へつれ去られることと離縁とをかさねている。当時、避病院とコレラ患者移送には黄色い旗を掲げた（図参照）。船舶の万国信号に由来するという。黄木綿の財布しか持っていない貧民はコレラに罹りやすかった。

黄木綿の財布年中コレラ病

疫病非情

少女ふさの三日間

明治三十二（一八九九）年十一月十八日、この日はうすら寒い土曜日であった。十三歳になる橋本ふさは、正午学校が終ると、自宅に帰ってきた。一、二時間炬燵にあたって手足をあたためたあと、外に出て遊んでいたが、日も暮れたので家にもどってきた。

すると、急にふさは頭が痛くなり、寒気でからだがふるえてきた。床に入って寝たが、翌十九日朝になると、腋《わき》の下が腫れ、高熱が出て、朝食もお粥をすするのがやっとの状態。家の者は風邪ではないかと、売薬のアンチヘブリン散を二包呑ませたが、その夜になるとうわ言をいいはじめ、二十日になるとからだは衰弱し、病状はますます悪化した。

あわてて医師の往診をたのんだところ、かけつけた医師は、これはペストではないかと驚き、臨時検疫部に届出た。ときに午前零時三十分。検疫医がかけつけ、ただちに桃山病院に連絡、午後三時五十分入院、しかし時すでに遅く、入院して五時間後の八時三十六分死亡——。たった三日間の出来事であった。

この十三歳のふさという少女こそ、大阪ペスト患者の第一号、日本における三人目の犠牲者であった。いま、ふさのカルテが桃山病院に残っている。

体格営養共ニ中等ニシテ、皮下脂肪モ亦之ニ準ズ。顔面蒼白憔悴ノ状ヲ呈シ、精神朦朧トシテ応答不明ナリ。眼球結膜充血、瞳孔少シク散大シ、反応著明ナリ。体温ハ四十度七分、脈搏頻数百二十。呼吸促迫シ心悸亢進ス。舌ハ湿潤ナク、渇ヲ訴フ。腹膨満嘔気アリ。尿ハ失禁、便秘ス。触診上左腋窩ニ於テ拇指頭大ヨリ鶏卵大ニ至ル腺腫数個ヲ触知ス。皮膚ハ紫紅色ヲ呈シ、圧スレバ激痛ヲ訴フ。頸部及鼠蹊部ニ於テ小指頭大以下ノ硬結腺腫数個ヲ触知ス。……左腋窩腺ヲ穿刺シ、鏡検ノ結果多数ノ「ペスト」菌ヲ認メ、茲ニ全ク「ペスト」ノ診断ヲ下セリ。

ペスト菌はネズミに寄生するノミを媒介して人間に感染する。では、大阪市西区幸町三丁目二十八番屋敷の会社員橋本文吉の長女ふさは、どうしてペスト菌に感染したのか？　大阪府臨検部は警部一名を専任し、その感染経路をさぐらせた。すると――。ふさは、発病の数日前、妹と一緒に親戚の西区南堀江通六丁目十一番屋敷の汁粉商（大阪では善哉《ぜんざい》屋）田中菊次郎の家に遊びに行っている。

ところが、この田中家の隣りは粟おこし菓子製造屋の山田仁平方で、たがいに台所が隣接し、親しく往来しており、さらに山田方の隣家の綿商大木幸三郎方の倉庫には紡績用の屑綿が積まれていた。じつは、この屑綿の中に多数の死んだネズミが見つかり、細菌学検査をしてみるとペスト菌が発見されたのである。

案の定、山田家の雇人尾崎万吉という十七歳の少年が、十一月二十六日発病、十二月一日に入院、三日後に死亡した。つづいて山田仁平の二歳になる孫秀種が十二月四日発病、翌日早々に入院、七日に死亡、第三号患者となる。こうして大阪のペスト第一次流行は、四一名が発病、二人を除いて全員が死亡したのである。

ペストの元凶、紡績工場の屑綿

一瞬にして十三歳の少女や二歳の幼い命を奪ったペスト菌は、屑綿の中にかくれていたネズミの血中にいた。

この屑綿こそ、じつは薩摩丸という汽船から荷上げされたもので、積出港は清国、途中ペスト流行地である台湾の基隆《キールン》に寄港、神戸を経由して送られてきたものであった。

明治三十二年といえば、日本はまさに産業革命のまっただ中に突入していたときである。町や村のあちこちから工場の汽笛がなり出し、女工たちが紡績工場で終夜糸くりをはじめていく。明治三十年代アジアで最初の輸出品となった繊維、富国強兵を支えるこの花形産業のため、日本は大量の原綿を輸入したが、その屑綿こそ、ペストの病巣であった。

紡績工場は「女工哀史」の舞台であるとともに、「ペスト哀史」の舞台でもあった。日本のペスト流行はつねに紡績工場と結びついている。

　原綿商大木幸三郎の倉庫の隣家とその家に出入りした人たちがつぎつぎにペストにたおれていったさなかのことである。おなじ西区四貫島の金巾製織株式会社の整経室に勤めていた女工の安達まさは、十二月十九日工場で働いていると急に悪寒戦慄におそわれ、堪えられなくなって西区本田町三丁目の自宅に帰った。そして西区本田町二番丁の医師若林啓の診察を受けた。しかし病勢は一挙に悪化、二十一日に死亡。その日の夜になって南区長堀橋筋二丁目に住んでいた検疫医馬場碩一が出張臨検した。死後であったため喀痰の検査はできず、心臓血液と脾汁や尿を顕微鏡で検査したがペスト菌を確認できず、肺炎と届出た。

　ところがその二日後の十二月二十三日、まさの父で船乗りの安達利平と母ふじの二人が肺炎に罹り、その病状がまさとおなじなので、あわてて若林医師に診察をたのんだ。その病状に疑いを抱いた若林医師は、二十六日午後四時検疫部にこのことを報告、すぐ馬場検疫医がふたたびかけつけ、臨検した。ところが案の定、顕微鏡下にはっきりとペスト桿菌を検出、肺ペストと診断された。二人は午後八時、ほとんど同時に息を引きとった。

　肺ペスト発生に官民が驚愕したとき、火の手は紡績工場にあがっていた。十二月二十三日安達まさと同室で作業していた十六歳の女工森田みよがまず腺ペストを発症、二十六日に死亡した。あわてた会社は、整経室の男女職工七四人とみよと寄宿舎が同室の女工二〇人を社内の一室に隔離し、会社の構内を消毒し、交通遮断をした。

しかし時すでに遅く、整経室の十二歳の女工木津ふじ、十五歳の女工長谷川ゆかが腺ペストを発症、二十九日にはまさと同じ会社の織機室で働いていた姉の安達むめ十七歳が肺ペストを発症、さらに安達家に同居しむめと同室であった女工中村小よし三十三歳、そしてまさ・むめの兄で船乗りだった二十三歳の安達弥三郎がいずれも肺ペストを発症、あいついで死亡した。

防疫医無惨

紡績女工の若い命を奪っていったペスト菌は、ついに防疫に身を挺していた医師とその家族に、非情にもその魔の手をのばしていった。

明治三十二年七月に大阪府の検疫医に任官したばかりの馬場碩一は、その十二月二十一日夜安達まさの死体を検案したが、その五日後の二十六日、若林医師からの報告に接し、ふたたび安達家に赴き、まさの両親利平・ふじの両名を検診した。二人の咽喉を診察したとき、咳をした二人の飛沫が顔にかかった。それから四日後の三十日、頭痛発熱し咳が出てきたが、同夜は宿直なので検疫部に泊った。翌三十一日になると全身が倦怠、悪寒と発熱で仕事に堪えられず、午前十一時に帰宅、床についたが、午後六時血痰を喀出した。除夜の鐘がなり出すころは、はや顔面蒼白、心悸亢進、あきらかにペストの相貌となった。

往来を初詣の人たちがゆきかう元旦の払暁、午前四時二十五分桃山病院に入院、ただちに血清とカンフルの注射をしたが、脈搏も呼吸も振わず、喀痰中の血量はますます増加し、鏡検すると多数の純粋ペスト菌が認められた。翌二日午前十一時、三十八歳の馬場検疫医は息を引きとったが、その最後を、いまに残るカルテは次のように伝えている。

二日朝体温三十九度五分、脈搏益々幽微トナリ、殆ンド指頭ニ触レズ。昨夜来煩悶シテ豪モ睡眠ヲ催サズ。咳嗽喀痰愈々増加シ、諸症大ニ険悪トナル。午前十時体温三十八度一分、脈搏触知スベカラズ。煩渇引飲飲メバ輒チ吐セザルコトナシ。顔面及四肢ノ末端チアノーゼヲ呈シ、全身ニ軽度ノ痙攣ヲ発シ、苦悩煩悶愈々増劇シ、輾転反側其ノ苦悶実ニ名状スベカラズ。頻ニモルヒネノ皮下注射ヲ呼ビテ止マズ。而シテ精神ハ依然確実ニシテ、更ニ錯語ナク、問ヘバ必ズ明答ヲ与フ。正午呼吸促迫、苦悶稍軽快シ、漸ク睡眠ヲ催サントスルモノ、如ク、遂ニ心臓麻痺ヲ以テ死亡ス。

しかし、この死の六時間後、隣接する病室でもう一人の医師がおなじ肺ペストで死亡した。安達家の人を最初に診察した四十四歳の医師若林啓一とおなじ馬場検疫医であった。彼も馬場検疫医とおなじように、三十日夜から悪寒発熱、喀血胸痛となり、元旦の午後一時四十五分桃山病院に入院、おなじ転機をたどり、二日午後五時三十五分死亡した。

驕りたかぶるペスト菌は、二人の医師だけを犠牲にしたのでは満足せず、その家族たちにも魔の手を伸していった。

明治三十三年元旦、あいついで入院した夫に付き添って桃山病院で看護していた馬場検疫医と若林医師の妻、馬場しょう二十八歳と若林やよ四十歳の二人が、夫の死んだ翌日から、ほとんど同時に発症、五日ペストと診断され入院、四日後の九日、若林やよが午前四時三十分、馬場しょうは午前九時五十分、あいついで夫のあとを追った。

この二日前の一月七日、若林やよと同じ日に入院した若林家の車夫中村信吉三十五歳が死亡。同じ七日、若林医師を診察し同家に一泊、翌日桃山病院に同行した医師山中篤衛四十七歳が死亡――。さらに、山中医師に付き添って病院に来ていた妻の山中かめ三十七歳が十二日正午、山中医師の母山中愛子六十七歳が翌十三日午前八時三十分、あいついで肺ペストで死亡したのである。

こうして明治三十二―三十三年の大阪ペスト流行は第一期四一人、第二期五〇人、第三期七〇人の患者計一六一人中、治った者は一五人、あとの全員が死亡した。

この惨状については、明治三十五年に印刷された『大阪府ペスト病流行記事』（臨時ペスト予防事務局編）に詳しいが、じつは明治三十年に開設された桃山病院の地下倉庫から、このペスト禍を写した写真がなんと三千枚も発見された。

白頭巾をかぶり消毒マスクをつけ、奇怪な眼鏡をつけた医師たちの異様な姿は、その昔ヨーロッパでペスト流行のさなか、鳥の頭の形をした奇怪な防疫服で身をかためた医師の姿を

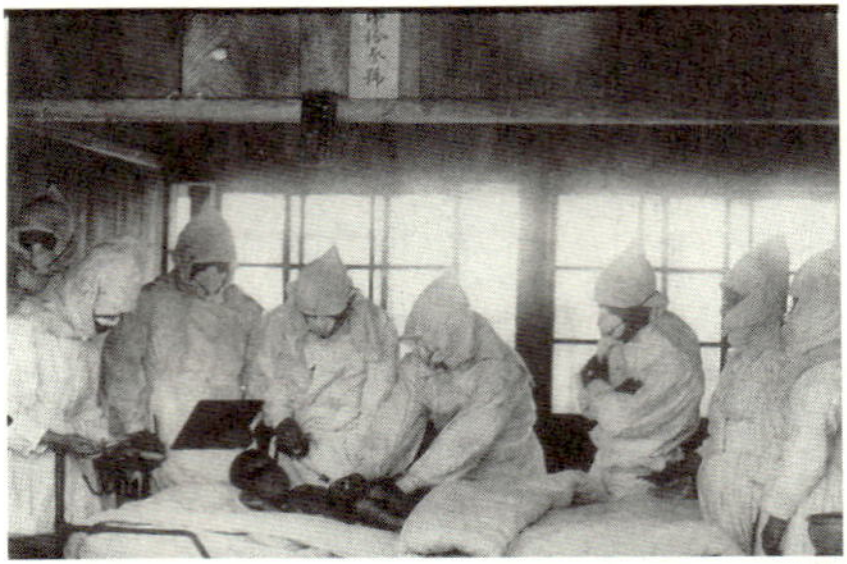

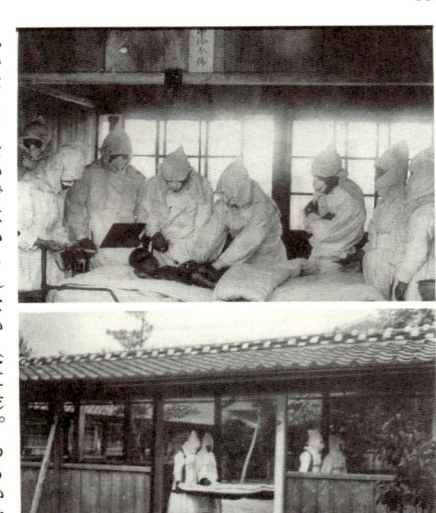

(上) ペスト患者の治療　大阪市立桃山病院　明治33年

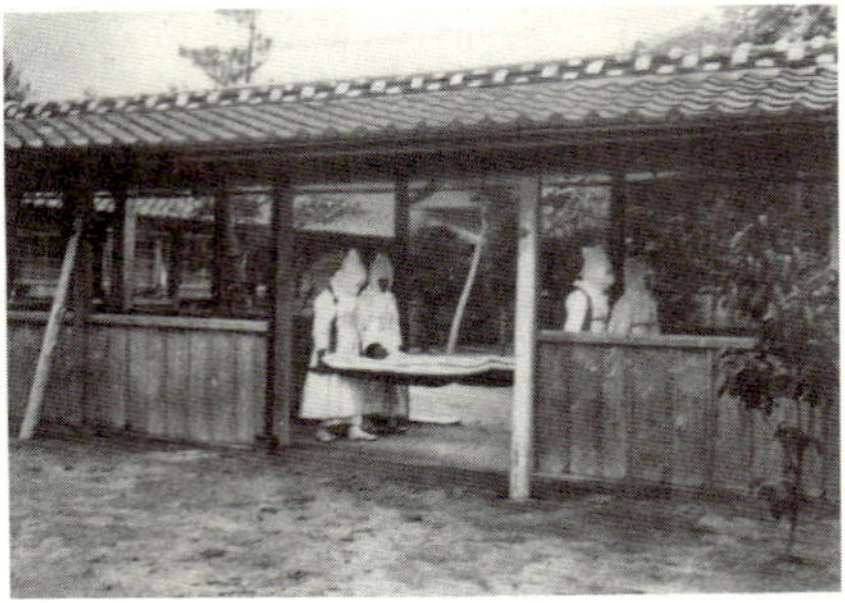

(下) ペスト患者の搬送　大阪市立桃山病院　明治33年

思いおこさないではいられない(写真)。あるいははっぴ姿で出動する消毒車、救急車ならぬ〝救急カゴ〟、そして写真師も感染を怖れてか遠くから写した患者の搬送シーン(写真)——。これら貴重な資料は、いま同病院の一室に展示されており、見る者にその昔のペストの恐怖と医師たちの苦闘を生なましく伝えるのである。

鼠　塚

「鼠族先ヅ其毒ニ感ジ」

東京は山手線恵比寿駅から明治通りを麻布に向って少し歩いた路地を入ったところ、渋谷区広尾五―一―二十一に祥雲寺というお寺がある。京都紫野の大徳寺の末寺で、山号を瑞泉山という。境内の右手に本堂、左手に墓地がある。その墓地の中央には医家曲直瀬玄朔と一門の医師の墓、左手には宝生流家元代々の墓や常磐津開祖の墓などがある。

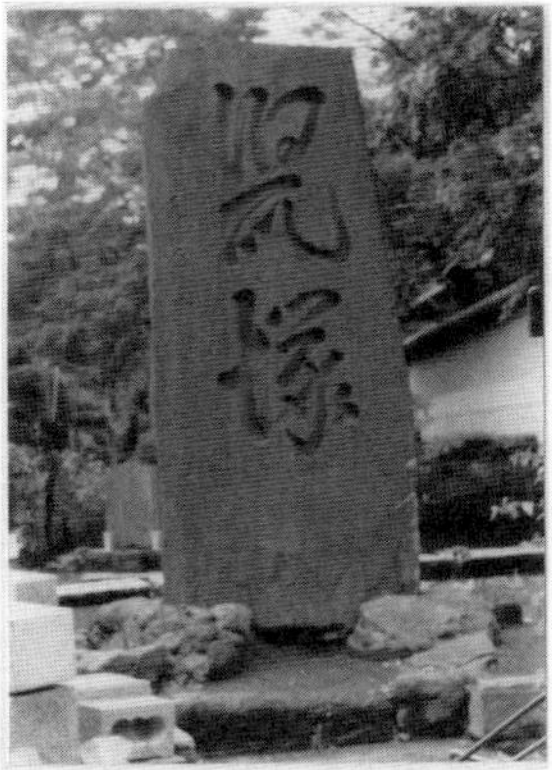

祥雲寺の鼠塚　東京都渋谷区広尾

そして、墓地を入ったすぐ右手に、大きく「鼠塚」と刻まれた高さ三メートルもの石碑がそそり立っている。明治三十三（一九〇〇）年から三十四年にわたるペスト流行にさいし、防疫処置として殺されたネズミの慰霊碑である。碑の裏面には、次の歌が刻まれている。

数知れぬねずみもさぞやうかぶらむ
　　この石塚の重きめぐみに

記録によると、明治三十四年十一月、祥雲寺住職、檀家総代ほか市内の有志が集まり、日本橋区呉服町の柳家楼に事務所を置き、東京市内の新聞を通して募金を呼びかけ、五千円を集め、明治三十六年に建てられ、供養が行われた、という。記録には、その設立趣旨が次のように記されている。

悪疫ノ流行ハ鼠族先ヅ其毒ニ感ジ、人類ニ代リテ惨滅ノ厄ニ遭フ者ニシテ、実ニ已ムヲ得ズト雖、苟モ心魂アル者ノ情ヨリ察スルトキハ亦之ヲ憐マザルヲ得ズ。……鼠ハ縦ヘ神使タリトスルモ病毒ヲ先ヅ被リ、伝播ヲ助クルニ於テハ、彼ノ好ンデ之ヲ為スニ非ズト雖、不幸ニシテ此ニ至ル以上ハ、勢之ヲ殲滅スルニ躊躇スベキ者ニ非ズ。然ドモ已ニ之ヲ殺スニ於テハ能ク其情ヲ考ヘ、之ニ報ズル所以ヲ思ハザルベカラズ。……

日本人は碑を建てるのが好きな国民であり、動物慰霊碑も畜魂碑や軍馬の碑など少くないが、ネズミを供養したこの碑は異色のものといえる。

この広尾には、日赤中央病院や明治最初の伝染病病院のひとつ都立広尾病院がある。これら大病院の谷間にあるお寺の片隅に、明治のペスト流行史をしのぶおそらく唯一の史跡である「鼠塚」は、いまも人知れず立ちつくしている。

「鼠一匹五銭」

コレラ禍が一段落してホッとした日本人を震えあがらせたのがペストであった。明治三十二年十一月五日、広島でペスト患者第一号が発生、死亡した。台湾より帰航、門司に上陸して横浜に帰る途中の男であった。つづいて神戸で少年、大阪ではあの少女橋本ふさがペストで死亡。こうしてわずか十日ほどの間に、広島・神戸・大阪・岐阜・浜松と発生していった。東京に目前というその年もおしつまった十二月三十日、『報知新聞』は「鼠廿万疋の買上、一疋五銭、十疋五拾銭、百疋五円」という見出しで、つぎのような記事をのせている。

ペストといふ悪疫一度神戸に発生したるより、日本中の騒ぎとなれるが、斯悪疫は神戸よりいつか大阪に入込み、同地を荒し初めたり。然るに廿日間程経て、岐阜に入込み、軈《やが》て沼津に来れり。何やら其の足向は東京へ来るらしきにぞ。東京市も気が気でなき容子、迂潤為し居らば、沼津より汽車にて入込み来り、知らぬ顔にて市内何れかの家屋裏に潜み、鼠を食物となし居らんも知れずとて、茲に松田市長は一の方法を東京市参事会へと持出されたり。其の方法こそは、鼠廿万疋の買上げなれ。

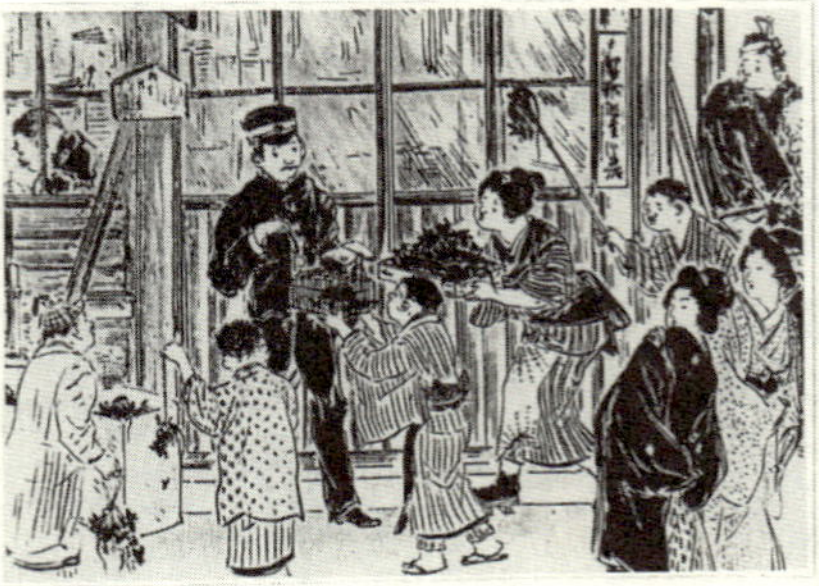

ネズミ買上げ　『風俗画報』明治33年2月10日

其の理由といへば、ペストとは鼠の親類にて鼠の体内を宿とすれば、其を滅すは是れペストの拠る所なからしむる訳なり。既に神戸にては一疋八銭に買ひたる先例もあれば、一先づ鼠買上げの為め、金一万円を支出しなば、一疋五銭として、凡そ二十万疋を買殺しに為し得らるべしとて、去る二十七日参事会へと持出したる処、同会も成程ペスト入込の予防は、此も早道と合点されけん。昨日俄《にわか》に臨時市会を催し、特に此の決議を求むる事となれり。

さて此の方法が可決となつた暁にはどうして買上るかといふに、種々の説は出づべく中に、各交番所へ持行けば鼠一疋と、現金引換切符と取替へ呉れる様にし、ソレを区役所へ持行けば五銭になるといふが、一番善良《よから》んとの事なれど、是とても旨く行くべきか疑はし。巡査と人民と捫着《もんちゃく》を起すの種とや為らんとも思はるるなり。

明治三十二年にはじまったネズミ買上げにより、全国で捕えられたネズミの数は一年間でほぼ三百万頭をこえ、東京では三十六、三十七、三十八年に百万頭をこえ、一戸平均十三頭のネズミをとったことになる。その買上げに東京は一年間四万余円の予算を費した。このようにネズミ取りを奨励したので、ついにはネズミ取りを商売とする者があらわれ、腕のよい者は月に百二十円も稼ぎ、美食を口にし、贅沢な生活をする者もいた。

集められたネズミは石炭酸・昇汞水《しょうこうすい》に浸して樽詰めにし、桐ヶ谷その他の火葬場で焼きすてられた。明治三十三年二月一日の『読売新聞』に、尾崎紅葉《おざきこうよう》の「鼠一匹五銭」と題したこんな句がのった。

霜の手の銭や鼠を売りて来し

ネズミの挙動に一喜一憂していたその頃、驚くべきことに、日本医学の中枢東京大学医学部に保菌ネズミが発見された。明治三十四年五月二十八日の『日本新聞』は、「帝大の斃鼠=ペスト菌確定」という見出しで、東大衛生学教室緒方正規博士の報告をのせている。それによると、三十三年より東大構内で病鼠・斃鼠が見られたが、三十四年五月内科配膳室・内科物置室から発見された斃鼠にペスト菌が検出され、このため大学では一部の建物を焼却した、というのである。

そして、翌三十五年十月、横浜に突如としてペストが発生した。患者が初発したのは、海岸通りという埋立て地で、狭隘不潔な棟割長屋が密集し、千余人が住んでいた。防疫当局は住民を立退きさせ、この地区を大々的に焼払った。十一月一日の『時事新報』は、「天下御免の放火、強敵ペスト防禦の道なく、横浜海岸通焼払い」という見出しで、その光景を、「……数升の石油を注ぎて火を放ちしかば、黒烟濛々と渦巻き上りて、見る間に其火天井裏に燃え移り、窓よりは焔々と猛火噴出して物凄く、折節吹き出したる東北風は黒烟を煽りて……」と生なましく報道している。

「お通夜の仏様から心血をとる」

戦争のあとはかならず伝染病が流行するといわれる。日露戦争のあと、明治三十八—四十二年にかけて、東京・大阪・神戸・横浜等にふたたびペストが大流行した。流行の火元になったのは神戸の鐘淵紡績会社工場、原料のインド綿に保菌ネズミがまぎれていたのである。その時、兵庫県警察部の細菌室でペスト防疫に従事した助川浩《すけがわひろし》氏は、往時をつぎのように回想している（助川浩「私の防疫医時代の思い出」『医学史研究』七）。

ペスト予防には先ず第一は捕鼠の目的から鼠を買上げることが先決問題なので、相場は時によって違い三〜十五銭であった。鼠には捕獲場所・日附カードが首につけてあり、それを処置台上にならべ、その鼠の脾臓を防疫監吏がとりだしておく。防疫医はその脾臓を特製の白金耳でオベエクトグラスに塗抹し乾燥し、レフレルにて染色検鏡決定するわけである。……多い日には三〇〇〇〜五〇〇〇頭の中、三〇〜五〇頭ぐらいの有菌鼠の発見があった。……有菌鼠六〇頭のように多く出たとなると、五〜六人のペスト患者の死亡者が出ることになるのである。

当時吾々の宿直というても、そのままの服装でねむることが出来ない程多忙であり、……一人がひと晩三ヶ所検診に出たこともある……。

大体各警察署より細菌室への報告は、不思議に夜が多いのである。その頃吾々が出掛けるときは、三人引き（前びき・後押し、カジ取り）の人力車で、しかも鉄の輪がガラガラ音を出しながら走りだすのだから実に壮観である。……しかしお通夜中の仏様から心血やソケイ腺の内容を家族の前でとるのだから、時によるとおそろしき顔で睨みつけられるような場合もある。

防疫医の服装は首から裾まで一枚の布で作られている予防消毒衣を着用し、消毒に便利なサンダル様下駄を履いて行くのである。

淡路島にペストが流行したので……出張を命ぜられ、由良町の防疫事務所に到着した。……このとき町中の家を捕鼠の関係上全部たたき壊してしまった。……こわす家のまわりに亜鉛板をめぐらしたり、木綿網を張ってとらえるわけだ。敏捷なネズミも網の上では他愛なかった。由来防疫監吏のなかには猫以上のネズミ取りの名手が何人かいた。室内のナゲシを渡って逃げまどうネズミを簡単に手でつかまえる名人もいた。……私が健康診断のため各戸巡廻中、たまたまある屈強な漁師で、喉がつまって苦しいという患者を発見した。詳細に検診すると咽喉が非常にはれている。翌朝この患者が死亡した。これは確実な顎下腺ペストであった。どうして顎下腺にペスト菌が入ったかというと、この土地の人々はノミ・シラミをとると、歯でかんで殺す習慣のためであったのである。

ペストとの闘いはネズミとの闘いであった。明治後半の日本人が上下貴賤あげてネズミと格闘していた記憶は、いま東京のビルの谷間に残る「鼠塚」ひとつになったかもしれない。その唯一の碑が、ペスト菌発見者北里柴三郎の本拠である白金の北里研究所と目と鼻の先にあるのも、なにかの因縁であろうか——。

III

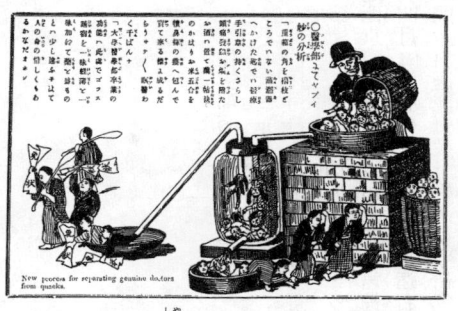

医学部にてヤブイ妙《しや》の分析　本田錦吉郎　明治12年11月

医師繁昌記

「千人に一人の医師」

ここに、美濃紙に毛筆書きの履歴書が一枚ある。

記

住吉郡第二区二番組堀村
平民　中　野　慶　治
通称　喜左衛門
当酉五拾九歳三ヶ月

一　天保十四年癸卯七月ヨリ翌弘化二年巳三月迄西京府山室町通夷川上ル新宮涼庭《しんぐうりょうてい》ニ従ヒ則壱ヶ年九ヶ月ノ間和蘭医流療内治学研究且其翌四月ヨリ弘化三年丙午九月迄右同府下御幸町通蛸薬師下ル船曳尚絅《ふなびきしょうけい》ニ従ヒ壱ヶ年七ヶ月ノ間産科医流難産分娩手術学研究都合三ヶ年七月……

右之通相違無御座候此段奉申上候也

中野慶治㊞

明治六年七月

大阪府参事　渡重弘殿

これは明治六（一八七三）年六月十九日、文部省が全国の医術開業ノ者に履歴明細書を提出するよう府県あてに指令を発したさい、これに応じて大阪府に提出された履歴書の控えの一枚である。これによると、中野慶治という医師は、京都の名医新宮涼庭について内科学を、また船曳尚絅について産科学を修得したことがわかる。

この履歴書は達筆で、いかにも学識のある医師らしいが、このときなんと字が書けなくて履歴書を代筆してもらっていた医者がいたという。歴史にはいつも裏がある。

それはともかく、こうして全国の医師履歴書が集計され、明治七年末に日本最初の医師人口が発表された。

総数　二万八二八九人
漢医　二万三〇一五人
洋医　五二七四人

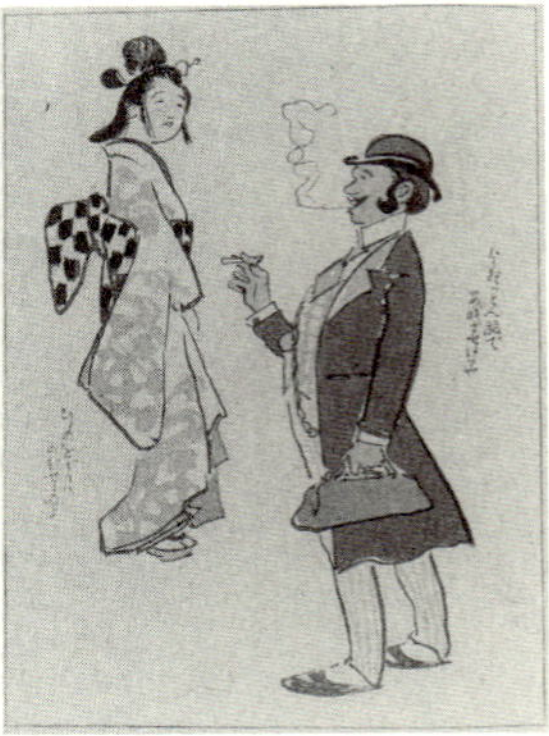

明治中頃の医師風俗　浅井忠「当世風俗五十番歌合」明治40年

この医師人口は今日とくらべてどうであろうか。明治七年の人口は三五一五万四〇〇〇人であったから、人口一〇万に対する医師数は八〇・四人となる。この比率は昭和元年が七二・八人、昭和五十九年が一五〇・六人であるから、明治の医師人口はけっして少くなかった。

しかし、問題はその内容である。西洋医学を修得した医師は五人に一人もいない。あとのほとんどは「傷寒論」を読んだだけで医師になったような漢方医、あるいは字もろくに書けない藪医たちであった。はたせるかな、翌明治八年二月二十五日の『あけぼの新聞』に、この文部省調査の医師数を掲げ、「千人に一人の医師」という見出しで、医政を憂える記事がのった。

……我等人民凡そ三千万余として、此生命を保護するに三万人弱の医師を以てせば其比例千人の生霊を僅に一人の医師に托するに不過なり。しかのみならず、陳腐用を為さゞる漢医殆んど洋家の医師に五倍せり。此洋家の医師も亦た悉く其術を得たりと云ふべからず。今日我朝の如きは良医固より得難し、唯百に一二を得ん事を希望する而已《のみ》。尋常庸医の如きも亦た得易からず、百に十ある而已。其他は悉く野巫医と称する者にして、幾んど人命を費すの具に過ぎざるなり。豈に我等貴重の生命を托すべけん哉。然れども今日天下医員の数を以て考れば、此野巫医を合するも我等三千万余の人民に配当し、僅か千人に一人ある而已。野巫医すら猶如此、況良医国手に於てをや。嗚呼是れ人民を保護するの大義を知れる政府なりと云ふ可んや。嗚呼是を人命を重ずる政府なりと云ふべけんや。

大学病院の診察一日二十人限り

明治三十二年といえば、念願の平等条約の締結に成功し、自主的な海港検疫権を獲得できた明治医事史にとって記念すべき年である。その年の五月十九日の『東京朝日新聞』に、次のような記事がのった。

大学医院は多分世人が想像するが如く、日本第一の医博士が集り居る所なるべし。同院にては此等を先生と云ひ、雇外国人を教師と云ふ。其の先生教師に診て貰はんと望む患者は非常の数にて、同院の頑固に定めて動かざる一日二十人限り診療と云ふ定員の内に加はらんと、日々門前へ駈け集りて早く其の許可札を得んと犇《ひし》めく有様は驚くばかりにて、迚《とて》も患者自身が此の札を取りに行く事は覚束《おぼつか》なければ、屈強の車夫を頼んで此の札を取らしむるに、車夫は先づ早朝医院の門前に立ちて、門の開くを見るや直ちに駈込むに、其の人数潮の湧くが如く、玄関まで足早に駈けたる最初の二十人だけが、其の日の診察免許証と云ふ札を得ることなり。故に世間にては新患者二十人限りの制限は余り少きに過ぐとて、不平を云ふ者多し。若し連日不運続きて免許証を得ること能《あた》はざれば、今日は今日はと思ふて一週間ぐらゐ経過し、病人の重患に陥ることも無しとせず。扨《さて》其の車夫を雇ふ代を聞くに、医院の門前に之を専業とする者ありて、免許証一枚一円なりと云ふ。其の余りに高きを怪みて問ひたるに、毎日々々一枚づゝ得られゝば非常に好い報酬なれど、貰ひ傷《そこな》ふ方が多くて三日に一度か四日に一度しか札を得ざるゆゑ、此位の値打が相当なりとぞ。

ここでいう「大学医院」とは、東京帝国大学医科大学の附属病院のことである。今日の大学病院の繁昌は、明治にさかのぼる。この記事が出てから十年後の明治四十二年、『東京朝日新聞』に連載された『当世医者気質《とうせいいしゃかたぎ》』の中で、筆者の長尾折三《ながおせつぞう》は、「大学病院の患者受付は午前七時限りで御診察は十時過ぎ」と、次のように語っている。

大学の外来患者受附時間は日の長短に因って多少の相違はあるが、大抵午前七時内外限である。それで順番があるのだから割引電車で出掛て行っても間に逢わないことがある。是も案内者の方から手の廻って居るものは前日から番号札が取ってあると云う始末で、外来患者は自由に診察を受けることの出来る規則でありながら、飛込診察は一寸六ヶ敷いのである。地獄の沙汰も何とやら、矢張小吏連《こもの》への袖の下次第でどうでもなるのは、事情通を待たないでも一度大学へ行ったものは誰しも知って居る筈だ。此頃の或新聞に小吏《こもの》への袖の下の相場附が載せてあった。それによると初め三十銭内外のものが近来暴騰して五十銭から七十銭内外に成って居るそうだ。こんな消息を心得ず、正直に午前七時内外に登院し、遅い番号札を受取って、偖《さて》大先生の御出勤を待受くるのであるが、科目に由って違いもするが、其出勤と云うのが大抵十時過である。……而も御所労でお休みに成るかも知れないのである……とは愈以て心細い。時間が来てイザ御診察と云うので、呼び込まれた処が白い診察服を着た医員連中が右往左往に入乱れて居るので、どれが大先生やら訳が分らぬ。田舎漢《いなかもの》などは面食って仕舞うのは無理がない。

「営業税下に立たざる職業」

夏目漱石が二十八歳で松山中学校に赴任したのは明治二十八年、そのときの月給が八〇円であった。当時の小学校教員と巡査の月給が一〇円そこそこ、大工の月収がほぼ一二円だったから、坊ちゃんは破格の高給とりであった。では明治の医師はどれほどの収入があったのか――。

明治四十二年に出版された長尾折三の『噫　医弊』には、地方病院医師の月収は三〇円―一〇〇円、地方病院長の年収は二〇〇〇円―三〇〇〇円、大学病院教授は年収二〇〇〇円―

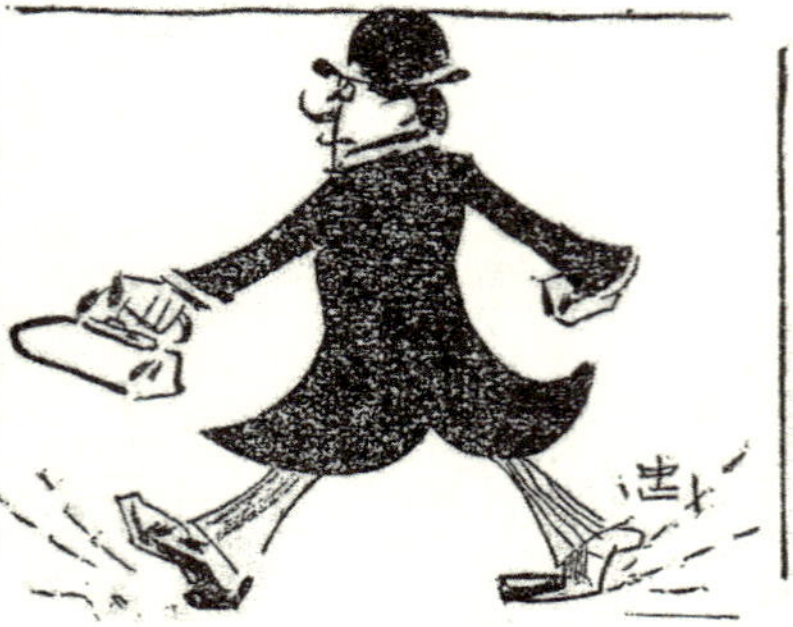
フロックコートに縞ズボン、八字髭に提げカバンの医師　長尾折三『当世医者気質』明治42年

三五〇〇円という数字が示されている。

開業医についてはもとより千差万別であったが、税金からその懐《ふところ》工合を推察すると、はじめて所得税法が設けられた明治二十年、その年の医師総数四万人のうち半数が年収五〇〇円以上の所得であったという。それは総税収入の一六パーセントであったというから、医者は明治の世から、長者番付の上位を占めていたわけである。この明治二十年代から、いわゆる「開業医の黄金時代」を迎えるが、その最大の要因は今日いうところの「医師優遇税制」であった。

明治十一年の府県税として設けられた営業税のときも、明治二十九年に国税となった営業税のときも、医業は税金の対象となる営業課目からはずされた。医業は「営業」ではなかった。営業とは営利を目的とする職業のことであるが、たとえば鍼灸、按摩は営業であったのに、医師は画家や教師などとおなじように、その後ずっと営業扱いでない。今日、医業に税金がかけられているのは、昭和二十三年地方税法の改正によって事業税の対象となったからである。

明治二十年七月五日、ときの東京帝国大学医科大学長の三宅秀は、東京医学会の席上で、「職務論」（第三回）という講演をしたが、そこで、「吾邦ニテハ医士ニ営業税ヲ課スルコト曾テ之ナシ。蓋シ其人命ヲ救フヲ以テ本分トスルニ由レルナリ。……吾日本ハ医師ヲ待ツコト優渥ナリト謂フモ不可ナカル可シ」と述べている（『東京医学会雑誌』第五号）。

森鷗外も明治三十年七月、「医糈不可課税論」という翻訳を『公衆医事』誌第一巻第七号にのせ、医師課税問題に発言している。

こうして医師は税制上あつく保護され、ほかの職業にくらべて経済的に有利な職業となり、かえって営利主義の開業医続出をまねき、やがて医弊という言葉がきかれるようになる。長尾折三は『噫　医弊』で、医業の弊風を次のように憂えている。

医師てふ職業は利益を得るを主眼とする職務なりや職業なりや。或る一面より観れば国家の公職として社会衛生上必須の機関たるは上下之を認め、営業税下に立たざる神聖なる職業にあらずや。職業其ものゝ性質が、大なる利益を得るてふ商業的のものにあらず。よし多少の利益を獲得するにもせよ、そは職業に伴ふ自然の副産物のみ。……医を以て普通一般の商業観をなし、暴利貪欲飽くことを知らざる者、抑も何の心ぞや。

金儲け主義の医者を揶揄した川柳はたくさんある。

仁術も金が命の匙加減
所得金、医者は調合して届け

当世医者気質

「着目早見立鑑《イチバンメニツクモノ》――医者の薬籠」

「お帰り――」
玄関に響く抱車夫《かかえ》の声に依て、下足番、受附、看護婦等の面々はソレと一同恭しく出迎える。勿体をつけた院長殿は、鳴り物ヌキの御上使《ごじょうし》という見得で、静々と靴脱ぎて、車夫に靴をとらせ、上草履と穿換《はきかえ》て院長室に入る。

これは、明治四十二（一九〇九）年二月より『東京朝日新聞』に五十回連載されて、「小説より面白い読物」と評判をとった長尾折三の『当世医者気質《とうせいいしやかたぎ》』の「私立病院」の一節である。

近代日本最初の医事評論家ともいえる長尾折三は、前著『噫　医弊』につぐ第二弾として、「現代医風を写実的に描出し、聊《いささ》か時弊矯正の一助たるを期する」ことを目的に、「医者の内幕を遠慮会釈なくさらけ出した」のが本書で、大向うから喝采を博した。それだけに医者世界の醜い面がかなり誇張されているきらいはみられるが、一面ここには当時の医者風俗がみごとに描出されている。

さて、お抱え人力車をおり、玄関にあがった院長は、おもむろに院長室に入る。

院長室は書斎兼用八畳の西洋間である。眼も眩《くら》まん許《ばか》りに飾り立てた横文字の書物は、五段になった書架の上に順序よく駢列《へいれつ》されて居るが、近頃余り参考書を取り出す程の必要がないと見えて、金文字の処々が塵埃《ほこり》で封ぜられ、棚の片隅には無遠慮な蛛奴《くもめ》が巣を張て居る。……室の中央には円卓子《まるテーブル》を据え、牡丹に孔雀の模様ある卓子掛《テーブルかけ》がドッシリとかかって、革製の安楽椅子と四五脚の籐椅子が之を取巻いて居る。卓上には巻煙草の灰落しに吸殻の盛上って居るのを見れば、朝から来客が有って、未だ看護婦が掃除を怠って居ると見えた。

安楽椅子に腰をおろした院長は、フロックコートに縞ズボン、高襟《ハイカラ》にネクタイをしめ、八字髭をピンとたて、テーブルに往診用の皮製カバンをデンと置く。

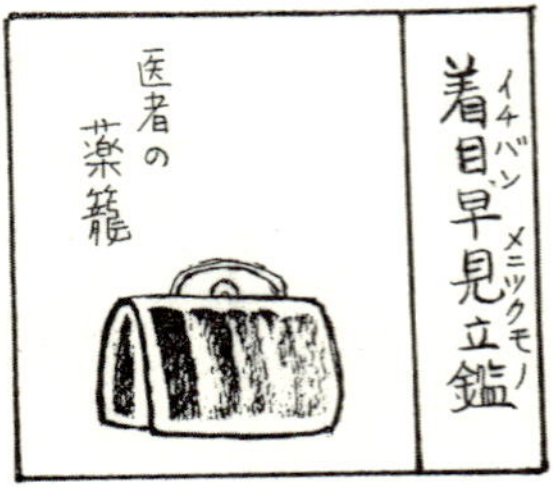

医者の薬籠（往診カバン）
『団々珍聞』明治25年

当世医者風俗のハイカラ式は云わずもがな、医は衣也の本色を遺憾なく発揮して居る。五ツ所紋で黒縮緬の丈長の羽織を着流してゾベラゾベラと練廻ていたは昔の御代、今じゃフロックコートに縞ズボン、齢に似合わぬ赤糸入りの襟飾《ねくたい》は高襟《ハイカラ》の正面にチラリと顔を見せ、チックの力を仮りて憎らしい程尖《とん》がった八字髭は天を朝《ちょう》して居る。髪の分け様歩行風《あるきつき》誰が眼にも直ぐ判る医者風俗、其容体ぶる事、昔も今も変りはない。鰐皮製の少し長形《ながて》な提鞄《さげかばん》は弁慶ならで七ツ道具が蔵《つ》まれている。此怪しき鞄の中こそ、人の生命の鍵を司どって居るのだと思うと、何だか恐ろしげに見える。

明治二十五年の『団々珍聞《まるまるちんぶん》』は、現代《いま》の世の中で「着目早見立鑑《イチバンメニックモノ》」として、「壮士のステッキ、番兵の抜剣、医者の薬籠」の三つをあげている（挿図）。八字髭の医者が得意然として提げていた往診カバンが、壮士のステッキと番兵の抜剣とならんで、当時の世人のもっとも目をひいたひとつであったのである。

「右と左の追分診断」

「御廻診！　行廻診!!」

との重語《ちょうご》は看護婦の調子高い声に依って隈なく伝えられた。飽まで尊大に構え込んだ院長殿は、主任看護婦を真先に立て、白い診察服を纏うた二三の医員を引率して、上草履の音しめやかに廊下伝いに特等室に向うのである。

病室の扉を排して静々と入り来った院長は、ベットの傍に直立し、ニタリ笑って医員の捧ぐる病牀日誌と体温表に軽く頷きつつ、唇を破った鷹揚《おうよう》な一言

「どうです、昨夕《ゆうべ》は能《よ》く寝られましたか？」

患者「昨夜は頓服のお蔭で能く寝《やす》まれました。……どうか頓服なしに寝まれる様に早くなり度いものだと存じます」

其時院長抜からぬ顔附して

「大丈夫ですとも、モー少しの間の御辛棒です」

此処で形《かた》ばかりの診察を済まし、附添の家人に冗談とお世辞の二ツ三ツも振りまいて、聴診器の護謨《ごむ》端を軽く打ち払いつつ次の室へと向うのである。

医者の七ツ道具の聴診器や検温器は、当時の世人にとってはまだもの珍らしいピッカピッ

カの文明の利器であった。こんな川柳がよまれている。

先づ脈をみて 徐《オモムロ》に聴診器

薬礼の多寡迄はかる検温器

特等室の回診がすむと、一等室二等室となるのが順序で、その等位の下るにしたがって、院長殿の態度も横柄になる。さいごになったのは、ベッドが六ツばかり並べられた二等室。順番遅しと待構える患者に、院長はいかにも無雑作な診察振り。

さて最後に診察し始めたのが、院長には生面《はじめて》の患者で、随行医員の報告によると昨日午後の新入院患者で、副院長の診断成績が病牀日誌の病名の下に単に「スピッツェン加答《カタ》児《ル》」と原語で識《し》るされてある。云うまでもなく肺尖加答《カタル》児のことだ。処が右とも左とも書いてない。患者は今日は院長の御診察じゃと楽しんで待って居て、診察が終ると恐る恐る質問した。

「先生一体私の肺はどちらの方が悪いのでしょう?」

院長の曰くには「右の方が少しばかり悪いが大したことはない」と明確に断言された。此時件《くだん》の患者は怪訝《けげん》顔……夫れも道理至極な話で、昨日午後副院長の診断では左肺が悪いと宣告されたのである。……遥々博士の診察を受け様としてやって来た患者の疑惑や云う可からずである。……一随行医員秘かに耳語して曰く。
「是が右と左の追分診断と云うのだろうと」

「ペンキ塗り・理髪店式《かみゆいどこしき》」の町医

明治の世で大病院といえば、たとえば東京でも東大附属の大学病院のほか順天堂・杏雲堂など、その数はまだごくわずかで、ほとんどは個人営業の入院設備のない開業医、いわゆる「町医」であった。彼らは「医院」と称し、新聞はもとより、電柱や銭湯にさかんに広告を出しはじめた。

世人は単に新聞広告面を見て、「何々医院」とか「何々科院」とか云えば、どんな大きな病院かと思うであろう。処が、聞くと見るとは大違いで医者の玄関主義と云うことは発揮して居るが、所謂ペンキ塗り政略で理髪店式《かみゆいどこしき》のものが多い。近来此種類の医院が雨後の筍の様に殖えて、広告政略で盛に患者の誘致に腐心して居る。

こうした医院には、名義の先生は月一回ぐらいしか顔を出さず、「無免許先生が往診もすれば投薬もする」ところがたくさんある。また医師試験の受験生である「代診生」が診療している。「東京に程近い或る地方で、代診生がペストを見逃して訴訟沙汰になった実例もある」という。こうした医院ではしたがって診察料が取りにくく、薬で収入をはかる。

町医者では診察料が取りにくい。そこで其補充策として、盛《もり》んに薬を盛かける風が行われる。勿論病気の性質にもよりけりで真実《まこと》必要あれば、三剤でも四剤でも差支がない様なものの、都下の町医者は規則として二通り併用させて居る。其他含嗽剤《がんそうざい》であるとか、頓服だとか三色四色に患者の負担が嵩《かさ》むは普通である。若し其上往診でも請おうものなら、車夫の気附やら何かで益々億劫《おっくう》である。

当時の町医者の大切な収入源に種痘料があった。「よく町医者の門前に〝種痘毎日〟という招牌《かんばん》が出ていた」という。こんな川柳がある。

不景気の穴を種痘でうめる医者

同業者間の競争がはげしくなれば、医者同士の反目嫉妬もさかんになる。他医を中傷非難するのは医者世界のぬきがたい弊風かもしれない。

表面相和するが如くにして、内心反目嫉視するの風あるは、現代の医者気質である。偶《たまたま》転医して来る患者があれば、口を極めて前医の診断治療方針を難ずる医者が幾干《いくら》もある。

「執拗《すねる》・威張《いばる》・高慢《たかぶる》・貪欲《むさぼる》」大学教授

医者気質といっても一口にいうことはできない。「都会医と田舎医に依って自ら気質を異にして居る。同じ都会医でも官医と私医は趣が違って居る。宮仕する侍医気質より偖《さ》ては大学病院に教鞭を執る教授連、都下に門構凜々《りり》しく飾立て一見田舎漢《いなかもの》をして肝玉《きもたま》を奪わしむる所謂大家先生より、市井の間に小門戸を張り客待顔の町医者に至るまで千態万状の気質を有して居る」。これらのなかで、長尾折三がもっとも痛罵しているのが、医学界の総本山東京帝国大学医科大学病院の教授に対してであった。

由来医科大学の教授連は、其専門技術家たるを頼んで擅横《せんおう》を極め、公私混淆、驕慢《きょうまん》到らざるなく、宛《さな》がら治外法権の観を呈し、深く内部の真相を窺うと一種の伏魔殿とも云う可き状態を演じて居る。

ほとんどの教授が自宅診療を行ない、年俸三千円の教授ではとても出来ない王侯貴人の暮しをしている。「眼中文部省なく大学総長なし」の勢いで、「執拗《すねる》・威張《いばる》・高慢《たかぶる》・貪欲《むさぼる》、夫れは夫れは仕末におえない」「雲助根性とお殿様気質の合成産物が今の大学病院の教授気質である」。

しかし、いつの世も、「気の毒なのは、民間に散在する純良な医者で、声誉の呼号もせねば、世の所謂社交術も下手で、大学出身の俊秀な学士で青い呼吸《いき》を吹いて居る手合が都下にも少くない」。明治十一年の『団々珍聞』にのった次のような大津絵節の替唄《かえうた》は、こうした青息吐息の医者を諷刺したものであろう。

医者の勤めはなかなかむづかしい、暑さも寒さも夜昼いとひなく、呼びに来りや往《ユ》かねばならぬ、早く往きや平生《いつも》閑《ヒマ》だと云ひ、遅く往きや臀《しり》が重いと云ひ、よい加減に往けば匙が廻らぬと云ふ、上手云やいやらしい、黙つてりや野暮《ヤボ》ぢやと申します……

医者気質を皮肉った川柳はいくつもある。

鼻風邪が流行つてどうか息がつけ
藪医者は末期の水を瓶で売り
妾宅へ旦那の代りに医者が来る

歯科医事始

西洋歯科医第一号

明治八（一八七五）年、維新動乱の夢まださめやらぬその年の一月十五日、『郵便報知新聞』に次のような広告がのった。

僕が愚弟未若年なるが、過る三年前より虫歯を悩やミ、歳に月に苦痛す。百事数回是れが為め大に学業進歩の妨げとなるを僕遺憾に思ひ、知己の人は云も更なり、医師或は薬店へ依頼し種々の良剤を買得之れを用ゆるなれども更に其功験なく、殆んど困却する事積年、乞江湖の識者これが良薬亦は治療の方法あらば、良薬所在の遠近を問ず、告者揮筆の労を不厭、報知社迄告知らせ玉はん事を伏て希望する者は　清水某

弟が虫歯で苦しんでいるからなにか良い療法を教えてもらいたい、という人情あふれる広告である。いつの世も庶民にとっては、天下国家のことより歯痛のほうがはるかに大事であった。この広告にはすぐに反応があった。五日後の一月二十日の同じ新聞に、こんどは次の

ような広告がのった。

報知新聞第五百六十二号を閲するに、清水某君の舎弟虫歯の為に苦痛すること甚しく、百事術を尽せども其功なしと、同情相憐むの心俄に発し、往日の苦痛を思ひ出せり、僕も数年虫歯の為に悩やミ、或る時は数日も食を絶つに至り、東奔西走医に就て治療を請ふと雖も更に其功験なく殆ど困却の処、横浜南仲通三町目近藤《こんどう》良薫《よししげ》宅に寓居する小幡《おばた》英之助《えいのすけ》君に就て治療を請しに、忽ち其功を奏し、爾後更に苦痛に悩むことなく、実に愉快を覚ゆ、同氏は我国歯医のなきを憂ひ、両三年前より米国の歯医エリヲツト氏に随て其術を学び、其妙を得たり、故に清水某君の舎弟も同氏に依頼せば速に平癒すべし、依て之を忠告するものは、中野某

この親切な広告にたいして、二月二十八日さらに清水某から中野某への謝礼の広告がのった。

さて、新聞広告をとおしてはしなくも天下にその名を知られた小幡英之助は、日本における西洋歯科医第一号というべき人物である。

英之助は嘉永三年八月十日豊前国中津殿町（現大分県中津市殿町）で中津藩士小幡孫兵衛の長男として生まれた。十五歳のとき長州征伐に従軍し、二十歳の明治二年藩友中上川《なかみがわ》彦次《ひこじ》

郎《ろう》とともに上京、芝新銭座の慶応義塾に入った。明治四年横浜の外科医近藤良薫に師事し、その技術の精巧が認められ、歯科修得を勧められ、米人歯科医セント・ジョージ・エリオットに入門、修業を積み、さきの広告がのった明治八年すすんで東京医学校（のちの東京大学医学部）で医術開業試験を受け、歯科専門の開業免状第一号を得た。

はじめ京橋区采女町で開業、その後尾張町に転じ、さいごは南鍋町に移った小幡は、人によって手術料を左右することなく、名士といえども来院せざれば診なかった。名利をさけ、かつて宮家から往診を乞われたが、器具がなければ治術ができないと、ついに宮家から御成《おなり》になったという。

歯科広告第一号

名医を求める広告から、はからずも小幡英之助の名前が新聞広告で知られた一年後、明治九年八月二十六日の『読売新聞』に「皇国西洋　入歯《いればごひろう》広告」という広告を竹沢国三郎《たけざわくにさぶろう》という歯科医が出した。これはおそらく、歯科広告の第一号であろう。

竹沢国三郎は天保十四年二月二十五日江戸日本橋に口科（歯科医）の次男として生まれた。父の助手として家業をつぎ、芝宇田川大横町五番地で大いに繁昌した（次頁写真）。明治七年知人を介してフランス人歯科医アレキサンドルのもとに入門、西洋歯科を学んだが、家業のため修学に専念できないので、意を決し当局に願い出て、一年間の契約でアレキサン

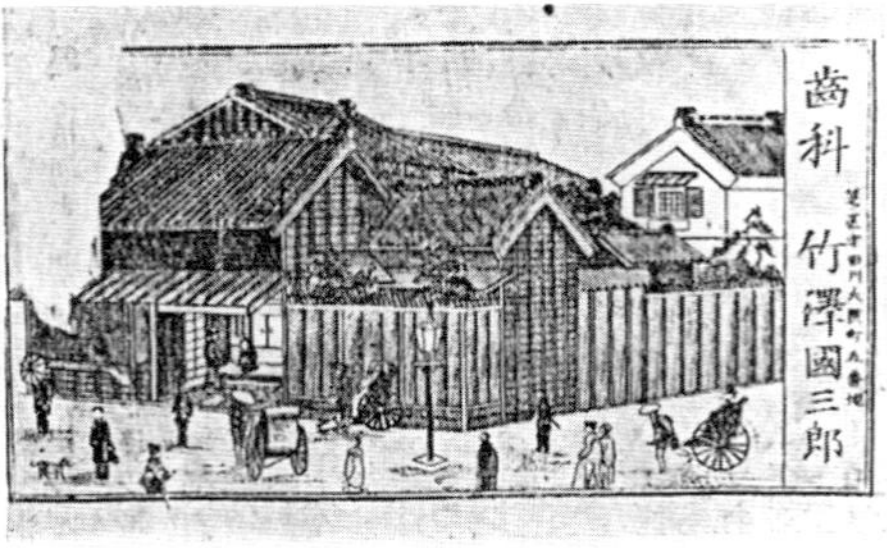

竹沢国三郎の歯科施術所

ドルを独占教師として雇い入れた。勉励すること一年、明治九年六月二十四日アレキサンドルより修業証書を受けた。

この間、高橋虎一らとはかり、瑞穂屋を介してアメリカより歯科器材を輸入し、アレキサンドルの指導のもとにゴム牀義歯を製作、旧来の皇国義歯とともに、明治十年の内国勧業博覧会に出品して賞状を得た。

彼はまた日本最初の歯科教育機関であった東京歯科医学校の創立にも参画した。西洋歯科を究めていたにもかかわらず、正式の歯科医師ではなく、「入歯歯抜口中療治営業者」のなかに加えられていた。

この竹沢国三郎の入歯広告からほぼ一ヵ月後の明治九年九月十七日、おなじ『読売新聞』に、こんどは図入りの入歯広告がのった（写真）。

この広告主の虎一伊織とは、嘉永元年二月八日江戸日本橋の口科の家に生まれた高橋富士松のことで、代々虎一を名のっていた。はじめ父に従って修業し、明治八年さきの小幡英之助に師事して西洋歯科を修得、日本橋区本町二丁目十一番地で開業し、明治二十一年には宮内省から召され、高級女官の歯科診療を担当した。彼はまた竹沢国三郎と協力して最初の歯科器材輸入にも尽力している。

かつて歯抜き・入歯師として大道商売的な生業《なりわい》であった歯科医が、近代的な医学の一分科として生まれかわるには、ガス灯の薄明のなかでのこうした人びとの涙ぐましい努力が秘められていたのである。

十万人に一人の歯科医

こうした先人たちの涙ぐましい努力にかかわらず、歯科教育のほうは一般の医学教育にくらべてはるかに遅れていた。日本における歯科医養成の最初の専門学校といえば、東京神田小川町に設立された私立の東京歯科医学校（いまの東京歯科大学）で、明治三十三年二月十二日のことである。その翌明治三十四年二月一日の『時事新報』に、歯科医人口の少ないことを訴える次のような記事があった。

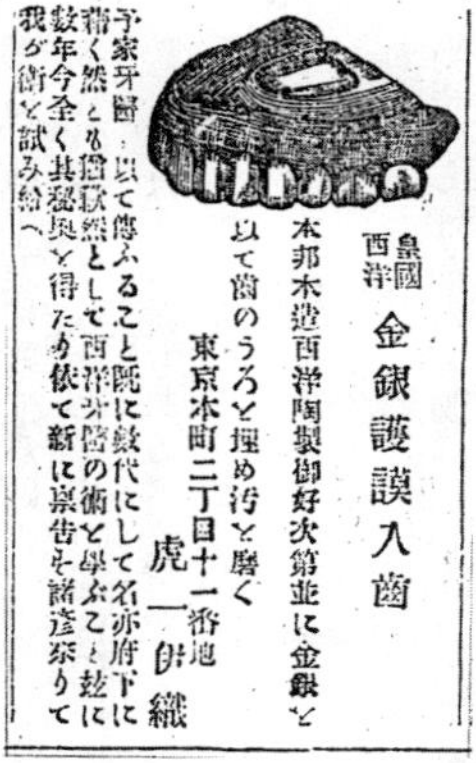

歯科医の広告　明治9年9月17日

四百余名の歯科医は全国四千余万人の歯牙を治療すべき責任を有するものなれ

ども、四千万に対する四百人にては十万人に付き一人の割合なれば、如何に歯の注意を怠るもの多きにもせよ、其の割合如何にも少数なる上に、かてて加へて四百余名には随分時勢に伴はざる者もあるべく、従つて目下歯科医の欠乏は隠《かく》れもなき事実なるに、之が養成所たるべき学校としては、僅かに東京歯科医学校といへる一私立学校あるのみにて、政府にても曾て何等の着手する所なかりし。

当時いっぱんの医師はほぼ四万人であった。それにくらべ歯科医の数は百分の一にすぎなかった。歯科医は明治末年に一二〇〇人、大正末年に一万一〇〇〇人となり、昭和五十九年六万三〇〇〇余人となり、ようやく医師の三分の一に達した。

したがって明治時代、歯科医はいっぱんの医者以上に儲かる商売であった。長尾折三の『当世医者気質』（明治四十二年）によると、当時の医者は患者一人について一円平均の収入であったというが、歯科医となるとその比率はグンとよかった。

歯医者の方は患者一人に付三円五十銭平均に行くそうだ。されば町医者と歯医者の収入比例が一と三・五の関係を保たれている。夫に歯医者の数は普通医者の三四分の一しかないのに東京人は食道楽で甘い物を好む故か歯の悪いものが非常に多い。同業が少くて患者が多くて剰《おま》けに診療手術料は割が宜いと来てるから、実に歯医者万歳と云ってよい。

そこへもってきて、「歯医者は医者よりは遥に歴史が悪い」と長尾折三は歯科医の前歴にふれ、「元来歯抜き、入歯師と賤しまれ、松井源水的に大道商売に成っていたが、近年口腔外科の一部分として歯科が独立する様に成り、数年前から大学病院でも此科を新設した程な勢いになり、高尚な学問として世間から遇《あし》らわるる様になった」といい、「ところが此歯医者には因襲に伴う一種云うべからざる悪習が残って居る」と、次のように語る。

歯医者には因襲に伴う一種云うべからざる悪習が残って居て、其暴利根性は迚《とて》も医者抔《など》の及ぶ所でない。悪い歯医者にかかって眼の玉が飛び出す程貪られた話は沢山ある。そこで歯医者に限って安心の為め予め値段を定めて治療を受けると云うことが是亦前例に成って居る様だ。歯医者も今では歯科医師法が発布されて普通医者と対等の権利を得る様に成ったのだから、此辺は仲間中でよく取締って其品流を向上して貰いたいものである。歯の療治と云うと高価《たかい》ものとして誰でも二の足を履《ふ》む。……六七枚の金充塡に百円内外せしめる先生がある。

当時の小学校教員の月給が一〇円、地方病院医師の月収は三〇円―一〇〇円、開業医の平均年収がざっと五〇〇円という時代である。金歯に一〇〇円とはやはり大金であった。

御子孫のためにと歯科医、金勧《きんすす》め

医療器械

売薬業者が輸入した顕微鏡

「守田宝丹」といえば、岸田吟香《きしだぎんこう》の「精錡水」と並んで明治売薬の双璧にあげられるが、東京下谷区池之端仲町にあったその店は、明治二十三（一八九〇）年器械部を設け、医療器械の販売に乗り出した。ちょうど細菌学が輸入され、顕微鏡が普及しはじめるときであった。

さっそくその年の『大日本私立衛生会雑誌』に、守田店医療器械部は「独逸国ウヱツラルサイベルト製顕微鏡荷着広告」を出している。

千〇九拾倍油浸装置	壱台	金百弐拾五円
六百拾倍顕微鏡	仝	金　四拾八円
千五百倍水浸対物レンズ	一個	金　四拾五円
0号接眼レンズ	仝	金　　　三円

I号対物レンズ　　全　金　八円
廻転装置　　　　全　金　八円

　こうした高価な輸入顕微鏡を一式揃えれば二〇〇―三〇〇円となり、年収二〇〇〇―三〇〇〇円といわれた病院長や大学教授ならともかく、年収五〇〇円といわれた当時の開業医にはとても手が出なかった。それでも明治二十五年コッホのツベルクリン渡来の年、松本儀兵衛・平野伊三郎の二医療器械店が扱った顕微鏡の売上げだけでも、一―七月の上半期で一七〇台という記録であった。石黒忠悳の回想によると、明治元年、二年頃には東京に顕微鏡はたった四台しかなかったという（『東京顕微鏡院雑誌』大正五年）。

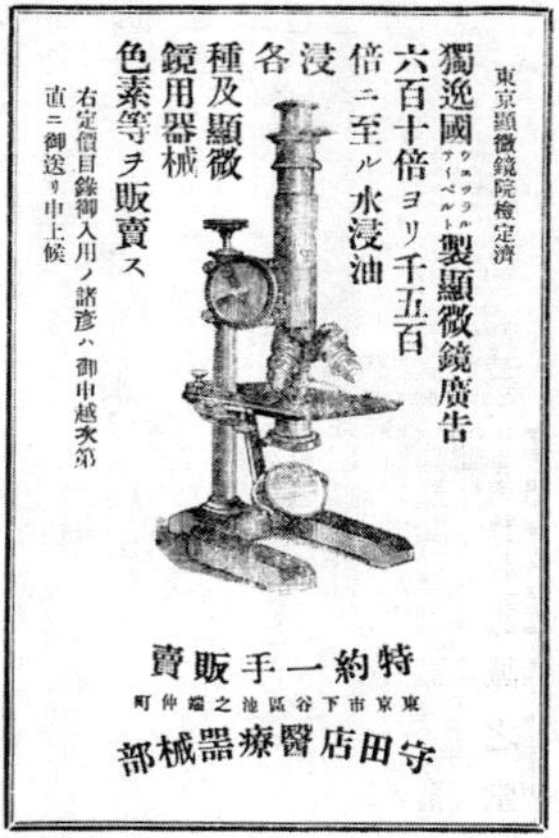

ドイツ製顕微鏡の入荷広告　『大日本私立衛生会雑誌』明治26年3月

　守田店医療器械部の輸入顕微鏡広告（写真）には、いずれも「東京顕微鏡院検定済」とある。東京顕微鏡院とは明治二十四年四月一日遠山椿吉《とおやまちんきち》らが東京市京橋区新肴町の成医会の一室を借り、諸種の医学検査のために開設した機関で、験温器や尿の検査なども手がけていた。

医学の世界ではこうして顕微鏡を武器に細菌学の勝利の行進がはじまろうとしていた。顕微鏡なるものを見たこともなければ触ったこともない民衆たちも、肉眼で見えないものを見ることができるという顕微鏡の話はすぐ耳に入り、西洋医学の威力に驚いたが、民衆はまたその威力にいくばくかの皮肉をこめることも忘れなかった。

顕微鏡、下女の笑窪《エクボ》がやっと見え
是《コレ》は是《コレ》はとばかり虱《シラミ》を顕微鏡

「新案皮下注射器嚢」

明治のハイカラな西洋医の七ツ道具のなかで、もっとも目につくものといえば、聴診器と注射器であった。

生娘《キムスメ》の度胸へ当てた聴診器

明治二十五年の『中外医事新報』に出ている東京市浅草区元町の石代医療器械舗の広告によると、象牙製の聴診器の値段は二―三円、水牛製は一円とある。

聴診器とおなじ一円で買えたものに、験温器いまの体温計がある。当時一円といえば米一〇キロの値段、この二つはどんな医者も往診カバンに入れていた。

これにくらべ注射器のほうは、はじめは輸入品しかなく高価であった。明治二十五年の『中外医事新報』に、「新案皮下注射器嚢」という広告が図入りで出ている（挿図）。

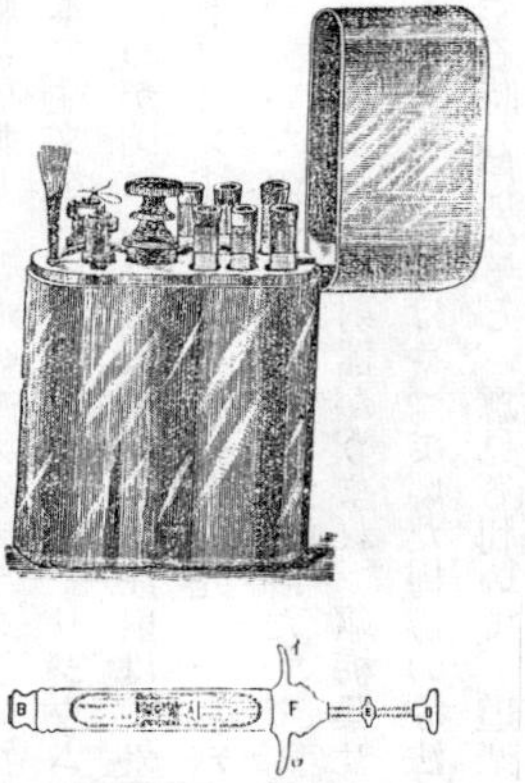
アメリカ製の携帯皮下注射器
『中外医事新報』明治25年4月

「此器ハ米国紐育府バルク・デーヴィス商会ノ製ニ係ルモノニシテ、洋服ポケット中ニ携帯シ得ルノ便ヲ目的トシテ製造シタルモノナリ。図ノ中央ニアルハ注射器ニシテ、注射器体ハ硝子管ニシテ、鉱属製鞘中ニアリ。注射器ノ傍ニアルハ注射針ナリ。右傍ニアルハ六個ノ硝子管ニシテ中ニ諸薬品ノタブレット（錠剤）各廿五個ヲ容ル。価格少シク高シ。即チ注射器ノミ二弗二十仙ニシテ、之レニ嚢及薬品ノ価ヲ加フ。

ここにも説明されているように、はじめ外国製の注射器も外筒は金属製であった。全ガラス製の注射器が輸入されたのは明治三十三年のことで、これを見た東京神田の医療器製造業の盛林堂はガラス職に依頼し、苦心のすえ全ガラス製の注射器製造に成功し、明治三十九年には陸軍から一万本の注文を受けた。針は白金イリジウム製で貴重品扱いであった。

わが国における最初の皮下注射は、外国人医師マンスフェルトが長崎の精得館で行ったアトロピン注射といわれ、慶応元（一八六五）年のことである。明治初期に皮下注射療法をやっていたのはおもに外国人医師たちで、日本人医師のあいだで注射療法が普及したのは、国産のガラス製注射器がうまれ、駆梅薬サルバルサン（六〇六号）が輸入された明治後期のことである。当時はやっていた梅毒の療法にこの特効薬の注射がさかんに用いられた。注射をする時分になると、意見も利いて、道楽も止める気になるのか、こんな句がある。

注射する頃には意見が利《き》いて来る

「不透明体を通過する新光線」

日清戦争の戦勝にまだ酔っていた明治二十九年、その二月二十九日の『東京医事新報』（第九三五号）に、「不透明体を通過する新光線の発見」と題した記事がのった。日本におけるレントゲンの最初の報道であった。

千八百九十六年（明治廿九年）一月六日伯林内科学会に於て、ヤストロウイッツ氏は一新発見の報告をなせり。此発見にして尚進歩するときは、今時の一新期限をなすものと謂ふべきものなり。此発見は純粋の理学的性質に属するものなれども、内科にも外科にも大なる関係を有せり。氏は其一証として人手の写真を示せり。是れ実際生活せる人の手を写真せるものなれども、恰も骨格を写したるものの如く見えたりとぞ。消極管の為に空気なき場所にて電流起る時の光線現象は誰も知る所なるか、ウユルツブルグ大学教授ロエントゲン（Roentgen）は、今茲に掲くる新発見者にして、氏は暗室に於て板紙にて消極管を覆ひ、電流を解放するときは、白金チアニユールにて被ひたる壁上に、人の嘗て見ざりし所の光輝を映すことを見たり。氏は又此光線の他物体をも通過するを見出せり。……ロエントゲン氏は未だ其本性に適当なる名称を与ふること能はざるを以て仮にエッキス光線と命名せり。而して氏は恐くは此光線は普通と異なれる面内に在て振動するものならんといへり。

この翌三月十四日、『時事新報』は「X線写真の発明――全世界の驚異」という見出しで、次のように報じた。いっぱんの人びとがレントゲンのことを知った最初の新聞報道であった。

独逸ロエンドゲン博士の発明せる写真術の公にせらるゝや、内外の専門家は其実験に忙はしく、墺地利維納府のノイツセル博士は講義の際学生にロエンドゲン博士の所謂X光線を以て写し取りたる二個の写真を示して曰く、一は病人の肝臓に在る胆石、一は膀胱中の石を写したる者にして、共に写真板を用ひしに、恰も雪の如き色にて物体の形現はれ出で、明に其質を認め得たりと。尚ほノイツセル博士は人体の内部の機関を写出せんと、今や其用意中にて首尾能く成功せば、医学上に益する所少なからざる可しと云ふ。

そして翌四月八日には、この驚異の光線を実見せんものと、新聞記者が第一高等学校におもむき、物理学士水野敏之丞に取材した記事が、『報知新聞』にのった。当時の日本人にとって、これはたいへんな見聞だった。

第一高等学校にて仕上を終れる写真は数十葉あり。生きるものにては鯛、雀、蛙、鼠、蝦蟇《がま》、蜥蜴《とかげ》、龍《たつ》の遺《おとし》ご等にして、大学に保存せる八ケ月計りの胎児及び成人の掌をも写し取れり。器物には銭入《ぜにいれ》、分銅箱、子持のペン軸、尺度兼用小刀及錐其他大小の機械類なるが、何れも実物を種板《たねばん》の前に置き、毛皮の儘又は箱入りの儘之を写せば、毛皮や箱は薄き隈を現はすのみにして、毛皮中の骸骨箱の中の金物類などが歴々と其形を現はし、写真を見たるのみにてはドウやら真実とは受け取れぬ様に思はれるけれど、是が発明たる所以《ゆえん》にして、学術の進歩には実に今更の如く驚けり。

わが国に医療用レントゲン装置がお目見えしたのは、ドイツに留学していた軍医芳賀栄次郎が帰国にさいして小型機を一セット私費で購入し、陸軍軍医学校におくったときで、明治三十一年十一月のことである。その年こんな川柳がよまれた。

　エッキス光線、透綾《スキヤ》着て行く女
　窮理見透《トオ》すエッキスの写真術

急成長の医療器械業

日本人はもともと手先きが器用であり、江戸時代の和時計やからくりに見られるように、機械を理解し製作する能力にめぐまれていた。鉄道・電信・電話・印刷などの機械技術の移植をアッという間にやってのけたように、医療器械の導入もきわめて迅速だった。

明治になったばかりのころは、医療器械は薬種商の副業であったが、明治五年には大阪の道修町《どしょうまち》に三人の専門業者があらわれ、明治十四年には一四名で医療器械組合を結成するまでになった。そして明治五年の製造販売高は三万二〇〇〇円だったのが、十年には一四万二〇〇〇円、二十年には二一万七〇〇〇円、三十年には五一万二〇〇〇円と、急成長していった（『大阪医科器械同業組合十五周年記念誌』）。それを助けたのは戦争であり、まず西南戦争のとき、輸入品では間に合わず、国内生産がはじまり、日清戦争後は清国・朝鮮・東南アジアに輸出するまでになった。

ところで、国産の医療用レントゲン装置の第一号は、島津製作所が千葉県国府台の衛戍病院に納入したもので、明治四十二年のことである。この頃になると食道鏡などが輸入され、日進月歩の医療器械に医師も世人も幻惑される時代を迎えた。だがこの年、長尾折三は『噫医弊』で、医療器械の弊害をはやくも次のように警告している。

食道鏡で食道を照して御覧に入れると云えば、世人は又もや打驚き医学の進歩はえらいもの、今度《こんど》此度《このたび》舶来の器械は日本には初めてじゃそうな、食嚢《しょくぶくろ》の中がありあり見ゆると云う評判、丸で覗機関《のぞきからくり》の口上擬《もど》きで客を呼び立てる。是とて何等の実用には適しない。唯だ唯だ世人の好奇心を挑発して、療病上の福音なきに、徒らに其声を大にして世の可憐なる病者を引寄せ、利益に汲々たるの状、片腹痛き事どもである。

IV

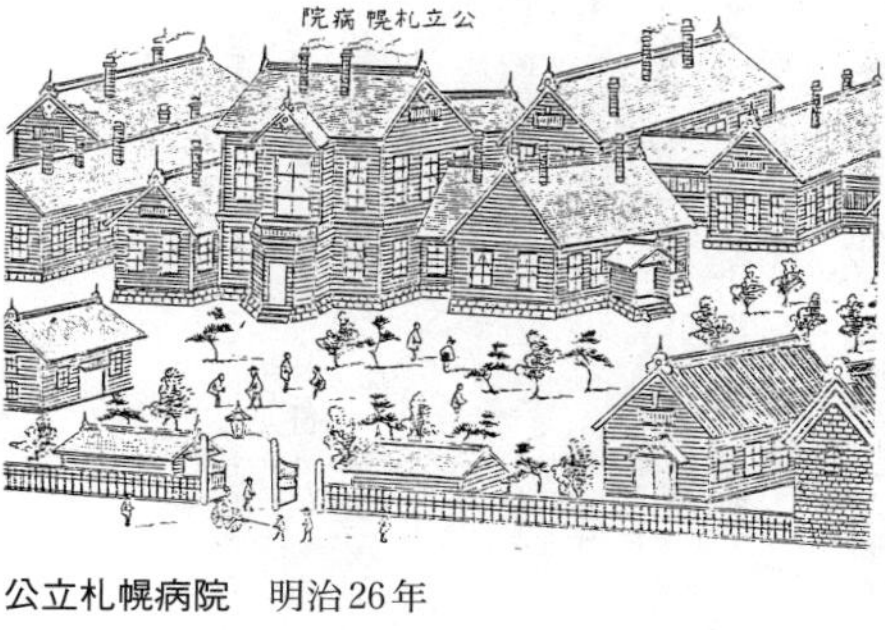

公立札幌病院　明治26年

療病院開業

お寺さんと遊女がつくった病院

京都は粟田街道沿いに、黝々《くろぐろ》とおいしげる楠の巨木につつまれ、しっとりとしたたたずまいをみせる青蓮院《しょうれんいん》――。ふるくから格式の高い門跡寺であり、また小堀遠州《こぼりえんしゅう》作といわれる庭園が知られ、訪れる人があとをたたない。しかし、入口の薬医門をくぐった一隅にある小さな石碑に気づく人は少ない。

御影石の表には「療病院址」とあり、裏には「京都府立療病院は明治五（一八七二）年十一月から同十三年七月まで当門跡の境内で開設されていた」と刻まれている（写真）。青蓮院というその名もゆかしいこの寺こそ、じつは京都ではじめて近代病院がつくられた場所であり、のちの京都府立医科大学発祥の地でもある。いかにも古都にふさわしい話である。

話は幕末の慶応元（一八六五）年にさかのぼる。京都医界の名門新宮《しんぐう》家は、この年明石博《あかしひろ》高《あきら》とともに京都医学研究会を設立した。明石はさらに煉真舎という理化学研究会を組織し、ここにはのちに初代京都府知事となる槇村正直《まきむらまさなお》が加わっていた。そして戊辰戦争のとき、英医ウィリスらの西洋医術の威力をまのあたりに実見した明石・槙村らのあいだに、洋式医学への熱がたかまっていった。

明治の世となった四年二月、明石博高は病院設立の儀を府に建言した。ところが、府は資金難を理由にこれを却下した。そこで明石が資金調達の方策として目をつけたのが、廃仏毀《はいぶつき》釈《しゃく》のため低迷をつづけていた仏教界であった。

明石はさっそく願成寺・銀閣寺・金閣寺等の住職に働きかけ、資金集めをはじめた。府も募金の見込があるというので、明治四年十月病院建設を認めた。病院の名称については、槙村らは「京都病院《ホスピタル》」としたかったが、寺院側の意向が強く働き、「療病院」という抹香臭い名前となってしまった。

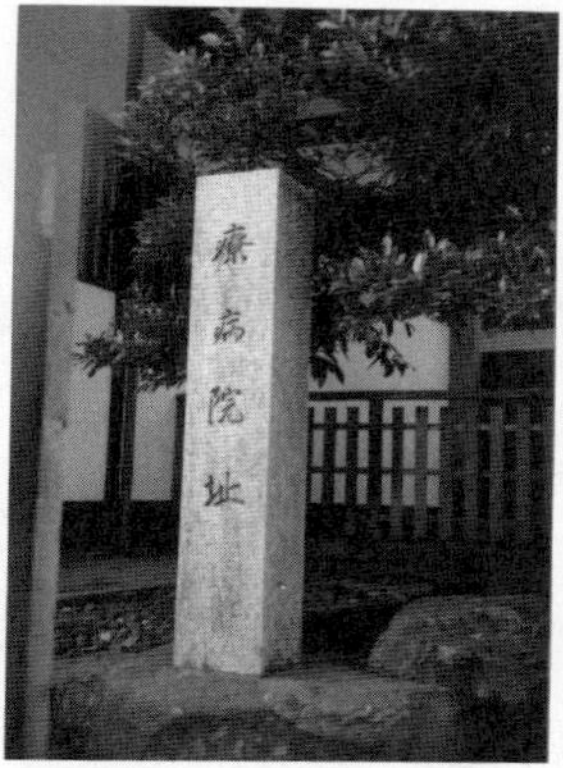

「療病院址」の碑　青蓮院　京都市粟田口

ところで、募金を行なったのは寺院だけではなかった。府下の医師や薬屋も各戸ごと年一円ほど徴収された。そればかりか、府は花街から冥加金を出させたのである。つまり、これまで花街から取り立てていた「窮民授産所費用冥加銭」を「療病院費用冥加銭」に転用したのである。その理由を府は布告で次のようにのべている。

……療病院開業セバ、其治療ヲ受ルモノ黴毒《ばいどく》十ノ八、九ナルベシ。夫如レ此《それかくのごとく》世上ニ毒ヲ流シ、安然遊業ヲ以テ渡世シナガラ、人ヲ救ヒ世ニ益スル志ナキハ、天地ノ冥理ニモ不レ叶《かなわざる》事ニ付……療病院費用ヲ助ルノ仕法立申附ル条、前段世上ニ病毒ヲ流伝スルヲ変ジテ、却テ衆人ノ病難ヲ救ヒ、共ニ健全天寿ヲ保ツベキ心掛肝要タルベキ事。……

つまり梅毒流行の原因は遊女たちにあるから、その罪を償うため、病院の費用を醵出し、世間の病難を救え、というのである。

お上の一声で、京都の遊女たちは一夜の花代の五パーセントを病院建設資金として取り立てられる羽目となった。集金は月末で、そのかわり一週一度の定期検診を受け、「健全保護之鑑札」を与えられ、病気のときは鑑札を取りあげられ、営業を停止され、冥加金は免除となった。

こうして、十数万円の募金がみのり、青蓮院でいよいよ開業のはこびとなった。京都最初の近代病院は、新時代に乗り遅れまいとするお寺さんの寄付金と、苦界に身を沈めた遊女たちの花代という、いかにも京都らしい金銭のやりくりによって生まれたのである。

門跡寺にはためく十字旗

明治五年十一月一日日曜日、京都の空は秋晴れであった。粟田口の青蓮院では、まちにまった療病院開業式がはじまった。その光景を、『京都療病院新聞』第一号と「療病院開業式」という資料（いずれも順天堂大学山崎文庫蔵）は、次のようにつたえる。

その日——、早朝六時、まず槙村知事・明石博高および療病院の医師・薬局生たちが到着。つづいて七時、寄付に応じた人たちが参集、八時には外国人医師ヨンケル、語学教師レーマン兄弟と通訳らが到着した。

十時より音楽がはじまり、槙村知事が療病院建設の趣旨を朗読する。「……茲ニ陰徳有志ノ輩、夙ニ朝旨ヲ奉戴シ、合議協力シテ、其身平常ノ費用ヲ省キ、余貨ヲ積テ、各若干ノ金ヲ出シ、府下療病院ノ備ヲ成セリ。奇特ノ心情、良善ノ事業、実ニ賞歎スルニ堪ヘタリ。因茲ニ今般独逸国ノ名医ヨンケル氏ヲ迎ヘテ、療病院ノ医師トシ、仮ニ粟田ノ旧官邸ヲ以テ療病院トシ、当日ヨリ開業、続テ本院ヲ建設スベシ。……」

つづいてヨンケルが演説し、通訳された。祝辞が終り、雅楽が奏され、饗宴となった。来賓および医師たちには異国料理が供され、百円以上および米五十石以上献納した者は座敷にあげられ、酒肴が出された。百円以下および五十石以下献納した者には祝餅が配られた。冥加金を納めた遊女たちも、この日は休業し、開業式に参列し、祝餅が配られ、催物を観覧した。

午後二時に饗宴が終り、青蓮院に隣接する知恩院の演舞場で、猿楽と京舞が演じられた。この催物は、入場券を買った者はだれでも来観させるというので、京中から人びとが集った。『京都療病院新聞』は、「是日、当院及ビ演技場中ニ群集ノ男女数万、京師之ガ為ニ傾動ス」と記している。この日、立役者の槙村知事は烏帽子直垂で、ほかの官員たちも古風な装束で列席したという。西洋かぶれの高官たちが、なぜハイカラな洋服を着なかったのか、これも京都という土地柄のせいだろうか……。

ところで、この日、もひとつ記念すべき光景が見られた。当日の模様を伝える『京都新報』の挿絵によると、青蓮院の薬医門の左右に二竿のホラフ（旗）が立てられた。向って右は三色の仏教旗。そして、向って左は十字の病院旗である。

さきに、病院の名称では、寺院側におされた明石博高も、病院の標旗を赤十字社と同じマークにすることだけはゆずらなかった。この十字旗についても、はじめ寺院側はキリスト教のクルスと同じだといって反対したが、レーマンらから、キリスト教国でないトルコでも用いているという説明をとりつけ、ようやく納得させた。ただ、『京都療病院新聞』の挿図によると、この十字が黒く塗りつぶされているので、赤十字ではなく、黒十字ではなかったかという説もある。『京都新報』の挿絵では、細線で縁どった十字なので、赤十字とおもわれる。

いずれにしろ、平安時代からつづいた由緒ある門跡寺青蓮院の空に、日本ではじめて十字の病院旗がはためいたのである。

「開化文明に適ふ」特志解剖

こうして、明治五年十一月一日に開業した粟田口の療病院は、つぎの河原町広小路に移る明治十三年七月十七日まで、七年九ヵ月の間、京都の医療と医育の中心として存続し、やがて府立医専から、今日の府立医大への道をたどっていく。

ところで、この粟田口には日ノ岡刑場があり、死刑執行の場所でもあった。明治二年には大村益次《おおむらますじ》郎《ろう》暗殺犯人の死刑が執行された。

明石博高は、明治四年はやくも刑死者の遺体解剖を当局に請願し、同年三月二十三日には、療病院建設よりひと足早く、遺体解剖所が出来あがっていた。

明治六年二月、ここで刑死体の解剖がはじめて行われた。明石博高が執事、新宮涼閣らが説明役となり、京都の医師数百人が参観した。見学者は二十五銭を支払った。

明治六年九月には療病院内に「貧病室」が設置され、学生の実習にあてられた。同年十月には、貧病人で遺体引取人

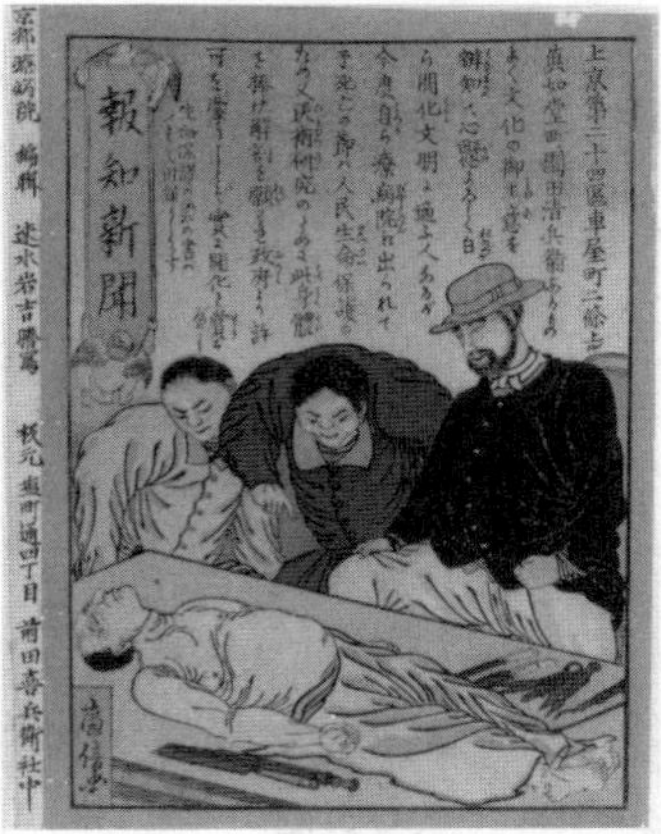

特志解剖を描いた錦絵　杉立義一氏蔵

のない者が解剖にまわされた。また翌七年一月八日には、当時流行した脳脊髄膜炎で死亡した二十二歳の女性がはじめて病理解剖された。解剖された遺体は大日山墓地に葬られ、南禅寺に祭壇をもうけ、あつく霊を慰めた。

さて、明治八年三月四日のことである。上京第二十四区車屋町二条上ル真如堂町に住む園田清兵衛という五十六歳の男が、妻子と連署で、京都府知事に死後解剖を願い出た。

これまで解剖といえば、刑死者か貧病人にかぎられていただけに、清兵衛の解剖願は京中の話題となり、『報知新聞』は号外として、前頁の写真のような錦絵を刷った。洋服の三人が台の上の死体を覗きこむ極彩色の錦絵には、次のように記されている。

園田清兵衛なるもの、よく文化の御主意を弁知《わきまえ》て、心懸《こころがけ》よろしく、自ら開化文明に適ふ人なるが、今度自ら療病院に出られて、予死亡の節は、人民生命保護のため、又医術研究のために、此身体を捧げ、解剖を願われ、政府《おかみ》より許可を蒙りしとぞ。実に開化と賞すべし。

清兵衛は二年後の明治十年八月一日に慢性喉頭炎で死亡し、療病院で解剖された。おそらく清兵衛は、京都における特志解剖第一号といえよう。

医学生哀歓

「ドクトル・オブ・べランメー」

東京の中央線水道橋駅から神田川の橋を渡り、左に後楽園を見て、白山通りからすぐ右に入る路地が「忠弥坂」。徳川幕府転覆を狙った丸橋忠弥《まるばしちゆうや》の屋敷があった。その屋敷跡に住んでいたのが明治医政界の風雲児長谷川泰。そして本郷元町一丁目六十六番地といったその敷地隣りに呱々の声をあげたのが、近代日本のかくれた開業医養成機関「済生学舎」であった。

この本郷・湯島界隈は東京大学医学部・順天堂大学、東京医科歯科大学が近隣し、近代日本の医学教育の中心地でもある。しかし、明治のはじめ、ただひとつあった東大医学部（当時は東京医学校）の学生はきわめてかぎられていた。

明治八（一八七五）年医師開業試験が布告されると、西洋医術修得の民間機関がどうしても必要とされた。明治七年長崎医学校長に任じられながら、突如廃校のため野にあった長谷川泰は、この機を狙い、官学を向うにまわし、丸橋忠弥の屋敷隣りに、医学私塾を開校した。のちの済生学舎である。明治九年二月十九日、長谷川泰は『郵便報知新聞』に次のような生徒募集の広告を出した。

今般医学私塾を開き、教員を設け、解剖、生理、病理、薬剤及び内外諸科を教授せんとす。有志の諸君は来る三月二十五日迄に御申込可有之。

月謝一円　束脩一円五十銭

但し当分の処寄宿生徒は二十五名を限り、其余は通学

本郷元町一丁目六十六番地

二月十日　長谷川　泰

この広告を見て、青雲の志に燃えた医師志望者が全国からはるばると上京してきた。「忠弥坂」をのぼってくる学生は日に日に増え、校舎も寄宿舎も手狭となり、明治十五年一月、湯島四丁目八番地に千坪ばかりの土地を購入して移転した。そこは、今日の湯島二丁目、順天堂大学と東京医科歯科大学の北側、本郷通りと蔵前橋通りにはさまれた一画である。

その土地には、ほとんど空地もないほどに校舎と附属の蘇門病院等がつぎつぎに建てられた（図参照）。その建物は、汚面蓬髪の長谷川泰の容貌そのままに、豚小屋校舎といわれ、おそろしく粗末で貧弱なものであった。

校舎の窓は破れ、机は壊れ、厳冬でも講堂にストーブの設備はなく、教壇の講師の跨間に一個の火鉢があるだけ。生徒は縕袍《どてら》を着こみ、毛布をかぶって講義をきかなければならなか

った。

こんな校舎に生徒たちから苦情が出ると、長谷川校長はそのたびに生徒一同を講堂に集め、一夜作りの収支計算書を持ち出し、大声で読みあげ、学校経営の困難を説明し、生徒たちを煙にまいた。それでも、「ドクトル・オブ・ベランメー」と呼ばれる長谷川泰のこの医学予備校には、毎年何千という生徒がつめ寄せてきたのである。

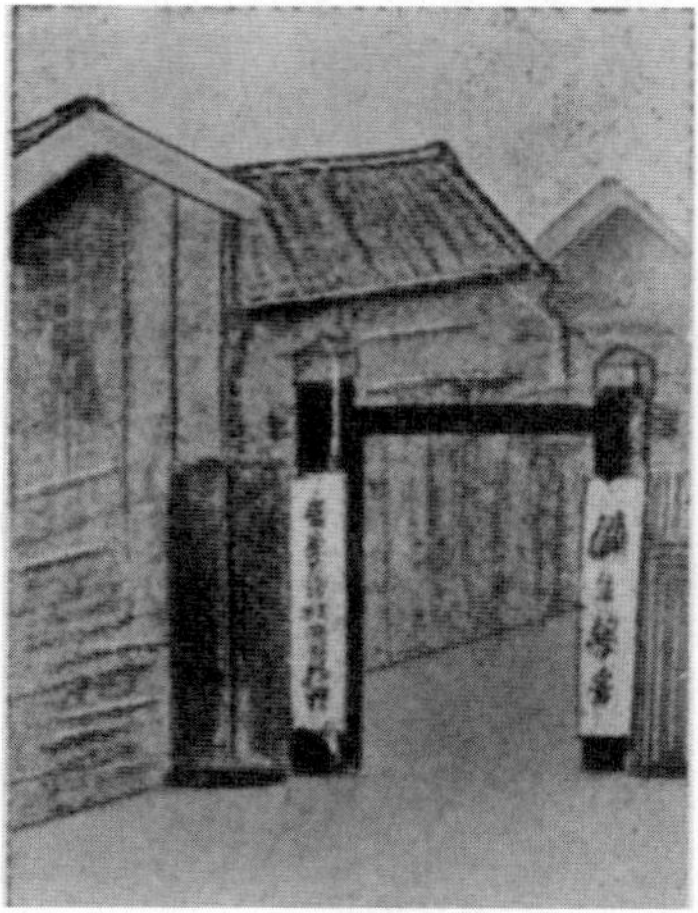

済生学舎の図

「吉原心中の相手は済生学舎生」

済生学舎の学科は前期・後期にわかれ、前期は四月から九月、後期は十月から三月、一学期ごとに必須科目が講義され、その間、顕微鏡検査・黴菌学実習・屍体的外科手術などの実習が三ヵ月くまれていた。三ヵ年で卒業であるが、じっさいには医術開業試験に合格したときが卒業であって、優秀で勤勉な者は一年でも合格するが、何年かかっても卒業できない者もたくさんいた。

授業は早朝五時にはじまり、たてつづけに夜間まで行われた。生徒たちは草履をはき、提灯をもち、星をいただき、霜をふんでの通学であった。寄宿舎や近くの旅館に泊っている者はまだよかったが、大森辺りから通ってくる生徒は夜半二時に起きて登校しなければならなかった。

先生といっても、その大半は大学の助手で、勤務の合間に講義にやってくるので、講義は早朝五時からか、夕方六時からが多かった。のちに東大教授として名をなした田代義徳《たしろよしのり》も学生時代にアルバイトとして済生学舎の講師をつとめた。黄縞にビロードの襟のかかった寝巻に白い兵児帯をしめて教壇に立ち、講義を終えて朝食をかっこみ、大学に教わりに通ったという。その給料は一時間五十銭であった。

学生の月謝は一円、のちに一円三十銭に値上げとなり、寄宿料は三円だった。巡査の初任給が四、五円の時代であった。学生のなかには、絹の着物に縮緬の兵児帯をしめ、金メッキの時計の鎖をからませたお坊ちゃん学生もいたが、なかには開業医の玄関番をしながら、通学してくる貧乏学生も多かった。

長谷川泰は衛生局長や衆議院議員にもなったが、毒舌家でも知られ、売春存廃論にぎやかなとき、「売淫は余儀なきことで、悪事ではない。もし公許の娼妓を相手にするのが悪事なら、婚姻もまた悪事で、只洩らす目的と時が違うだけ」という暴論を平気で吐いたりしたが、みずから学校のすぐ近くに愛妾を住まわせていた。

その頃の学生風俗を描いた坪内逍遥の『当世書生気質』には吉原に泊りこんで試験勉強をする学生のことが出てくるが、済生学舎の学生にも、師にならってか、湯島や吉原あたりに発展する遊蕩児がかなりいた。たとえば次の新聞記事は、当時の済生学舎生の気風をつたえるものである（「二十年前と今と」『都新聞』大正六年九月二十四日号）。

学生の奢侈に流れたのは医学生が蒔いた種といってもよい。本郷では帝大生と済生学舎生、芝では慈恵院学生と慶応義塾生。……当時の済生学舎に生徒が三千名も居た……済生学舎の生徒に限って余り富豪の子弟は居なかった。裏面を見ると何れも先祖伝来の田畑をチビ〳〵売ったり、親族から仰いだり、中には村費や郡費を支給される学資で学んだのもある。それ程に世は医師を渇望した当時だから励まねばならぬ学生が堕落し、果は学説だけを取るのにも二十何回も試験を受けるといふ根者さへある。中にも資金の続かぬ者は故郷にも還れず、潰し値は利かず、あげく売娼婦を相手に情死するやうな三面紙の種を蒔いたのもこれらの学生に多く占領されて、一時吉原の心中とさへ云へば、記事を読まぬ中から、対手の男の済生学舎生であることが首肯《うなず》かれた程であった。

「本月三十一日限り断然廃校せり」

明治三十年夏、この済生学舎の破れ講堂に席をとった五百人ほどの学生のなかに、髪はぼ

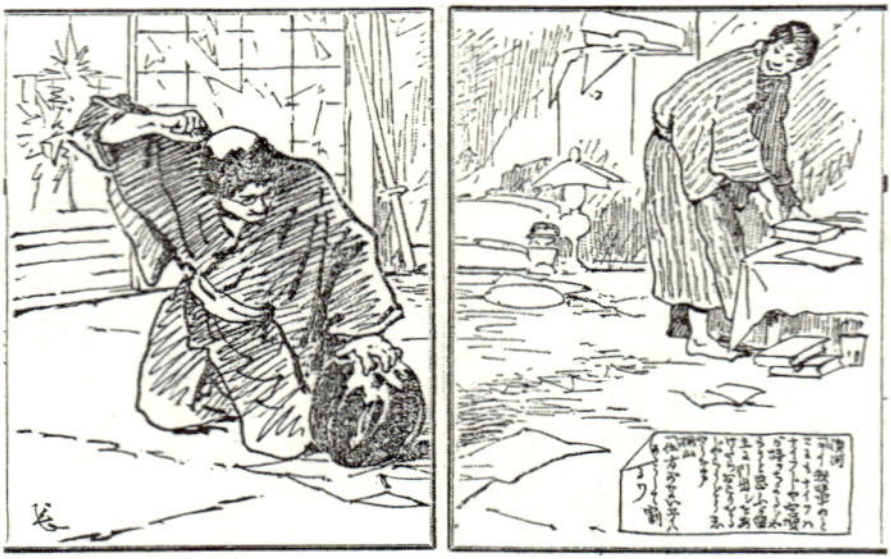

学生の下宿風景　坪内逍遥『当世書生気質』

うぼう、うす汚い風体《なり》をしたひとりの田舎青年がいた。野口清作《のぐちせいさく》のちの野口英世《ひでよ》である。

月々十五円の学資を援助者血脇守之助《ちわきもりのすけ》から受け、本郷四丁目三番地の大成館という下宿に泊まっていた清作は、早朝から済生学舎に通い、十四時間もぶっ通しで熱心に講義をきいてまわった。その校舎である日、清作はかつて想いを寄せた同郷の山内ヨネにめぐり合った。昔の恋人への純情とは裏はらに、この頃清作は遊里にも出入りした。こうして出郷後一年、この年の十月、医術開業後期試験に見事合格、医学者野口英世への道をふみ出すのである。

また済生学舎は女医志望者にとって唯一の登竜門でもあった。女医第二号の生沢《いくざわ》クノ、第三号の高橋瑞子《たかはしみずこ》、そして女医界最大の功労者吉岡弥生《よしおかやよい》たちは、みな済生学舎の門をくぐった。

その済生学舎も、明治三十三年風紀問題を理由に女子学生を締め出し、女医学生の紅涙をしぼったが、それから三年後の明治三十六年八月三十日、突如長大な廃校広告を『東京読売新聞』『東京日日新聞』等に掲載し、世間をあっと驚かした。その広告文の要旨は次のとおりである。

済生学舎廃校之理由に付広告

当済生学舎は本月三十一日限り廃校す。其理由左の如し。

一、私立大学と改称することは行われず、故に将来之れを維持すること能わず。……文部省当局者は、私立医学校には私立大学の名称を許可せずと明言せり。然る時は当校が明治二十二年以来計画したる私立大学改称の企望は水泡に帰し、之れが為め将来当校の信用を博して、維持す可きこと覚束なし。之れ今般断然廃校したる第一の理由なり。

二、普通の医学専門学校として今後維持す可き必要なし。抑当校は明治九年四月の創立に罹り、本年七月迄入学者総計二万千四百九十四名の多きに達せり。……爾来二十八年間継続し、其間東京に於て医術開業前期及後期試験に及第したる者合計九千六百二十八人、其他で……及第したる者二千余人之れあり。而して当校出身者にして地方に医術開業をなす者……七千人以上に上り、……日新医学者全数中我が済生学舎出身者は実に其半数に位せり。……私立大学組織に改むれば格別なれども、普通の医学専門学校として之を継続し、国家の需用供給に応じ医学者を養成す可き必要之れなしと信ず。之れ今般廃校したる第二の理由なり。

右の理由に由り、本月三十一日限り断然廃校せり。

明治三十六年八月二十九日　私立　済生学舎

この広告にもっとも驚いたのは夏休み中に帰省していた学生たちであった。学校につめかけたが、長谷川校長は私財を抱えて雲隠れしてしまった。廃校の理由もいかにも自分勝手で乱暴なもの、在学生こそ災難であった。教師と学生たちはあちこち奔走したすえ、自分たちの手で学校作りをはじめた。それが東京医学校・日本医学校となり、やがて東京医科大学・日本医科大学に発展していく。

「本郷鎮台」と尊称された長谷川泰もこれですっかり評判をおとしたが、堂々たる廃校広告はさすが前代未聞。湯島天神に和服姿の銅像があったが、戦争中に徴発され、いまは本郷にも湯島にも済生学舎の夢の跡は、なにひとつとどめていない。

女医無情

「肉落ち骨枯れて心神激昂す」

明治四年十一月十二日、日本最初の女子留学生として、八歳の津田梅子《つだうめこ》、十二歳の山川捨《やまかわすて》松《まつ》ら少女五人が、全権大使岩倉具視《いわくらともみ》、大久保利通《おおくぼとしみち》、木戸孝允《きどたかよし》らの使節とともに、横浜を出帆、アメリカへと旅立った。

その日、東京下谷の順天堂病院のベッドで、淋病患者として暗い入院生活を耐えていた二十歳になったばかりのひとりの女性が、その新聞記事に目をやり、わが身の病と屈辱に唇を嚙みながら、女医になる決意をひそかに固くしていた。のちに日本最初の女医になった荻野《おぎの》吟子《ぎんこ》である。

十六歳で嫁いだ吟子は、夫から淋病を染され、精神病という口実で実家に戻された。当時おおくの女たちが受けた悲運であった。そして東京の病院で体験させられた身のすくむような屈辱、下腹部を異性の眼にさらす羞恥は、病苦にもまして吟子を苦しめた。二年後退院した彼女は、医師への茨の道を歩きはじめる。

はじめ国学者で皇漢医でもあった井上頼圀《いのうえよりくに》に師事し、その後開校したばかりの東京女子師範学校を第一期生として卒業、陸軍医監石黒忠悳の紹介を得て、東京下谷の私立医学校好寿院に入学した。もとより女子学生は吟子ひとり、生活とたたかいながら、ここでも彼女は屈辱の日々を耐えねばならなかった。

しかし苦難はむしろ医学修業のあとにあった。医師開業試験の願書を、内務省は女子には前例がないという理由で却下した。再度提出した願書も拒否された。周囲の冷笑をあびながら、そのときの悲痛なおもいを、吟子は後に発行されたばかりの女性誌『女学雑誌』に、次のようにつづっている。

……願書は再び呈して再び却下されたり。思ふに予は生《いき》てより斯《かく》の如く窮せしことはあらざりき。恐らくは今後もあらざるべし。時方《ときまさ》に孟秋の暮つかた、籬落《りらく》の菊花綾を布《し》き、万朶《ばんだ》の梢《こずえ》錦《にしき》をまとふの時、天寒く霜《しも》気瓦を圧すれども誰に向てか衣の薄きを訴へん。満月秋風独り悵然《ちょうねん》として高丘《こうきゅう》に上れば、烟《けむり》は都下幾万の家ににぎはへども、予が為めに一飯を供するなし。

小家を出《いで》てかぞふれば、早くも爰《ここ》に十有余年、流浪変転人世の苦辛既に味ひ尽せるの暁、世はいまだ予を容《い》れず、世容れざるあやしむに足《たら》ず。親戚朋友嘲罵《ちょうば》は一度び予に向つて湧《わき》ぬ、進退是れ谷《きわ》まり百術総て尽きぬ。肉落ち骨枯れて心神いよいよ激昂《げっこう》す。見ずや中流一岩の起《た》つあるは却て是れ怒濤盤渦を捲かしむるのしろなるを。

いかにも美文調であるが、吟子の心境はまさにこのとおりであったろう。美しかった彼女の容姿も「肉落ち骨枯れ」てしまったが、「心神いよいよ激昂」した吟子は志をひるがえさなかった。当局もその熱意に動かされ、ようやく許可を出した。明治十七年九月に前期試験に及第。翌十八年三月に後期試験に合格。女性の医術開業免許第一号となった。吟子三十五歳であった。

女医第一号となった荻野吟子は、その後も波乱の生涯を送った。それについては、渡辺淳一氏の小説『花埋み』でひろく知られるようになった。六十三歳で世を去った彼女の墓は、東京雑司ヶ谷霊園にある。平たい自然石の碑面には、誇らかに「女医荻野吟子之墓」と刻まれている（写真）。

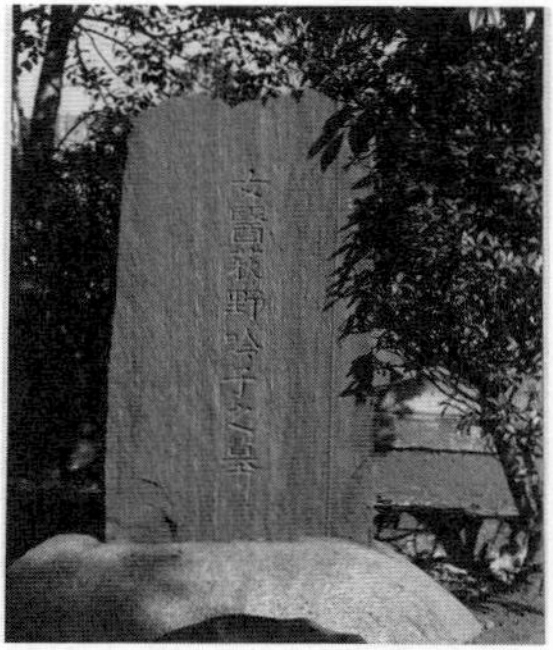
女医・荻野吟子の墓　東京都雑司ヶ谷霊園

「女同志コソ婦人生殖器病ヲ診断セバ」

荻野吟子は、受験許可に命をけずっていた頃のこと、東京浅草の桜井産婆学校で、おなじ女医志願の女性と出合い、たがいの苦労を語りあった。十三歳下の生沢クノである。

医家の三女として埼玉県深谷町に生まれたクノは、十四歳で医業を志したという。彼女は美人であったが左頬に大きなアザがあった。あるいはそれが女医志望の最大の理由であったかもしれない。

東亜医学校、済生学舎などを転々として医学修業に励み、荻野吟子とほとんど同時に願書を東京府に出したが却下された。そこで郷里埼玉県宛に出願した。その「医学試験請願書」で、クノは次のように記している。（渡辺淳一氏の『花埋み』

では、これを荻野吟子の願書として引用されている）

……婦女若シ孕胎《ようたい》ノ際、生殖器ニ疾ヲ患《わずらう》ルトキハ、出生スル所ノ児モ又無病健康ナル者少ナシ。此レ衛生上ニ於テ最モ注意スベキノ点ナリ。然《しか》リ而《しこうし》テ婦女ノ性、コレ柔和軟弱物ニ怖レ、人ニ恥ヂルアリテ、生殖器等ニ疾病萌発《ほうはつ》、異常ヲ知覚スルモ、恥ヂテ夫ニダモ告ゲ語ラズ。為メニ初メ軽易ノ疾病モ、終《つい》ニ進デ治シ易カラザルノ症ニ陥リ、痛苦忍ブベカラザルノ期ニ至リ、始メテ実ヲ良人ニ告グルモ、医ヲ延テ生殖器内詳細ノ検査ヲ受クルヲ恥ヂ、言以テ症状ヲ語シ、子宮鏡等ノ検査診断ヲ拒ム者ナシトセズ。実ニ婦人生殖器病ノ診断豈《あに》容易ナラズ。然ルト雖モ、診断詳悉《しょうしつ》ヲ尽サザレバ、治療施シ難ク、其詳悉ヲ尽ス至テ難シ。私不肖ナレドモ、意ヲ此《これ》ニ止《とど》メ、医学ニ従事スルコト別紙履歴書ノ如シ。願クハ受試問ノ上、女医トナリ、女同志コソ婦人生殖器病ヲ診断セバ、患者モ又女同士ノ診断ヲ受クルコト幾分カ恥ル心モ少ク、軽易ノ症モ速ニ検査ヲ受クルコト必セリ。左《さ》スレバ生殖器病中孕胎シ、或ハ分娩ニ難《くるし》ミ、或ハ軽易ノ症ソノ重症ニ進マシムル等ノ憂ハ、之レ有間《あるま》敷《じく》ト存候。仰ギ願クハ、卑意御洞察、医学御試問相成様御垂情伏テ奉懇願候也。

女医公許の決定した明治十七年、クノは不幸にも過労のため病床にあり、翌十八年前期試験にパス、翌十九年後期試験も合格、女医第二号になった。生沢クノ二十三歳であった。その後、クノは郷里で一地方医として五十九年のつつましやかな生涯を送った。

男装の女医・少女の女医

生沢クノが女医になってから十年後の明治二十九年四月九日の『報知新聞』に、「女医の現況」と題して、次のような記事がのった。

目下女医のある地方は重に東京、大阪、神戸、長崎等にて、川越、仙台、若松、宇都宮等にも営業し居るものあり。未だ男医を圧するほどの勢力なけれども、普通田舎の藪先生よりは多額の収入あり。殊に女子は小ヂンマリとしてゐる特性あり。其交際も男医の如く広からざれば、優に門戸を張りて、独立の生活をなし得るのみならず、医者の良人を持ちたる人は、夫婦共稼ぎにてなかなかの好都合なりと云ふ。今東京に在る有名なる女医を挙ぐれば、日本橋　高橋みつ、京橋　吉田げん、赤坂　大村のぶ、京橋　岡見けい、本郷伴はる、本郷　馬宮八重、本郷　鷲山弥生、等にて、其他東京病院の助手田島かん子、丸茂病院の助手丸茂むね子、常宮殿下の侍医たりし本田せん子の如きものあり。

ここに、荻野吟子、生沢クノの名が見えないが、吟子はこの頃青年牧師志方之善と結婚して北海道に渡っており、クノも郷里の田舎町深谷で父を助けていた。

東京の有名女医の筆頭にあげられている高橋みつとは女医第三号の高橋瑞子である。日本橋区元大工町で開業しており、羽織・袴をつけた男装の女医として評判であった。三河（愛知県）の没落士族の娘であった瑞子は、世の辛酸をなめつくし、産婆として自立したあと、東京本郷にあった私立医学校の済生学舎に入学した。このとき、女子の入学は前例がないと断わられた瑞子は、門前に三日三晩立ちつくし、ついに校長の長谷川泰も根負けしたという。紅一点とはいえ、三十すぎの貧乏ったらしい大柄な女に、男子学生たちのほうが辟易した。

当時を瑞子は、次のように回想している。

私の勉学時代はずいぶんみじめなものであった。なにしろ素寒貧《すつかんぴん》のうえに、学費といっては、親からも誰からも一文の補助をうけていなかった。学校へだって金のある間だけ通って、そのうち一ヵ月もすると金がなくなるからやめて、また金をためて行くという風で、満足に行くことはできなかった。

明治十七年十月瑞子が入学してから以後十八年間、済生学舎には四、五百名の女子が入学し、約百名の女医が生まれた。瑞子は明治二十年女医第三号となった。三十六歳であった。女医第四号の本多《ほんだ》銈子《せんこ》は、名門出身の才媛であった。成医会医学校に学び、明治二十一年二十五歳で女医となった。翌年迎えた婿養子はのちに東京農科大学教授となった林学博士本《ほん》多《だ》静《せい》六《ろく》である。駒場の官舎から赤坂の診療所に人力車で往復したという恵まれた彼女も、やはり修学時代をこう回想している。

その頃の女医学生は、いずれも随分圧迫されていて、解剖学を勉強するにも、標本などは男の生徒に専用されて、見せてもらえず、夜ひそかに提灯をつけて、高輪の泉岳寺墓地に行き、あちらで頭蓋骨を一つ、こちらで大腿骨を一つと、拾いあつめて勉強しました。

京橋の岡見けいとはアメリカのペンシルバニア女子医大を卒業した岡見《おかみ》京子《きようこ》で、「洋行帰りの背中から後光のさすような美しい人」であった。あこがれの女医岡見京子に会ってこう嘆息したのが、まだ済生学舎の女子学生だった鷲山弥生、のちの吉岡弥生であった。

日本女医界の最大の功労者吉岡弥生が、郷里遠江（静岡）から出京したのは、明治二十二年十九歳のときであった。済生学舎でやはり男子学生から圧迫され、率先して「女医学生懇談会」をつくり、明治二十五年二十二歳のとき、二十七人目の女医となった。

女医の唯一の門戸であったこの済生学舎は、明治三十三年突如女子の入学を拒否し、七十五名の女子在学生を退学させてしまった。ことのおこりは男女の風紀問題であった。医学生には放埒な男性が多く、女子学生を欲望の対象として追い廻し、暴力沙汰にまで及んだ。こうした不良学生のグループを「芙蓉団」といい、新聞が事件をとりあげ、刑事問題にまでなった。学校当局は不良学生を取締るかわりに、女子学生を追放したのである。

後輩の受難を見かねた吉岡弥生は、明治三十三年十二月本郷にあった自宅の至誠医院の六畳一間に、「東京女医学校」を開いた。津田梅子が麴町に津田英学塾を開いたのもこの年であった。

世間の冷笑をあびながら、吉岡夫妻の努力はつづき、つぎ足し校舎は「廊下学校」とあだ名されたが、明治四十五年ついに東京女子医学専門学校となる。

さて弥生たちが昇格運動に奔走していたころの明治四十三年、その十月二十四日の『東京日日新聞』に、「未成年の女医者」と題して、次のような記事がのった。このとき、いずれも初老を迎えた吟子・クノ・瑞子たちは、この記事をどのようなおもいで読んだであろうか。


数へ年廿歳の尾崎まさの子と云ふ少女は、今回文部省の医術開業試験に合格したり。まさの子は愛媛県喜多郡内子町尾崎綾三郎氏の長女にて、去る三十八年四月郷里の小学校を卒業し、同年九月上京して、牛込区市ヶ谷河田町なる東京女医学校に入り、四十年九月僅かに十七歳にて、前期試験に合格し、続いて本年四月施行の後期学説試験並びに実地試験に及第したる処、未成年の悲しさに、直ちに開業免許を受くる能はざるを以つて、明年丁度に達するを待ちて下附さるる事となれり。

定礼医

ロバの背の赤ひげ先生

福岡県宗像郡《むなかた》——といえば、福岡市と北九州市にはさまれたのどかな農村地帯、そして古来より宗像大社の神郡として由緒ある土地。その鹿児島本線の福岡駅から西郷川にそって車で二十分ほど走ると、畦町《あぜまち》という古い宿場町に入る。

その山合いのもの静かな街道沿いに、自然石の碑がひっそりと立っている。——「高村翁頌徳之碑」。裏にまわると、次のような碑文が刻まれている。

高村直嗣先生は高村登四郎氏の長男で、明治十七（一八八四）年五月五日の誕生である。長崎医専卒業後、父祖の医業を嗣《つ》いで開業し、四十有余年の今日に及んで、資性温淳篤実で、円満高潔な人格は衆人景仰の的である。先生の患者に対する態度は実に親切丁寧を極め、即ち昼夜遠近を問わず、風雨寒暑を厭わず、一切を投げうって患者のために尽されるのである。又長年にわたる村医校医村会議員として保健衛生に尽された功績も偉大である。ここに同志に謀って、先生の頌徳碑を建て、厚恩を感謝し、高徳を称揚するものである。

碑の主人公高村直嗣は、この碑が建ってから十七年目の昭和三十三年、七十四歳で世を去った。村びとは区民葬で見送った。

この山間の「赤ひげ先生」の話は、じつはその父高村登四郎にはじまる。西南戦争のあった明治十年ごろ、畦町の街道筋もにぎわっていた。そこに若い夫婦者が流れついた。仕事もしないでぶらぶらしている男に出身を尋ねると、父は黒田藩の御典医で、自分も見よう見まねで脈ぐらいはわかる、という。医者がいなくて困っていた宿場の人たちは、この若者に病人を診てもらいはじめ、やがて街道の横町の小さな家で開業することになった。それが高村登四郎であった。

このころ時代にとり残された畦町はさびれていき、村びとたちは医療費に窮した。村びとは高村医師と話し合い、治療代として米を出し合うことにした。それは、この宗像の一帯で古くから行われていた「定礼《じょうれい》」という相互扶助の方法であった。

年の暮れになると、高村家に村びとが集まり、定礼の寄合がはじまる。この一年間にかかった治療費総額が高村登四郎から提出され、それをめぐって役員たちが交渉し、そのあと、支払額に相当する米を、それぞれの家の資産・人数・薬代にしたがって、各戸に割り当てる。高村家では、集まった米を売却して生活費にあてる。医師と村びと、そして村びと同士、相互信頼の強いきずなで結ばれていた。

村びとの真心にみまもられた高村医師は、病人といえば、ただちに駒音も高く、山道を登っていった。長男の直嗣が長崎医専に進学したとき、畦町の人びとは乏しい財布をやりくりして学費をおくった。

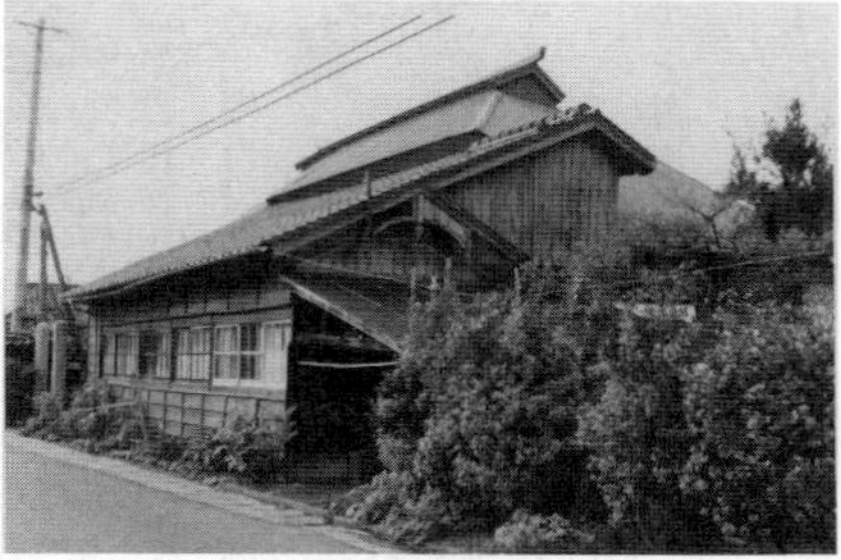
定礼医高村医院の跡　福岡県宗像郡福間町畦町

二代目もやがて父の村に戻って定礼医となった。こんどは背の低いロバにまたがり、往診カバンを鞍にくくりつけ、山道を駒音をひびかせてかけめぐった。畦町では、「病院に行く」と言うかわりに、「高村に行く」と言った。
碑に隣接して壊れかけた古風な木造平屋建の家がある。定礼のころ建てられた高村医院の跡である（写真）。
かつての玄関とおもわれる廂《ひさし》は朽ち、ガランとした屋内は、いまは人の住む気配もなくシンと静まりかえっている。

健保の原型、定礼

定礼医高村直嗣が世を去った昭和三十三年、全国国民健康保険団体中央会から『国民健康保険二十年史』が刊行されたが、そこには「福岡県宗像郡、鞍手郡、熊本県の一部において、相当以前から、なかには百余年前の昔から、はからずも、国民健康保険制度案と同様の目的をもつて、医療互助施設をもつていたところもあつた」と記されている。

この「医療互助施設」とは、あの定礼ではないか――。とすれば、宗像の定礼こそは、日本における健保の原型ではないか。幸いにも地元宗像町の医師井上隆三郎氏の調査によって、埋れた物証が陽の目をみるにいたった。

さて、「ジョウレイ」は定礼とも常礼とも書かれる。その人の資力に応じて定まった医療費を謝礼するから「定礼」、また常づね世話になっている医師への謝礼という意味から「常礼」。記録にはどちらも使われているが、いずれにしろ名もない庶民が作り出した心のこもった絶妙の言葉である。

では、この定礼は、いつ、どこで始まったのであろうか? 井上氏の調査によると、それはどうやら宗像と鞍手の郡境の山村で、このあたりが筑前と呼ばれていた江戸時代の天保年間に始まった、と推定される。そして、宗像郡では明治から昭和にかけて、六〇地区のうち、三六地区で行われていた。いずれの地区も、一戸平均米一――一・五俵を定礼として出していた。

たとえば、さきの畦町の高村医師は、明治から大正にかけて、約一八〇戸から約一八〇俵を定礼として受けていた。現在の米価で換算すると年収三〇〇万円弱であり、ここから必要経費を差し引くと、高村家の収入は意外に少なかったわけである。だから家族は「今日も粟飯」と嘆くほど家計は苦しかった、という。

いっぽう、明治このかた医学の進歩は日進月歩で、医制も急変し、定礼は時代の波についてゆくのが困難となった。宗像郡の医師組合も、明治二十四年に定礼を廃止し、現価制にあらためた。

しかし、明治三十二年ごろ、定礼はふたたび復活した。やはり定礼がないと村びとも困り、現価では医師たちの生活も苦しかったのである。定礼はそれまでの定額・請負制から、出来高・一部負担制へと変りながら、生きつづけていった。

それを支えていたのは、貧しい農村の相互扶助の共同体意識、そして村びとと医師との間の深い人間的きずなであった。村びとは医者にかかってもかからなくても、わがための一俵とおもって、牛の背に米をのせ、オラが先生の家に運ぶ。医師も貧しい生活をしながら、病人ときけば、嶮しい山道を馬や自転車で、歯をくいしばって急いだのである。

村びとが米で作った病院

明治二十三年といえば、第一回帝国議会が召集され、教育勅語が発布された年である。その年、宗像郡神興《じんこう》村手光《てびか》区の菩提寺長谷寺の過去帳には、七月から十月までの四ヵ月の間に二七人の死者が記録された。一年にふつう死者五人ぐらいの村でおこったこの大量死、それは赤痢の大流行によるものであった。村びとたちは感染をおそれ、病人を村境につくった掘立小屋に隔離した。狭い粗末な小屋の中で、病人は高熱にうなされ、腹をよじり、血の下痢をくり返し、つぎつぎに死んでいった。

この怖しい出来事にこりた神興村は、明治三十一年避病院を建てた。ところが、肝心の医者がいない。急病には遠い他村の医師では間に合わない。なんとかオラが村にも医者どんがほしい——。この片田舎にも、自由民権の掛声が風のたよりにきこえてくる頃であった。

「皆で米を出し合い、医者を雇おう」

この話は、隣の津丸区にもちかけられ、すぐに話はまとまり、両区から等距離の通り堂に、木造平屋建の小さな病院が建った。「神興共立医院」と看板がかけられたのは、避病院のできた翌明治三十二年のことであった。

手光・津丸両区の一九〇戸のうち一七〇戸がこの企てに参加し、二五〇俵ほどの米が集まった。米は資産と世帯人数で割り当てられた。多く出す人は年に四—五俵、少ない人は五—六升。一戸平均一・五俵であった。両区の人はこの医院で治療を受ければ無料、村びとは病気になっても安心だった。神興村では供出米のことを常礼と呼んでいた。

この神興共立医院にやってきた初代は今井医師、隣の上西郷村の出身であった。二代目が野村医師、そのころめずらしい洋服を着ていた。三代目は立花医師、コレラに罹り殉職した。四代目は谷口医師、頼母子講で募金し、医院を大改築、人力車庫と馬小屋を作った。五代目は本山医師、馬が好きで、往診用の馬が草競馬で優勝した。六代目が植木医師、そして七代目が大正十四年からの安永喜四郎氏。

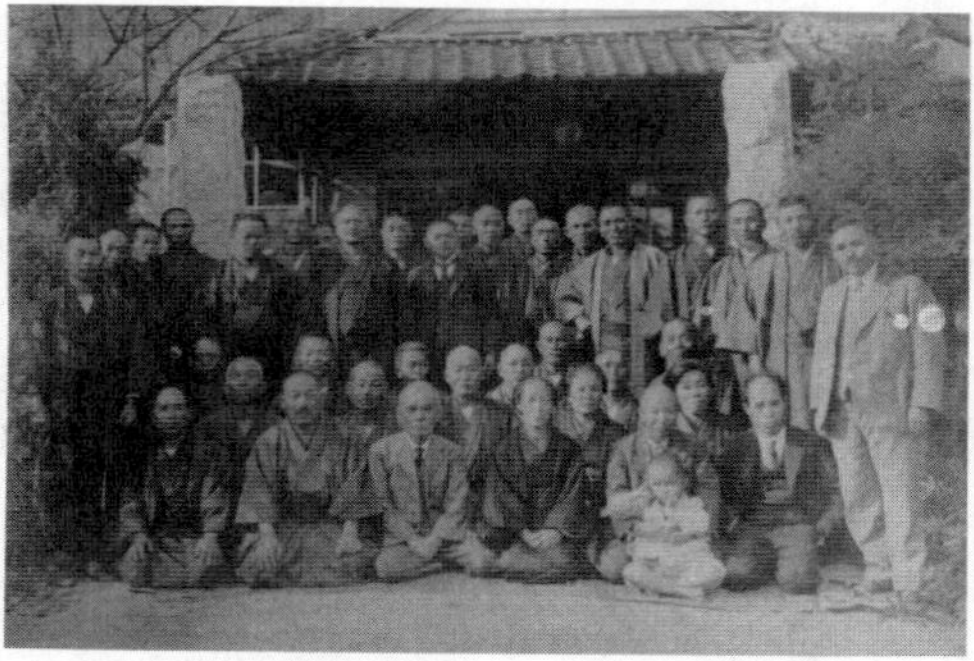

神興共立医院の門前に集った定礼の人々　昭和4年頃

安永医師は、そのころ田舎ではめずらしいオートバイで往診した。診療範囲も広くなり、他区からも患者がやってきた。医師は村びと一人ひとりの健康に心をくだき、医院の玄関にはいつも季節のものが積まれていた。息子の桂氏が九州帝大医学部に進んだとき、村びとは学資金を提供しようと申し出た。

安永桂氏は、村の醵金ではなく、黒田家奨学金で、昭和九年九州帝大を卒業した。青雲の志に燃えていた翌十年、父が他界した。大学に残るべきか、それとも父が愛し自分を育ててくれた定礼の地に帰るべきか——。桂氏は、帝大卒業生の辿る栄光の道を捨て、一介の村医者になるべく神興共

最後の定礼医安永桂氏に会うことができた。

——暖い陽差しが宗像の山野に照り映えるある秋の一日、私は井上隆三郎氏宅の一室で、最後の定礼医安永桂氏に会うことができた。

父親の時代からの長い定礼の歴史を、訥々と語ってくれるこの生き証人は、いまも神輿共立医院のあった跡に住われている。なかでも耳に残ったのは、定礼の人たちは「からう」という土地の言葉を使っていた、という話である。「からう」とは担うとか背おうという意味で、「みんなでからいあっていく」と言い合った。つまり、病気には医者も村びとも共に心を合わせていこう、というのである。そんな話に聞き入っているうち、私はこの宗像の幕末のある医師の口上書にあった次の一節を思い出していた。

——医は仁術にて、人命をあずかり候えば、その任重く、同術相親しみ、物我の隔なく……貧富の差別なく施治仕り居り申し候。

V

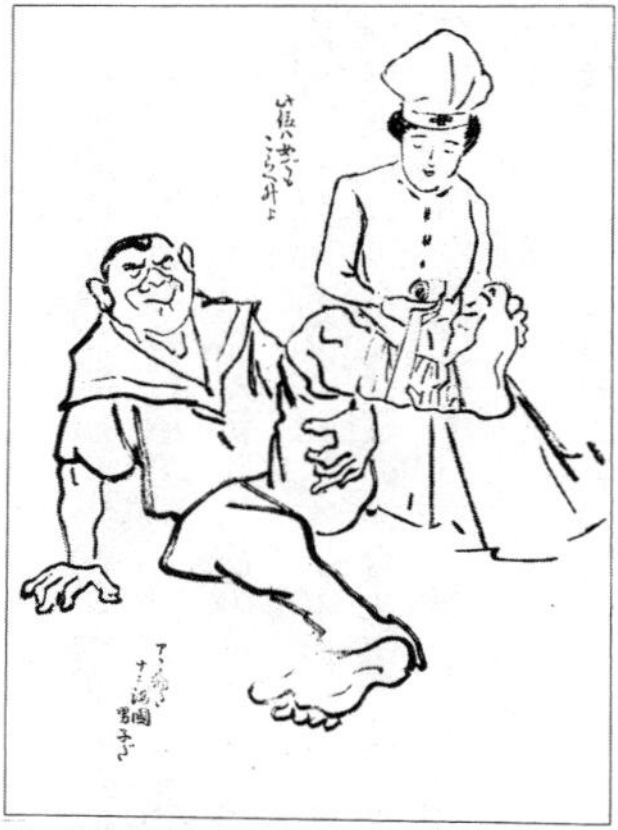

看護婦と水兵　浅井忠「当世風俗五十番歌合」明治40年

検梅悲話

「衆医集まり椅子の下より」

明治五（一八七二）年といえば、新橋・横浜間に鉄道が開通、学制が公布された年、日本は文明開化に沸き立っていた。その年の四月、大阪裏町の長屋の軒下で、ひとりの少女が自ら縊《くび》れて死んだ。らくというこの十八歳の少女は、大阪北の新地初伊の抱え女であったが、この日実家に逃げ帰ってきていた。なぜ娼婦らくは死に突っぱしったのか――。じつは、前年より大阪では娼婦の検梅―梅毒検査―が実施され、らくはこの検査―陰門改め―の恥辱に耐えかね、死を選んだのである。「何たる小心可憐の悲惨事ぞや」と明治のあるジャーナリストは嘆じている。

十八歳の娼婦らくを死に走らせた検梅とはどのようなものであったのか――。らくが働いていた大阪遊女町にはじめて検梅が実施されたときの生なましい光景を、『大阪日報』（明治四年十二月十六日号）は次のようにつたえる。

浪花医学校に於て黴毒の療治を施行あるに付、府下の遊女町へ触れて家々の抱子供を呼上げたり。其日集りたる妓は一室に入れ、医四、五人立会診察して暫く休息させ、今日は引取り可申追て療治の沙汰有之と何事なく返しけり。程経て呼出したり衆妓先日之通相集る。又一室に入れ今日は室の内外より厳に鎖を鎖したり。室内には椅子を設け置き、妓一人づつ裾裙掲け尻を現はし腰をかけしむ。椅子の敷板に円径五寸程の穴ありて、是を覗けば梅毒の根元大蛇の口を張つたる如く、奥の院迄洞見すべし。此時衆医集まり、椅子の下よりして大蛇の口へ管を挿し入れ、器械を用ひて押広げ、間口より奥行迄熟覧点検す。妓のがれんとすれば左右介補の医員挫圧して動かさず。此体を見て衆妓一時に騒ぎ立つ。医員告て曰く、此点検をば不受ば以後渡世を禁じ、眉を落し一生偶《おとこ》を得ずと説得す。衆妓たとへいか様ありても此療治は受けがたしと或は声を揚げて泣き、或は遁れんとして狂走せしが、一室に鎖したれば一人も不残改られ、大蛇の口を遁れしものなかりしとぞ。

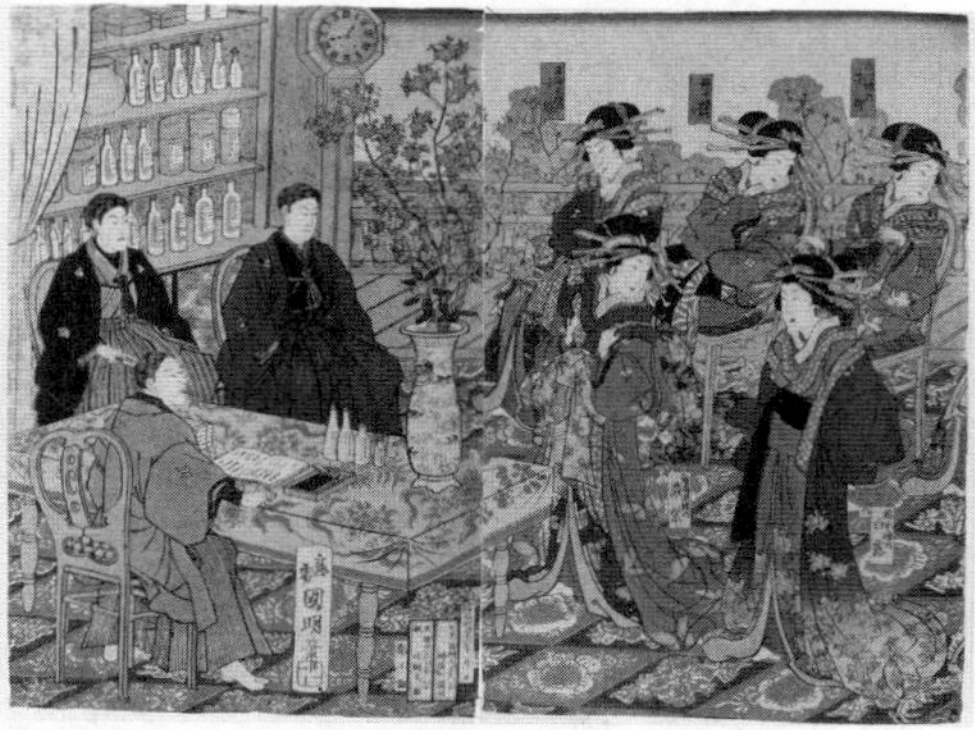

娼妓検梅の錦絵　中野操氏蔵

こうした強圧的な検査を強いられた大阪南北新地の娼婦たちの中には、死をもって抵抗したらくのほか、廓内の会議所に次のような狂歌を張りつけ、官医を揶揄した娼婦のいたことを、『新聞雑誌』（明治五年九月）はつたえる。

絵に書いた枕草紙を止めにして
生《な》まを見たがる馬鹿な役人

魯西亜マタロス休息所──検梅事始

ところでコロンブスの航海土産という梅毒は、はやくも永正九（一五一二）年日本に上陸、またたく間に上下貴賤を侵襲し、江戸時代には梅毒の蔓延は深刻なものとなっていた。そして幕末維新、内外の往来がはげしくなるとともに新菌株がもちこまれ、外国人との接触は病勢を激化させる結果となった。明治中頃の話であるが、「ある郡で徴兵検査のとき被検者の三分の二が梅毒で不合格となった」といわれ、またこの頃のある開業医は、「患者の半数は梅毒で、全村梅毒を存せざる家なく、多きは一家三、四名の患者あり」と報告している。梅毒の蔓延を裏書きする証拠として、当時の病院の統計をみると、明治十四、十五年の病院総数がそれぞれ五一〇、六二六であるのにたいし、梅毒病院は一三五、一三〇で、いかに梅毒が明治日本に広く深く淫侵していたかがわかる。
性病は別名花柳病のとおり、花柳界つまり売春と切っても切れない間柄にある。日本は江戸時代から公娼制度として世界的に有名な「吉原」をもっていたが、明治政府は徳川幕府の売春対策つまり吉原保護策をそのまま引き継ぎ、私娼をきびしく取締り、売春税を如才なく取りあげながら、公娼を官憲で手厚く保護した。ここに明治における遊廓の全盛時代を迎え、東京には明治国家公認の二廓四宿（新吉原・洲崎・品川宿・内藤新宿・板橋宿・千住宿）に何千という「籠の鳥」が毎夜人肉市をひらいていた。

売春天国日本でありながら、じつは日本における検梅は、開国の風雲急をつげる幕末、外国軍隊から迫られ、外国兵士に接する娼婦の検診からはじまったのである。舞台は異国への窓であった長崎。当時長崎養生所でポンペについて学んでいたのちの明治医界の大物松本順の回想（『蘭疇自伝』）によると、ことの経緯はつぎのようであった。

ときは万延元（一八六〇）年、長崎にロシア軍艦が来航した。ところが、このロシア水兵が丸山町の遊女に接するにさいし、ロシア軍医が遊女の陰門をことごとく改めたいと申し出た。遊女たちにとっては青天の霹靂、断固拒否した。とはいえ性に飢えた水兵たちを放置しておくわけにはいかない。そこで松本順は、ロシア艦長と長崎奉行そして遊女屋にはかり、一計を案じた。

それは――ロシア軍艦の停泊地に近い稲佐にロシア水兵専用の休息所をつくり、島原辺の

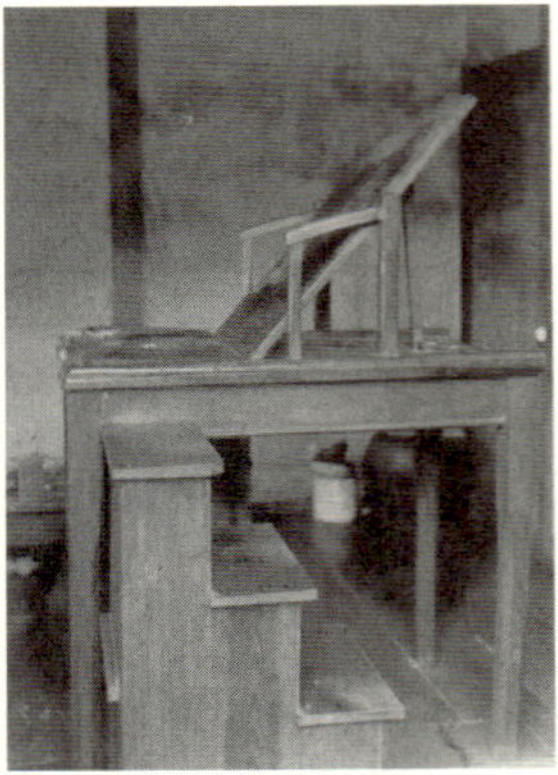

日本最初の梅毒検診台　長崎旧遊廓事務所蔵

女子の美醜を問わず、平常の倍価で購い、丸山町の四倍の揚代で勤めさす。そのかわり、隔日に陰門改めを行う——というものであった。この計画は早速実行に移され、百両で長屋が急造され、「魯西亜マタロス休息所」と称された。

こうして、ロシア人マタロス（マドロス）の相手となった島原の貧しい娘たちによって、日本ではじめて検梅がはじまったのである。つづいて慶応三（一八六七）年横浜において、イギリスの海軍軍医ニュートンの建議により、イギリス公使パークスが日本政府に迫り、横浜吉原町に梅毒病院が設立され、翌年四月から検梅が開始された。この年四月から三ヵ月間で、一万四三〇七人の娼婦を検診し、四五二人の患者が発見され、加療したという。

これを契機に明治政府は性病予防に乗出し、明治四年民部省は各地方長官にたいし、「売女渡世の新規開業を禁じ、梅毒洗除の方法を施設せしむ」旨を通達し、これにもとづいて各地に検梅所や駆梅院などが設置された。東京でも千住小塚原ではじめて娼妓の検梅が行われ、明治六年には吉原・洲崎・品川・新宿・板橋に検梅所が開設、毎月三回の検診が行われた。

樋口一葉が名作『たけくらべ』に「検査場」と書き、また錦絵に「黴毒検査所」と描かれているのが、こうした検梅所であった。美登利《みどり》が養女となった妓楼大黒屋のあった吉原で、検梅が実施されたときのありさまを、『新聞雑誌』（明治七年六月十六日号）は、次のようにつたえる。

「羞悪の心なく軽々私処を開きて」

……医員数名江戸町一丁目五勢楼に出張し、同街の娼妓数十名を検せり。諸楼の妓之を嫌忌し、脱して家に帰る者多し。後には一点羞悪の心なく軽々私処を開きて、却て医員を蔑圧するものあるに至れりと。……娼婦の厚顔なる怪むに足らず。抑此挙や賤娼遊子の病毒を除き、官家無量の功徳なる事は、現に当日所検の妓娼百二十名中、病院に送られる者八十名に過ぐるを以て推知すべし。

また、明治十二年三月八日の『朝野新聞』は、「石川県下坂井港で検梅が行われたとき、ひとりの娼妓が陰毛に鬢付《びんつけ》油をつやくと塗り束ね、チョン髷をつくり、これ見よがしに検査医員の鼻先きへ押し附た」という記事をのせている。

娼婦が大胆になると、官憲も負けてはならじと、検梅法はますます厳重になっていった。明治十四年五月二十四日の『郵便報知』は、「各所娼妓の黴毒検査は是迄一局部のみの検査なれば、内部に黴毒の気あるも知れがたきゆゑ、以後局部は勿論全体より咽喉まで検査せよと内達あり、……遊廓は大恐慌」とつたえている。また、これまでは娼婦が黴毒病院へ入院するときは、薬価も賄料も官給であったが、明治十八年六月から神奈川県では自弁ということになり、県下の娼婦三千人が嘆願書を県令に出すと騒いでいる、という記事が明治十九年四月七日の『朝野新聞』に見られる。

こうした非情な娼婦検梅にも、病魔は消えるどころか、熾烈さをましていった。明治もさいごの年、まさに「身の毛もよ立つ白首（私娼）検黴」という次のような記事が、『萬朝報』の明治四十五年六月七日にのっている。

象潟署にては六日午前九時より浅草区富士横町富士の園に於いて、四警察医をして白首達二百八名の強制検黴を施行したり。此日は主として十二階下附近より郵便局裏手附近の一角に巣くへる変化にて、何れも顔色蒼白、見るからに無気味なるが多し。六畳の間に溢れて廊下に佇むもあり。中には四十位の婆さん、十四、五の少女が洒蛙洒蛙《しやあしやあ》したるなど呆れる外なし。午後三時半此日の検黴を終りたるが、二百八名中激烈なる花柳病に冒され居るもの百四十余名、腹部以下全部腐爛せる梅毒患者もあり。無病者は全くなしとは身の毛もよ立つ想ひなり。

これが文明開化、富国強兵のもうひとつの現実であった。そして、娼婦らくが検梅を拒否して縊死してから二十四年を経た明治二十九年、その八月十八日の『時事新報』は、台湾の娼婦が検梅に堪えかね、二人が河に身を投じ、べつの二人は阿片を服して自殺した、という事件をつたえているのである。

解剖女人譜

遊女美幾——特志解剖第一号

日本における特志解剖、今日いうところの献体の第一号は、明治二年八月十四日、東京の医学校（のちの東京大学医学部）で解剖された遊女美幾《みき》であった。明治二年といえば、東京奠都・版籍奉還と、世の中は大きくゆれ動いていた。蝦夷地が北海道と改められたのは、彼女が解剖されたあくる日であった。美幾の名は、渡辺淳一氏の小説『白き旅立ち』で一躍有名になった。

美幾の病気は、小説では労咳（肺結核）になっているが、墓石の刻文に「患黴症属不治」

とあるように、娼婦の職業病ともいえる梅毒であった。また彼女が療養していたのは、小説では小石川養生所となっているが、東京大学所蔵の史料『解剖日記』によると、医学校併設の黴毒院であった。

美幾の解剖そのものについては、当時の記録がなく、小説でもふれられていない。ただ、当時その現場に医学生として立会ったのちの東大初代解剖学教授の田口和美《たぐちかずよし》は、次のように回想している。

……同月十四日和泉橋通旧医学所跡に設けたる仮小屋に於て、入院患者娼妓みき女の屍体を生前の請願に依りて、内臓より四肢の筋肉に至るまでを剖観しましたは、当代に於ける実地解剖の濫觴であります。けれども、此挙たるや所謂解臓《ふわけ》と云ふべきもので、未だ次序逐節を追ひ、系統的に屍体を解剖したるものではありませんでした。

また、この解剖にやはり立会ったのちの明治医政界の大立物石黒忠悳は、『懐旧九十年』で、美幾の腕に彫られた鮮かな刺青《いれずみ》にふれている。

明治三年の春、一人の婦人の希望者が現れました。是は病院の施療患者の婦人で、自分の死後には必ず解剖して下さいと遺言しましたが、其後一週間ばかりで死亡したから、之を解剖に付しました。其婦人の腕には、梅の折枝に短冊と、其の短冊に情人の名のある刺青がありました。娼妓あがりだといふにも似ず、死後公益にもといふ心掛けが殊勝であるから、私共も感じて特に法事をした事がありました。

大学によって手厚く葬られた美幾の墓は、あれから百余年を経たいま、東京都文京区白山の念速寺にひっそりと佇んでいる（写真）。

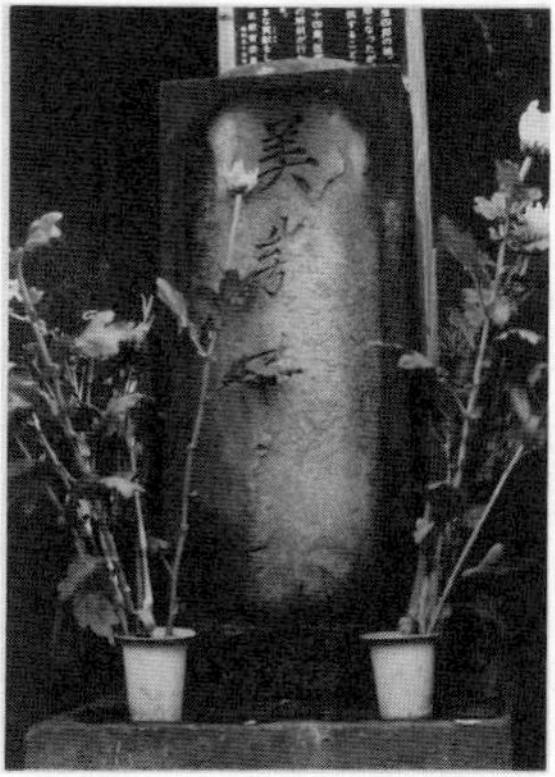

特志解剖第一号・遊女美幾の墓
念速寺　東京都文京区白山

遊女は津——特志解剖第四号

美幾につづいて、さきの『解剖日記』によると、明治三年のうちに、特志解剖が三人記録されている。二月に行われた八丁堀亀島町の惣吉店《だな》の金次郎が第二号、三月に行われた深川大島町の林右衛門店の竹蔵が第三号であった。いずれも裏店住いの貧困者。そして、四人目が十月に行われたは津という女性——美幾とおなじ遊女であった。

　明治三年十月三日、黴毒院あてに小日向水道町の遊女は津の名で、次のような書付が提出された。

乍恐以書付奉願上候

小日向水道町組合持店は津奉申上候、私儀久々病気難渋罷在候ニ付、年寄も願出救育所へ罷越、夫より当御場所黴毒院に去ル二月中入院御療治奉願、種々御療治御薬用被下置候得共、追々重体罷成全快之程難斗、右ニ付私義元より極貧者ニ而其上身寄之者も無御座候間、若相果候節は如何被始末相成にも難斗御座候間、死後解剖被下候、後世似症之者御座候節は御治療御注意之御為ニモ相成候ハヽ、乍恐於私も難有奉存候、御一新折柄格別之御慈悲を以、死後解剖被成下候様奉願上候以上

は　津

前願之通被仰付候様当人より遺言ニ付、何卒死後解剖被仰付被下置度奉願候

小日向水道町　地主代

正五郎

明治三午年十月三日

黴毒院

この書付が出た翌日、大学東校（いまの東京大学医学部）は東京府と弾正台に解剖許可を

願い出ている。それによると、は津は四日早暁死去したから、同日十二時から試験解剖をし、そのあと目白台の本住寺に埋葬したい、と記されている。大学東校の日記によると、は津の解剖執行は五日で、七日に埋葬されたことになっている。

仏になったは津は、「深入妙定信女」という遊女にしては立派すぎる戒名がつけられた。本住寺には永代読経料として三両が与えられたことは、美幾の場合とおなじであった。ただ、美幾の親元には十両が与えられたが、身寄のないは津にはその必要はなかった。そして、美幾の解剖同意書は兄と父母の連名であったが、は津の場合は本人の名で出されている。身寄の者がいなかったからか。書付の日付が死の直前ということから推理すると、あるいは――臨終の床のは津に因果をふくめて、用意した書類に拇印でも押させたのかもしれない……。

妻女おいね――病理解剖第一号

黎明期日本の特志解剖は、遊女は津をもってひとまず終ったが、大学の医学研究者にとっては、特志者を待ってばかりはいられなかった。そこで刑死者および獄中死亡者で引取人なき者を解剖に供したい旨を当局に申し出て、明治三年十月二十日付で許可され、同十月二十七日清三郎という男の死屍が第一号として解剖された。この年だけで五十二体の解剖が旧藤堂邸の剣槍術道場を改修した解剖所で行われ、いずれも谷中の天王寺に埋葬された。明治十四年には美幾から数えて千四百余体に達し、六月に天王寺で解剖千体祭が挙行された。

美幾やは津はいずれも卑しい身分の極貧者であり、あとの千余人もほとんど罪人であった。ところが、その中に、自ら死後解剖を遺言し、その実況が新聞に大きく報道された身分の高いひとりの女性がいた。

その女性とは、明治八年二月十九日死亡、翌二十日解剖されたおいね、三十八歳であった。おいねは、東京府の士族で役人の郷貞一の妻で、三、四年も心臓肥大をわずらっていた。ところが、医者に死病を宣告されると、おいねは死後解剖を遺言した。その経緯を、『東京日日新聞』は岸田吟香の筆で、次のように伝える。

……扨もおいねが此言を聞たる時の心の中は、いか斗りか悲しかりけんと推量《おしはか》られて憐れなり。然れどもおいねは是より諦め、迚《とて》も全快は出来ぬことと覚悟したりしが、夫よりは日に〳〵頼み少なく成り行きて、遂に二月十九日の夕方を此世の末期として、黄泉に趣《おもむ》きたり。然るに終焉にのぞみて、良人貞一にむかひ遺言しけるは、妾不幸にして君に先だち奉ること返す〳〵も悲しく侍るなり。兼て承るに、医院にて病体を解剖し、病気の因を検窮るの学ある由なれば、願はくば妾が遺体をその医院にたのみて、斯る難症の病原を探り、明かにし玉はらば、又も同病の人ありし時の療治の心得にも成るべく聊か世の裨益にも成らば、責《せめ》ては妾が心も安まるべしと思ひ付きて侍るなりとて、目を瞑《つむ》りたり。

そこで夫の貞一は、妻の弟や医師と相談し、親類朋輩を納得させ、翌二十日遺骸を医学校に送った。医学校では、二年前に解剖学教授として着任したドイツ人医師デーニッツの執刀により解剖が行われた。その生なましい光景を、吟香は次のように報じている。

> 頓て白布を以て遺骸の全身を掩ひ置き、解剖学の教師孛魯西国のジョーニッチ先生刀を執りて、僅かに胸のあたり六七寸を裁り開きて、徐々に心臓だけを提《と》り出して、直に其創口を縫ひ合はせ、血は浄いに拭き取りたれば、只一ツの赤筋あるのみにて、少しも姿に変り無きにぞ、親類朋友も始て、その術の精妙なるに感じ、且つはおいねが願を、遂げたるを喜び合へり。扨もジョーニッチ先生を始め、医員たちは、彼の取り出したる心臓を検査したるに、其実質肥大して、弁嗅孔に器質の変化あるを発見して、此病の決して、治するの道理なき事を悟れりとかや。

ここで、医学者たちは、「嗚呼偉哉、おいね婦女ノ身ヲ以テ、天下ノ率先トナリ、此難為ノ事ヲ為ス、惟フニ之レ医学ノ歴史上ニ於テ、決シテ泯滅スベカラザルノ要件ニシテ、衛生学実歴ノ端緒ヲ今日ニ開キシ者ト云フベシ。……我国病体解剖ノ願請アル、おいね其嚆矢ナル」と賞讃したという。当時すでに、美幾やは津のことが忘れられようとしていたわけであるが、おいねの場合は、はっきりと病理研究を意図していたものであり、その意味では病理解剖第一号といってていいであろう。

芸妓若鶴──大阪特志解剖第一号

大阪でも早くから近代医学への動きがあった。ここに、明治十一年五月五日の『朝野新聞』は、難波新地の芸妓若鶴が死後解剖を願い出て、学生百余名見学のなかで解剖されたことを大きく報道している。

大坂難波新地糖田の芸妓若鶴は、同所相生町樋口安兵衛の娘にて、生得怜悧なれば愛顧の客も多かりしに、昨年の春より風《ふ》と病気附き、丸一年を過ぎしか共、医薬の験しも無く益す衰弱しければ、近ごろ医者を換へ心斎橋一丁目の松本逸平氏に診察を頼みし処、其の病症は卵巣水腫にて所詮快復は覚束無しとのことなり、跡にて若鶴は其事を聞き、両親に向ひ涙をはらはらと流し、左程の難症ならんには死出の旅路に赴く日も遠くはあるまじ、先だつ不幸はゆるし給へ、妾只一ツの願ひあり、世間には吾れと同じき病症も有るべければ、息絶えたる後は吾が死体を解剖なし、医師が後日療治の助けともならば名僧知識の回向にも勝さり成仏すべし、何とぞ此の願ひを遂げさせ給へといふにぞ、両親も胸塞がり暫し応へもせざりしが、難症なり迚《とて》薬も相応せば、また快復することも有るべし、去り乍ら願ひの一義は心得たりと若鶴が存命中に松本氏と謀り、其の筋の許可を得たりしが、去る九日の前二時頃、若鶴は重き枕を擡げ、両親に最早往生の期至たればとて、「たらちねに先だつ身こそかなしけれ、いづれ行くべき道と知れども」と口ずさみたるまゝ無き人の数に入りければ、直ぐに病院へ届け、同日午後天王寺村の埋葬地へ野辺の送りなし、引導畢《お》はりて後、兼て設けたる小屋へ死体を舁《かつ》ぎ入れ、白木のテーブルの上へ載せ、病院長代理、高安道純氏を始め、生徒百名計り臨場、岡沢貞一郎氏が解剖致たされ、水腫の卵巣はアルコール漬にして、病院へ持ち帰られしといふ。

若鶴は生れつき聡明だったからか、臨終に辞世の歌まで詠んでいる。彼女が解剖された病院は、執刀者の名前からおして、明治六年に開院した大阪病院のちの大阪大学医学部附属病院とおもわれる。あるいは、大阪での特志解剖第一号はやはりこの薄幸の芸妓若鶴であったかもしれない。

北国特志解剖第一号

日本海の潮騒も近い金沢市の上荒屋町、その豊明湊八幡神社の鳥居の向いに、高さ一・四メートルほどの石碑が立っている（次頁写真）。擬古文の仮名書きで刻まれた碑文は、道行く人びとに何を語りかけているのか――。

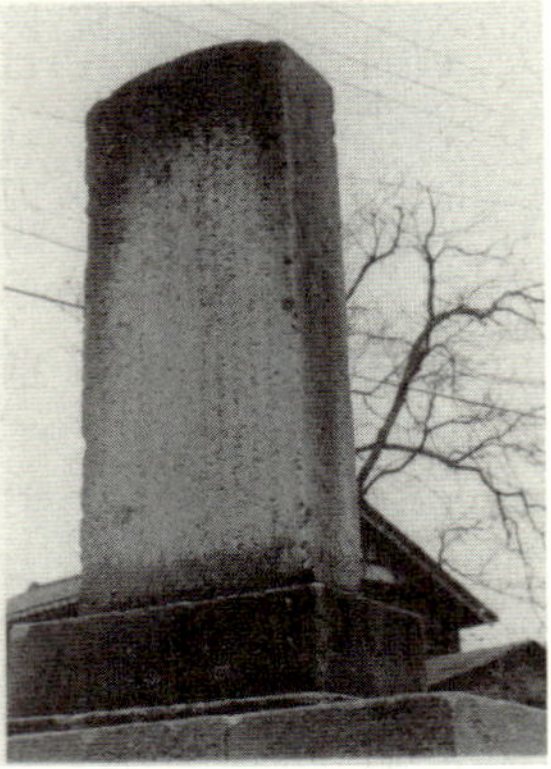

北国特志解剖第一号・竹川りんの碑　金沢市上荒屋町三丁目

人として人のため世のためにならすは
人と阿らさるに志かす　加賀国石川郡矢
木荒屋村に竹川りんといふ女あり　志ぬ
るいまはに云く　おのか病は名あるくす
したちも志りかてにせり　いかて身をほ
ときてあきらめてよ　とてつひに明治十
六年四月二十五日　よはひ四十三にして
身まかりぬ　志のをさしさますら男も志かさるへし　あはれ身をほとくものままあれと
病のためにかかるは此石川県にして此人を始とす　阿はれ此人なほははあり
　世のためにゆるしなからくれない乃
なみたや手にもふりかかりけん
人々此おや子のために石ふみものせんとて　こふままにかくいふは
高橋富兄
明治十七年四月二十五日

これは北国における特志解剖第一号竹川りんの顕彰碑である。りんは目が不自由で、母一人の身の上という幸薄い女だった。撰文の高橋富兄《たかはしとみえ》は歌人で四高教授、発起人には金沢医学校教授など二十二人が名を連ねている。

石川県で初めて人体解剖が行われたのは明治三年七月のこと、金沢医学館（金沢医学校の前身、のちの金沢大学医学部）において、金沢断獄（刑務所）から送られた二人の男、贋金づくりで処刑された死体であったという。二回目は二年後で放火犯の処刑者三人、その後十三年間に二十人が解剖されたが、いずれも刑死者であった。

りんがなぜ死後解剖を遺言したかはわからない。医師のすすめだったかもしれない。解剖された場所は、碑文では施療していた松江病院となっているが、『石川県史』には、「明治十六年四月、医学校に於いて老婦人の屍体を解剖に付す。これ石川県に於いて罪囚にあらざるものを解剖せる初とす」とある。

りんの母リヨは当時七十歳だったという。献体には、本人以上に家族のおもいは痛切である。先立った娘の解剖を許したものの、一人残された老母の心こそ、「くれないのなみだ」であったにちがいない。

それにしても、杉田《すぎた》玄白《げんぱく》らの『解体新書』のきっかけとなった明和八（一七七一）年の小塚原刑場で解剖された死体も、青茶ばばとあだ名された五十歳ほどの女の刑死体だった。そして今日、献体つまり特志解剖の団体である白菊会に登録されているのも、女性のほうが多いという。

生死の境いにおいて、「身をほどきて（解剖して）、あきらめてよ（明らかにしてくれ）」

と、覚悟よく言いきれたのは、一見ひ弱で無学なこうした女たちであったのである。

介抱女

「介抱人浜、褒美金百疋相与ル」

慶応四年は九月八日明治と改元された。その九月二十日天皇は京都を出発、二千人の諸藩士に守られて東海道を下り、江戸に向っていた。鳥羽伏見の戦いで幕府軍は敗走、彰義隊も上野で潰滅し、歴史は大きく変ろうとしていた。トコトンヤレ節につれて、錦の御旗がキラキラとゆれていた。

そのおなじ九月二十三日、横浜の病院のむさくるしいベッドの上で、土佐藩の岡本兵衛というひとりの官軍兵士が息を引きとった。

彼はこの五月七日、同藩の森三兵衛ら七名とともにこの病院に入院した。戊辰戦争のさなか、東北に従軍し、銃創を受けたためである。しかし、手当の甲斐もむなしく死亡した。おそらく二十歳前後の前途有望な青年であったろう。遠く故郷の土佐をあとに、はるばると東国の地に出陣、不幸にも傷つき、病床で呻吟すること三ヵ月余、いかなるおもいで死んでいったのであろうか——。

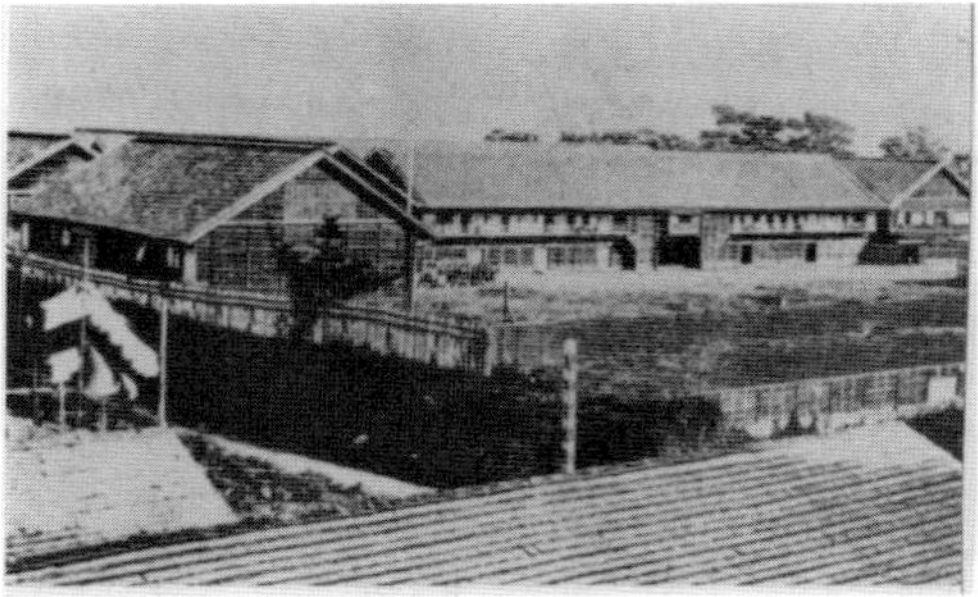
介抱女たちが働いていた横浜軍陣病院

さて、鳥羽伏見の戦いでは薩長の兵士も多数創傷を受けた。政府軍は英国公使パークスに斡旋を依頼、英国公使館付医官ウィリアム・ウィリスが傷病兵の治療にあたることになった。四月十二日、つまり討幕軍の江戸入城の翌日、東征大総督府参謀の名で、十三日より江戸赤羽根の有馬邸に英医を招いて傷病兵の治療にあたらせることが布達された。ウィリスは出頭したものの、副領事という身分でもあり、また横浜で療養中のパークスの息子を預っており、江戸に長く滞在することができないという事情から、病院は当分のあいだ横浜に置かれることになった。

こうして四月十七日、のちに「横浜軍陣病院」と呼ばれる病院が開設された。病院の建物には、野毛町伊勢山下（現在の花咲町五丁目）の神奈川奉行所役宅にあった漢学稽古所の修文館があてられた。ここは現在、JR桜木町駅近く、ビルの立ちならび、車の往来のはげしい繁華街である。

四月十八日さっそく薩州藩の手負人七人が送りとどけられ、十九日ウィリスは助手二人を連れて出勤、負傷兵の腕切断手術を開始している。その後傷病兵の急増のため、英国公使館付医官シッドールが五月十三日から着任、この二人とあと数人の外国人医師が治療にあたった。

この横浜軍陣病院については『復古記』にも記載があるが、幸いにもシッドールが書きのこした『日本陸軍病院記録』（以下『記録』）と使番（事務員）の執務日誌『横浜軍陣病院日記』（以下『日記』）とがあり（いずれも東京大学医学部所蔵、大久保利謙氏校訂）、病院の実状と患者の実態をつぶさに知ることができる。

この『日記』を開くと、さきの岡本兵衛が死んだ三日後の九月二十六日の記事に、つぎのようにある。

一、土州藩死去いたし候岡本兵衛介抱人浜と申もの心得方宜能相仕へ候ニ付為褒美金百疋相与ル

なんと、岡本兵衛は心優しい介抱女に看とられて死んだのである。そして、この介抱女あるいは看病人と呼ばれた女性こそ、正式な職業訓練は受けていないものの、日本における最初の看護婦といっていいのである。

「銀拾八匁　介抱人女壱ニ付」

この横浜軍陣病院は、官軍兵士専門のものとはいえ、日本最初の近代的外科病院であった。十月末までここ横浜の修文館で運営され、のち東京下谷に移され、東京大病院と呼ばれ、東京大学医学部附属病院となっていく。

では、岡本兵衛らが入院し、浜たちが働いていた横浜軍陣病院とは、どんな病院だったのか。

シッドールの『記録』によると、建物は大きな平屋二棟、ほかに小さな二階屋六軒であった（一八三頁写真）。はじめは病人一人に一室があてがわれたが、すぐに病人が急増、部屋が足りなくなり、近所の茶店に病人を止宿させることもあった。病室には鉄製のベッド、馬毛入のフトン、上製シーツ、ブランケットが備えられ、ベッドには油紙などを敷き、病人の汚物などで汚れないようにした。

病人はもっとも多いときで二七〇余名で、こうしたときは日本人医師をふくめ、医師は四五人もおり、重傷者一〇人から一五人に医師一人があたった。そして、病人には介抱女あるいは看護人と呼ばれる女性が付き添った。これには既婚婦人が採用され、平均して病人一人に介抱女一人、軽傷者には二、三人に介抱女一人、重傷者には介抱女二、三人がつくこともあり、現代《いま》の病院よりむしろめぐまれていた。

患者の食費については、『日記』の四月の項に「銀拾四匁」とあり、それとならんで、

一、銀拾八匁　介抱人五十以上女壱ニ付　但病人壱人ニ介抱人女壱人之筈之処、昼夜不寝
　　等ニ而ハ難相勤趣、再々申出候ニ付増人三人都合拾壱人ニ而繰合筈

とあり、介抱女の日給が銀十八匁であったことがわかる。そこには一日の炭代として二俵が銀十八匁とあるから、彼女たちの賃金は炭二俵分にあたっていたことになり、けっして安くはなかった。しかし、病院がしだいに財政困難となったためか、五月二十日には患者の食費は銀十三匁五分に、介抱女の日給は銀十七匁に値下げされ、さらに七月七日には患者の食費は銀九匁、介抱女の日給は銀十五匁に値下げされてしまった。

この七月七日の『日記』によると、病人の食事は、朝食は汁と香の物、昼食は一菜、夕食も一菜となっている。また、この病院にはお上からの差入れが多かったようで、九月二十三日の『日記』には、三条右大臣から手負人一同に鶏卵一籠が下賜された、とある。金で渡されたときは鶏卵を買い、病人の栄養補給にあてていた。

病院の一日は、朝九時の診察からはじまり、必要な処置を行ない、副木の用法などを指導し、十二時におわる。午後二時から再び診察をはじめ、五時頃までかかった。シッドールが扱ったおもな患者は、「肩腕骨砕け」「前腕骨砕け」「足骨砕け」などであり、総数一三四人のうち全快六一人、治療三二人、死亡四一人で、リスターの石炭酸による殺菌手術の発見がこの前年の一八六七年であることをおもえば、この不成績も無理はない。また外傷のほか、

瘡毒（皮膚病）の患者が三、四十人入院していた。

薬局は洋式につくられ、オランダの乾薬を置いていたが、不足がちで、イギリスから高い値段で購入した。調合はすべて日本人医師が行なったが、ときおり間違いがおこった。病人が呑むビーフティーは看病人がこしらえたが、腐敗することがあったという。

「病人死亡之節は大に愁傷落涙す」

この病院で勤務状態が良く褒美金をもらった介抱女は浜ひとりではなかった。せつという女性が六月と七月の二度にわたって金百疋をもらっている。また岡本兵衛とおなじ五月七日に入院した薩州藩の左近允弥兵衛は六月二十三日に死亡したが、その日同人の看病女なかは「神明ニ念入介抱致し候相聞へ」、褒美金百疋をもらっている。

彼女たちが看病した傷病兵たちの様子について、シッドールはつぎのように語っている。

日本人は一体に精力強く、甚だ痛むべき治療にも恐れをなさず、しばしば砕けた骨の内から死骨を抜き取るときも、かなり痛むべきことが当然なのに、怪我人たちは笑ったり、治療を悦んで受けている様子であった。深手を受けても全快すると、望んで再び戦場に赴く。そして敵と戦って疵を受け、再び入院する者を何人も私は治療した。

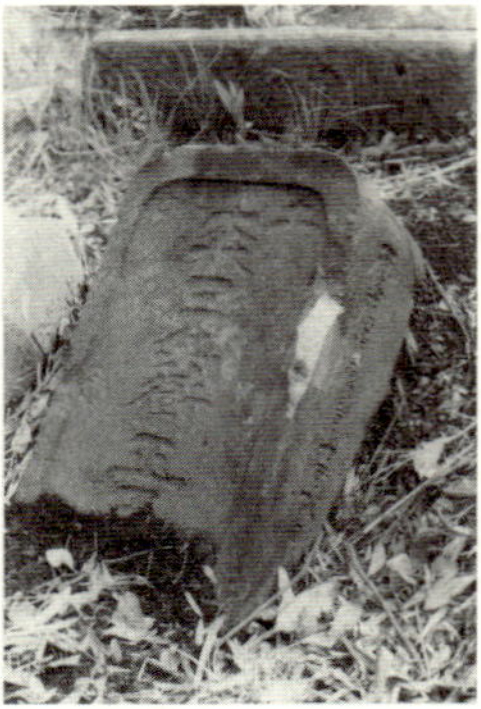
官軍兵士の墓　横浜市久保山墓地

いっぽうシッドールはつけくわえて、日本人は強いが、神経がにぶく、ときにはなんの理由もなく、「蠟燭が消える如く」死ぬことがある、とも語っている。

こうして死亡した兵士たちは、各藩それぞれの方法で葬られた。長州藩と土佐藩の死者は大聖院という近くの寺に埋葬された。ここははじめ野毛山の下にあったが、明治七年久保山に官修墓地ができたとき、彼らの墓もこの地に移葬された。

シッドールの『記録』につぎのようにある。

看病人は重に嫁したる婦人なり。……右婦人共は看病能く行届く様に見へたり。万一病人死亡之節は大に愁傷落涙するを見たり。併し婦人に而病人勝手にする事を屢々禁する堅く守る事最肝要也。

横須賀線の保土ヶ谷駅から歩いて二十分、横浜市西区元久保町の広い傾斜地に久保山墓地がある。手入れのゆきとどいた墓地の片隅、そこだけ荒れはてた一画に、おいしげる草にかくれ、なかば土に埋もれた墓が、数基ころがっている（写真）。その墓碑をなぞっていくと、つぎのように読める。

慶応戊辰閏月廿一日破賊今市駅而
土州　森三兵衛正臣墓
受銃創六月七日死於横浜大病院年廿

横浜大病院とは横浜軍陣病院のことである。森三兵衛のほか、『日記』にのっていた官軍兵士の名前をさがすことができる。

彼らはいずれも、維新内戦のさなか、銃弾を受け、横浜軍陣病院に入院、外国人医師の処置に笑って苦痛をこらえ、涙を流して悲しむ心優しい介抱女に看とられながら、息をひきとっていったにちがいない。

日本最初の看護婦ともいえる介抱女、浜、なか、せつたちの墓はいまたずねるよすがもない。しかし――、三月ともなると、官軍兵士の墓石の上には、彼女たちの心のように、モクレンの真白い花が咲きほこるのである。……

看護婦明暗

鹿鳴館バザーでつくった看護婦養成所

欧化明治の象徴ともいえる鹿鳴館が、日比谷に完成したのは明治十六（一八八三）年十一月。翌十七年六月十二日から三日間にわたって、貴婦人たちによる日本最初の慈善バザーが盛大にひらかれた（挿図）。

その総裁は有栖川宮《ありすがわのみや》御息所、会頭は大山巌《おおやまいわお》夫人捨松、副会頭は伊藤博文夫人梅子《うめこ》、井上馨《いのうえかおる》夫人武子《たけこ》、森有礼《もりありのり》夫人常子《つねこ》の三人。出品は貴婦人お手製の手芸品など約三千点。これを館内十三ヵ所に陳列し、名流婦人や華族の令嬢たちが直接販売とサービスを受持ち、外国公使・財界人などに入場券一万枚がくばられた。

前代未聞の催しということで大評判になり、開場第一日目だけで五千人が雲集、入場制限するほどで、二日目も最後の三日目もますます混雑で身動きもできないというほどの盛況、入場者は延べ一万二千人に達した。

世間をあっといわせたこのバザーの呼びかけ人は大山捨松夫人であり、このバザーの売上げは七千円をこえた。ではいったい、大山夫人はなぜこういう催しを思いつき、またその大金は何のために使われたのであろうか。華やかに鹿鳴館をわかせた日本最初のバザーの目的は、じつは看護婦養成のためだったのである。

アメリカ留学から帰った新知識の大山捨松夫人はある日、有志共立東京病院（のちの東京慈恵医院）へ参観にいったところ、病院には一人の看護婦もいなかった。「どうしてなのですか」というと、高木《たかぎ》兼寛《かねひろ》院長は「お金に困って、とてもそれどころでは」との答え。捨松夫人、「では私がお金を作ってあげましょう」ということになり、鹿鳴館のバザー開催ということになった。明治十七年六月十一日の『読売』『郵便報知』『東京日日』『時事』などの諸新聞にその広告が載っている。

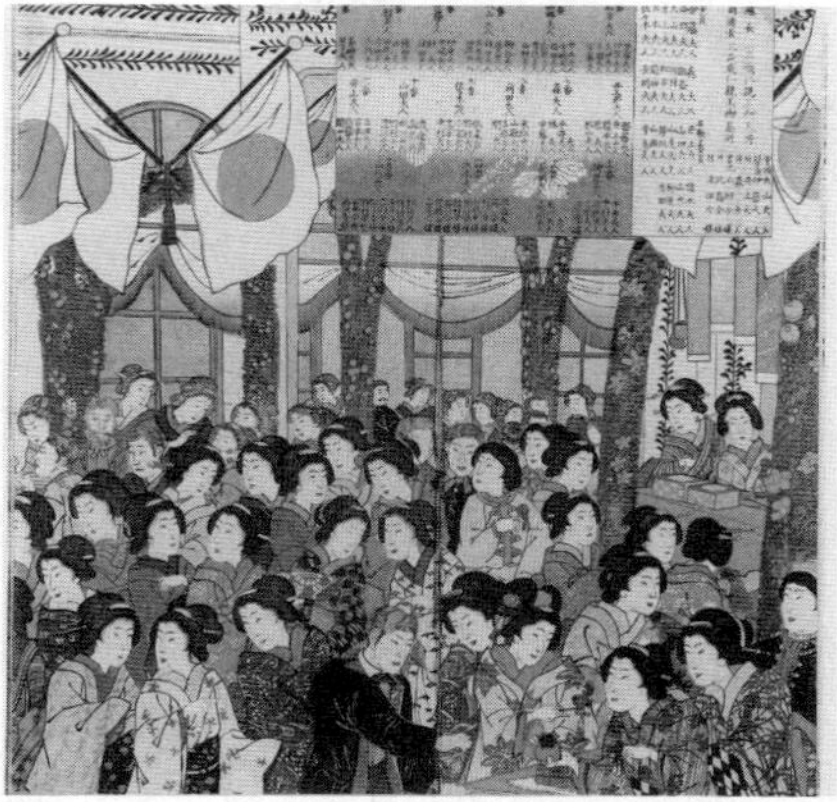
鹿鳴館の募金バザー　明治17年6月

今回有志婦人相会シ、婦人慈善会ヲ設ケ、愛宕町有志共立東京病院へ寄贈ノ為メ、特ニ手製品ヲ蒐集シテ、本月十二、十三、十四ノ三日間、山下町鹿鳴館ニ於テ、会員出場売鬻《バイイク》セントス。依テ内外紳士及ビ貴婦人ノ来観ヲ希望ス。但、来観者ハ本会々員ノ紹介ニ依リ、来観券ヲ購得シタルモノニ限ル。

婦人慈善会

『読売新聞』の投書によれば、場内の混雑にのぼせてしまった貴婦人たちは、芸者そこのけの大胆さで紳士たちの袖をとらえ、強引に品物を買わせたという。もともと条約改正の社交場として井上馨外務卿の胆入りでつくられた鹿鳴館だけに、井上侯の令嬢二人も売子に出て、黄色い声で高官たちを呼び止めたという。

こうした出来事を、「いやしくも名家の令嬢としてはしたない」と攻撃したのが、巌本善《いわもとよし》治《はる》主宰の『女学雑誌』。これがさらに問題となり、『女学雑誌』は一時発売禁止となった。なお巌本善治の夫人は『小公子』の訳者でも知られる女流作家若松賤子《わかまつしずこ》であり、その孫娘が天才バイオリニスト巌本真理《いわもとまり》であった。

さて、こうして有志共立東京病院では、この収益金と、翌年さらに同じ夫人たちによって集められた義捐金六千円によって、煉瓦造りの建物を新築し、十九年二月から看護婦教育所を開設した。養成期間は三ヵ年でアメリカ婦人リードが教授した。この教育所こそ、おなじころ桜井女学校にやはりアメリカ婦人の尽力によって設立された二年コースの附属看護婦養成所とともに、わが国最初の本格的な看護婦養成所であった。

「病者ノ意ヲ迎ヘテ、声ナキニ聞キ」

こうして慈恵会ではじめての看護婦の卒業生が出た年にあたる明治二十二年十月十八日のことである。ときの外相大隈重信《おおくましげのぶ》が閣議を終え官邸に帰る午後四時過ぎ、路上で条約改正案に不満を持った右翼の壮士に爆弾を投げつけられ、外相は右足に重傷を負うという事件がおこった。

ちょうどこのとき、海軍軍医総監であり、東京慈恵医院看護婦教育所の校長でもある高木兼寛がたまたま通りかかり、さっそく駆けつけ、官邸応接室のソファーに倒れていた外相を診察し処置にかかった。その夜ただちに帝大のベルツ教授、順天堂の佐藤進たち第一級の臨床医の立会いのもとに、外相の右足は膝上約九センチのところで切断された。

このとき、高木兼寛はただちに慈恵医院に連絡をとり、看護婦数名を派遣させた。当夜の状況を報道した『時事新報』は、「慈恵医院の看護婦がコロールホルムをもちひた」と記している。

この事件で黒田内閣は総辞職、大隈重信は失脚した。その三ヵ月後に全快したが、このとき大隈伯爵綾子《あやこ》夫人から高木校長宛に大金五百円とともに次のような感謝状が贈られた。

啓者重信儀向キニ不慮ノ難ニ罹リ、殆ント起ツ能ハサル大患ニ膺リ、ためニ慈恵医院ノ看護婦ヲ請フテ扶助ヲ托シタルニ、其事ヲ執ル周到綿密、其務ニ従フ細心誠意、能ク医家

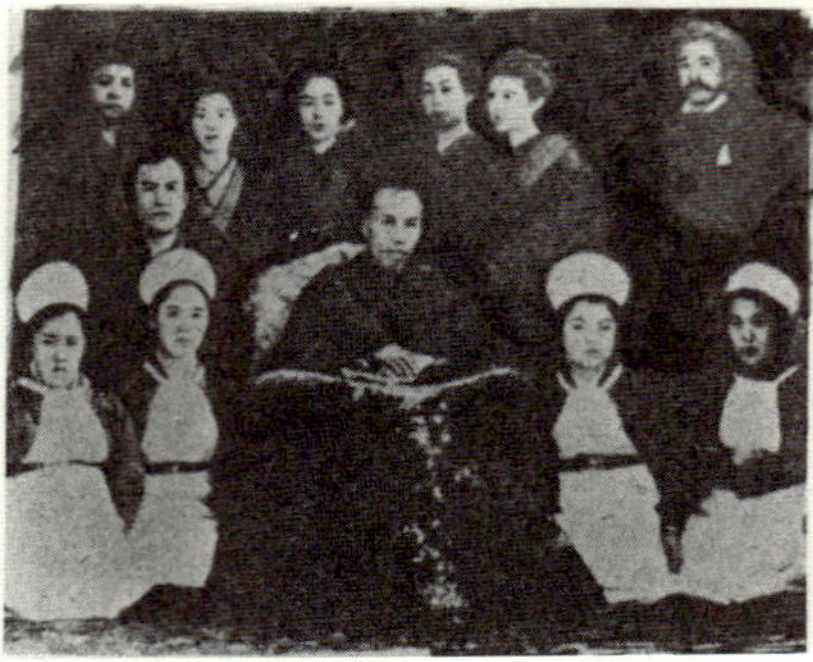

大隈重信と看護婦たち

ノ旨ヲ承ケテ着々機ヲ誤ラス、病者ノ意ヲ迎ヘテ、声ナキニ聞キ、形無キニ見、一動一作、看護婦タルノ実ヲ見サルナキハ、数十日ノ久シキ、妾カ日夜傍ラニ在リテ実見スル所ナリ。顧フニ貴院院長始メ諸医師ノ平素薫陶養成ノ致ス所ニシテ、亦以テ柔婉ノ女徳ヲ表スルニ足レリ。今ヤ重信ノ大患漸ク平癒ノ効ヲ見ルニ至リシハ、此看護婦実ニ与リテ力アルヲ知ルナリ。……妾其徳ヲ思フテ感謝ニ堪ヘス。茲ニ金五百円ヲ寄附シ、以テ其隆盛ノ域ニ歩ヲ進ムル費用ノ万分一ヲ補ハントス。幸ニ鄙意ヲ諒シテ受納アラン事ヲ希望ス。

このころ正規の看護教育を受けたトレインド・ナースの派出料金は普通一ヵ月二十五円前後であったという。当時の小学校教員と巡査の初任給が八円、大工の月収が十円そこそこであったから、かなりの高給ともいえる。大隈重信の回復記念写真には、大隈を中心に左右に二人ずつの慈恵看護婦が写っている。もしこの写真のように四人派遣されていたとすると、三ヵ月分で三百円となり、これをふくめて大隈家では五百円を寄付したのであろう。

この写真にうつっている四人の看護婦の服装は、慈恵医院最初のユニホームで、縞木綿の筒袖着物に、白いエプロンをつけ、腰を革バンドでしめ、白い寒冷紗の布でつくった帽子をかぶっていた。

近代医療を陰で支えた派出看護婦

明治二十年代といえば、近代医学もかなり普及し、各地に洋式病院も造られはじめていたが、医師とちがって、看護婦という職業についての知識はほとんどなかったといっていい。明治二十一年十一月十四日の『東京日日新聞』には「看護婦を家庭に派出」という見出しで、次のように報じている。

一に看病、二に薬と云ふこともありて、病人には看病程大切のものはなし。されば平常三、五人の婢僕を召使ふ上流の家にても、病人の看護を此等に委するは心許なきことにて、勢《いきおい》医者の書生を頼み置くにあらざれば、十分の看病は届かざるものなり。今愛宕下の慈恵病院は、其主眼とする所多くの看護婦を養成して、中等以上の病家の為めに右の便利を謀るに在れば、何人にても申込次第看護婦を派遣すべし。……中等以上の家々に病人ある節は、宜しく同院に申込まるべし。

この新聞記事からもうかがえるように、最初の看護婦はまず上流階級に供給されていった。さきに鹿鳴館でチャリティバザーを開き、看護婦養成の募金をはかったのも、あるいは自分たち特権階級が利用する優秀な看護婦の学校を作るためという気持が、その底に流れていたのかもしれない。

慈恵の看護婦はしたがって上流家庭に近づく機会が多く、見込まれて外国留学の幸運に恵まれる者もあった。それだけに慈恵の看護婦生徒は行儀、作法、言葉遣いのしつけがきびしく、仕事中いちいち「恐れ入ります」を連発する「慈恵ことば」が評判になるくらいであった。

このように数少い職業看護婦が金持階級に独占され、庶民階級にとって看護婦が高嶺の花ともいうべき存在であったことに義憤を抱き、広く庶民にも看護婦を派遣しようという目的のもとに、日本最初の派出看護婦会を創設したのが鈴木まさであった。

彼女は桜井女学校附属看護婦養成所の第一期生で、卒業後ただちに帝大病院内科婦長になった。夫が病死したときその看病の不十分であったことを悔んで看護婦を志したといわれている。帝大病院婦長を二年間勤めたあと、彼女が着手したのが看護婦派出事業であった。明治二十四年十一月、東京本郷区森川町に「慈善看護婦会」の看板を掲げ、次のような広告をかの『女学雑誌』に再三にわたって掲載した。

看護婦派出広告
看護婦入用の節は御依頼に応じ、本会より派出致可申候。但地方へも差出申候。貧困者は無給のこと。
東京本郷区森川町一番地第一九〇号
慈善看護婦会

当時は病人が出ると親族知人たちが集まり、朝から夜まで病人に付き添うのが普通で、しかも隣の座敷では酒食まで出して大騒ぎするという始末で、看護婦とはいかなるものかを知らず、その必要性にも気付いていない時世であった。したがって、「貧困者は無給のこと」という「慈善看護婦会」の善意もすぐには受け入れられなかった。

それでもやがて、看護婦会の存在は広く知られ、しだいに多忙をきわめるようになった。のちに女医第一号である荻野吟子とともに「私立大日本婦人衛生会」を組織し、『婦人衛生雑誌』を刊行した鈴木まさは、すでに同会の会則に、「看護婦を雑用に使わない、連日の看護には六時間以上休ませる、みだりに病症を口外しない」などかなり進んだ規約を作っていた。

この運動に刺戟され、やがて全国に看護婦会が生まれ、明治・大正・昭和の三代をとおし、この派出看護婦は日本の近代医療史の底辺にはかり知れない足跡を残していった。

今日では看護婦といえば即ち病院看護婦のことであり、派出看護婦といえば付添婦ぐらいとしか思わない人が多いかもしれない。しかし日本の近代看護史の主流であったのは、長い間この派出看護婦たちであった。今日の病院中心の医療においては看護婦も病院看護婦という形態となったが、病院看護婦は、病院医療にあたる医師を介助するのが主要な任務で、これに対し、病院や病家に出向きベッドサイドで四六時中病人のケアに従事してきた派出看護婦は、なによりも病人側に寄り添い、病院や往診の医師と対してきた。

今日、在宅医療、訪問看護、看護の自主性などが取り沙汰されているが、近代看護史の薄明のなかで、病人たちの息づかいにあわせて生きてきた無数の名もないあの派出看護婦たちの吐息は、歴史の暗がりに消え、いまは聴きとるすべもない……。

産婆哀話

名作の中の産婆

明治四十四（一九一一）年一月十三日、札幌は北海道ですらめったにない吹雪の日だった。市街を離れた川沿いの一軒家はけし飛ぶほど揺れていた。夜の暗さがまだふかい午前三時、電灯も消えたその家の一室で、二十三歳の女性が陣痛で呻き苦しんでいた。そこに、やっと産婆が雪で真白になってころがりこんで来た。それから十二時間後、戸外の吹雪もしずまった午後三時頃、産婦は最後の激しい陣痛をおこした。そのとき三十四歳だった夫は、妻の出産の場面《シーン》を、のちに次のような躍動的な文章でつづっている。

――夕を催す光の中で、最後と思はしい激しい陣痛が起つた。……ふと産婦の握力がゆるんだのを感じて私は顔を挙げて見た。産婆の膝許には血の気のない嬰児《えいじ》が仰向けに横たへられてゐた。産婆は毬《まり》でもつくやうにその胸をはげしく敲《たた》きながら、葡萄酒《ぶどうしゅ》々々といつてゐた。看護婦がそれを持つて来た。産婆は顔と言葉とでその酒を盥《たらい》の中にあけろと命じた。激しい芳芬《ほうふん》と同時に盥の湯は血のやうな色に変つた。嬰児はその中に浸された。暫くしてかすかな産声が気息《いき》もつけない緊張の沈黙を破って細く響いた。

これは、大正七年「新潮」新年号に発表された有島武郎《ありしまたけお》の名作『小さき者へ』の一節である。この時武郎は札幌農学校（いまの北海道大学）の教師、妻の安子はこの五年後肺結核で平塚の杏雲堂病院で死去、この日生まれた長男行光《ゆきみつ》はのちの俳優森雅之《もりまさゆき》。はじめて父親となった武郎は二日後、妹の愛子宛の手紙で、「産は軽き方にはこれなく、殆んど九時間を要し、所謂眠り産にして、一時は一寸心配もし候ども、出生後は赤子も至つて元気にて、躰格もよろしく身長一尺七寸二分(五一・六センチ)体重八百目(三〇〇〇グラム)ほど」と書き送っている。

いうまでもなく、明治はもとより昭和になってもしばらくは、お産はほとんど産婆にたよった自宅出産であった。それだけにお産はつねに危険をともない、いつも有島家の場合のようにうまくいくとばかりはかぎらなかった。明治四十三年に書かれた夏目漱石の『門』には主人公宗助の妻のお米が流産と死産をくりかえし、ついに子どもに恵まれないという悲しい話が描かれている。その一因は当時の産婆の未熟さにあった。妻鏡子の出産に立会った体験をもとに、漱石は『門』に次のように書いている。

幸《さいわい》に御米《およね》の産気《さんけ》づいたのは、宗助の外《そと》に用のない夜中だつたので、傍《そば》にゐて世話の出来ると云ふ点から見れば甚《はなは》だ都合が好かつた。産婆も緩《ゆっ》くり間に合ふし、脱脂綿其他の準備も悉《ことごと》く不足なく取り揃《そろ》へてあつた。産も案外軽かつた。けれども肝心《かんじん》の小児《こども》は、たゞ子宮を逃《のが》れて広い所へ出たといふ迄《まで》で、浮世の空気を一口も呼吸しなかつた。産婆は細い硝子《ガラス》の管《くだ》の様なものを取つて、小《ち》さい口の内《なか》へ強い呼息《いき》をしきりに吹き込んだが、効目《ききめ》は丸《まる》でなかつた。生れたものは肉丈《だけ》であつた。……胎児は出る間際迄《まで》健康であつたのである。けれども臍帯纏絡《さいたいてんらく》と云つて、俗に云ふ胞《えな》を頸《くび》へ捲《ま》き付けてゐた。斯《こ》う云ふ異常の場合には、固《もと》より産婆の腕で切り抜けるより外に仕様《しよう》のないもので、経験のある婆さんなら、取り上げる時に、旨《うま》く頸に掛《か》ゝつた胞《えな》を外《はず》して引き出す筈《はず》であつた。宗助の頼んだ産婆も可成《かなり》年を取つてゐる丈《だけ》に、此位のことは心得てゐた。然《しか》し胎児の頸《くび》を絡《から》んでゐた臍帯《さいたい》は、時たまある如《ごと》く一重《ひとえ》ではなかつた。二重《ふたえ》に細い咽喉《のど》を巻いてゐる胞《えな》を、あの細い所を通す時に外《はず》し損《そく》なつたので、小児《こども》はぐつと気管を絞《し》められて窒息して仕舞《しま》つたのである。

鼠の看板と猫の張紙

「産婆」という文字が御一新後の公文書に見えるのは意外に早い。まだ戊辰戦争の硝煙の臭いも消えない明治元年十二月二十四日、新政府は産婆について次のような太政官布達を早々に発布している。

近来産婆の者共、売薬の世話又は堕胎の取扱等を致し候者これある由相聞へ、以ての外の事に候。元来産婆は人の性命にも相拘はる容易ならざる職業に付き、たとへ衆人の頼みを受け、余儀なき次第にこれあり候とも、決して右等の取扱を致すまじき筈に候。以来万一右様の所業これあり候に於ては、御取紀の上きつと御咎これあるべく候間、心得のため兼て相達し候事。

これは、日本古来の悪習であった堕胎を禁止する法令であったが、明治から大正にかけても、表向きは産婆でもじつは子堕しを専業とする者があとを絶たなかった。たとえば明治五年五月の『新聞雑誌』（四六号）に、次のような記事がのっている。

府下下谷白鼠横丁と云へる処あり。その町角に鼠の看板をかかぐる故に右の町名を唱ふ。この看板は堕胎のために設けしものにて、その屋中幾間にも分ち、あたかも旅籠屋の如し。後家処女等の孕《はら》めるものをひそかに留め置き、この中にて堕胎せしめ、これを以て業となせる由。これ等の処あるを以て、堕胎の風日に盛んに、淫行の徒顧慮する所なし。府下には諸処にこの類多しと聞けり。

堕胎とおなじように、赤子を圧殺するいわゆる間引きにも産婆が手をかしていた。仙台では貧家で出産すると、産婆が「おきますか、もどしますか」とたずねるのが常であったという。「おく」は生かしておくこと、「もどす」は間引きつまり殺すことであり、家族の返事しだいで産婆が生殺いずれかの処理をした。とくに女の子は間引かれることが多く、茨城県筑波郡の子守唄には、「女の子ならおゝちゃぶせ（おしころせ）」とはっきりうたわれている。

女の子ならおっちゃぶせ、男の子ならとりあげろ、とりあげ婆さん名はなんだ、八幡太郎とつけましたこの子守唄にうたわれているように、産婆は「とりあげ婆さん」「トリアゲババ」などと呼ばれていた。ときには「トリアゲオヤ」とも呼ばれ、自分の手がけた子どもと擬制の親子関係をむすんで一生交際をつづける地方もあった。また産婆のいない土地では、出産に経験のある女たちがその任にあたっていた。明治十四年四月十六日の『朝野新聞』によると、岐阜県上石津郡時山では産婆がいないので仲人の家内が取りあげる習俗であると報ぜられている。もともと助産は共同体の相互扶助でもあり、その経験が半専門化し半職業化していったのが産婆ともいえる。

明治はもとより昭和になっても戦前までは、都会の街角でも村の辻でも、どこかふてぶてしくどこか侘しげな産婆の看板がいたるところで目についた（挿画）。その看板に、ときには「生後二ケ月の可愛猫の子差上ます」などと張紙されていた。さきの鼠の看板が堕胎なら、猫のほうは貰い親を求める張紙であった。産婆は生命の幕を開く司祭者であるはずなのに、いつもどこか貧しく後ろ暗い影がつきまとっていたのである。

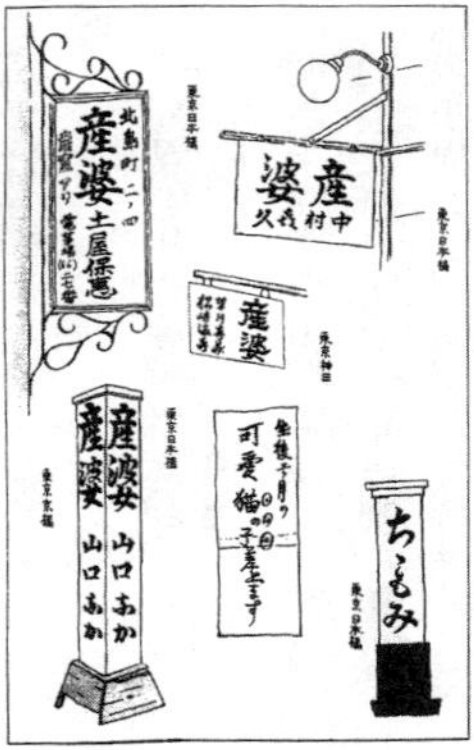

産婆の看板　新井泉男『現代看板考』

広告好きの新産婆

学孕《はら》む国の産婆は試験済《ず》み

明治十六年の川柳である。

明治政府は明治七年医制を発布したさい、その第五十条で、「産婆ハ四十歳以上ニシテ、婦人小児ノ解剖生理及ビ病理ノ大意ニ通ジ、所就ノ産科医ヨリ出ス所ノ実験証書産科医ノ眼前ニテ平産十人難産二人ヲ取扱ヒタルモノヲ所持スル者ヲ検シ、免状ヲ与フ」等の条項を定めた。これを受けて東京府は翌明治九年九月東京府病院内に産婆教授所を設け、新産婆の養成と旧産婆の再教育、また産婆営業には認可を必要とする旨を布達した。こうして明治十二年二月三日には卒業生三十人の試験が行われ、及第者が内務省より本免状を下付された。学を孕んだ試験済み新産婆の誕生である。

この東京府病院は明治十四年に廃止され、産婆教授所も閉鎖されたが、この年六月の卒業生にひとりの宮城県出身者がいた。山崎富子《やまざきとみこ》二十八歳である。

彼女は明治十二年故郷の石巻よりはるばる上京し、海軍軍医総監戸塚文海《とつかぶんかい》の塾生として医術を学び、とくに眼科と産婦人科を専攻、同時に東京府病院産婆教授所で産婆学を研鑽した。そして明治十四年卒業試験に合格、十一月十二日内務卿より産婆営業免許を下付された。第七十九号、全国で七十九番目の試験済み産婆ということである。翌明治十五年に帰郷した山崎富子は、三月七日地元新聞『陸羽日日新聞』に次のような開業広告を出した。

開業広告

産婆手術
眼科外科　山　崎　富　子

右東京ニ於テ久シク産婆学ヲ修メ、今般内務省ノ免許ヲ得タリ。而テ従事専業ノ眼科外科モ亦研究シ帰国候ニ付、則左ノケ所ニ於テ開業シテ治療ヲ施サント欲ス。江湖ノ諸君乞フ御依頼アラン事ヲ。

牡鹿郡石巻字墨廼江　　山崎家ニ於テ　愛育舎

宮城県では新産婆第一号であっただけに、また東北ではまだ医師の開業広告もほとんどなかった頃だっただけに、この新聞広告は人びとの眼を驚かした。開業二ヵ月後の五月二十日、『陸羽日日新聞』はこう報じている。

山崎富子なる者、石ノ巻に産婆学を開きしより、昔時の如き難産に罹る者少なく、市街漁村とも妊婦は大いに力を得て、診察を乞ふ者堵の如し。

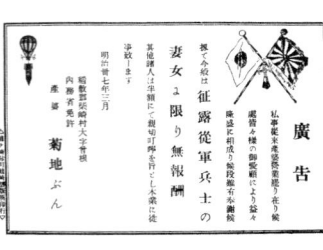

従軍兵士の妻女は無料という産婆の広告
明治37年3月

堵とは垣根のこと、垣根のように並ぶことから、大ぜい整列して立つ意。彼女は貧富を問わず、産婦の身になって尽し、そのうえ才気煥発、男のようなザンギリ髪、その技倆と人気は遠近に知れわたっていった。山崎富子は三年後の明治十八年五月自宅に宮城県最初の私立産婆講習所を設立した。このときも新聞広告を出したが、それによると、甲・乙・丙のそれぞれ三十ヵ月・二十ヵ月・十ヵ月のコースがあり、月謝は毎月金五十銭、食費は毎月一円五十銭、寄宿は愛育舎内産院とされていた。白米十キロが五十銭という時代であった。

こうした産婆学校はその後全国に数多く設立されるようになった。産婆が当時の女性にとっては数少ない堅実で魅力ある職業だったからであろう。明治の若い女たちを引きつけたこの職業の名称が、助産婦と正式に改められたのは、なんと昭和二十二年五月のことである。産婆という賤称に甘んじながらも、彼女らの中にはずいぶんと気っ風のいいのがいた。そのひとり千葉県の菊地ぶんは、日露戦争のとき、「征露従軍兵士の妻女に限り無報酬」という広告を出した（写真）。これもあるいは宣伝の一方便だったのかもしれない……。

VI

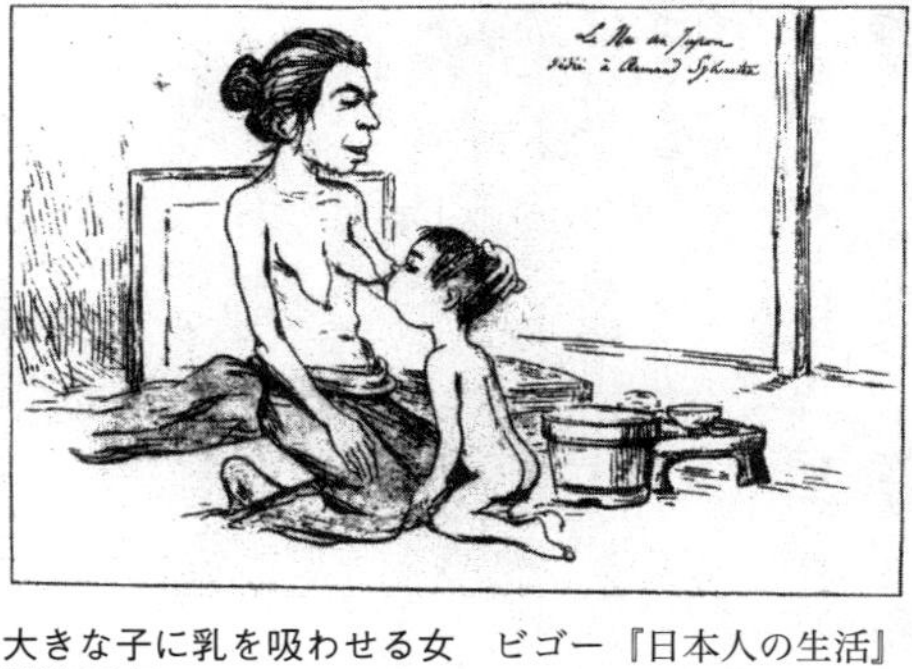

大きな子に乳を吸わせる女　ビゴー『日本人の生活』明治31年

母と子

我《わ》が母よ死にたまひゆく我が母よ
我《わ》を生《う》まし乳足《ちた》らひし母よ

「乳足らひし母」

これは、斎藤茂吉《さいとうもきち》の処女歌集『赤光』に収められた「死にたまふ母」と題する作品のひとつ、近代短歌史にのこる絶唱中の絶唱である。はるばる東京から故郷上山《かみのやま》にかけつけ、臨終の母の枕辺につきそう茂吉の胸中に、ありありと蘇ってきたものは、幼少の自分がまさぐりつづけた母の乳房のぬくもりであった。

明治・大正から昭和初期の日本では、当然のことながら子どもは母乳で育てられた。それも、今日のように短い時間や期間にかぎられることなく、子どもにはいつでもどこでも乳房が無造作に与えられ、それは二年をこえ、三年目までたっぷりと与えられつづけた。母親は人の目の前でも乳房を取りだして子どもに乳を与える。それはごく自然な日常の行為であり、はしたないことでもわいせつなことでもなかった。子どもは昼も夜も母親と身体的に接触し、それは少年期に達するまでつづいた（挿画）。

　こうした伝承的な母乳哺育を、今日の都市化社会で行われている制限的な「形式母乳栄養」と区別して、文化人類学者N・ニュートンは「無制限母乳栄養」と名づけた（山本高治郎『母乳』）。

　茂吉が生まれ育った家庭は、明治の典型的な日本の農家で、そこでは人工栄養でも形式母乳栄養でもなく、典型的な無制限母乳栄養であった。茂吉の「乳足らひし母よ」という慟哭はここからうまれた。

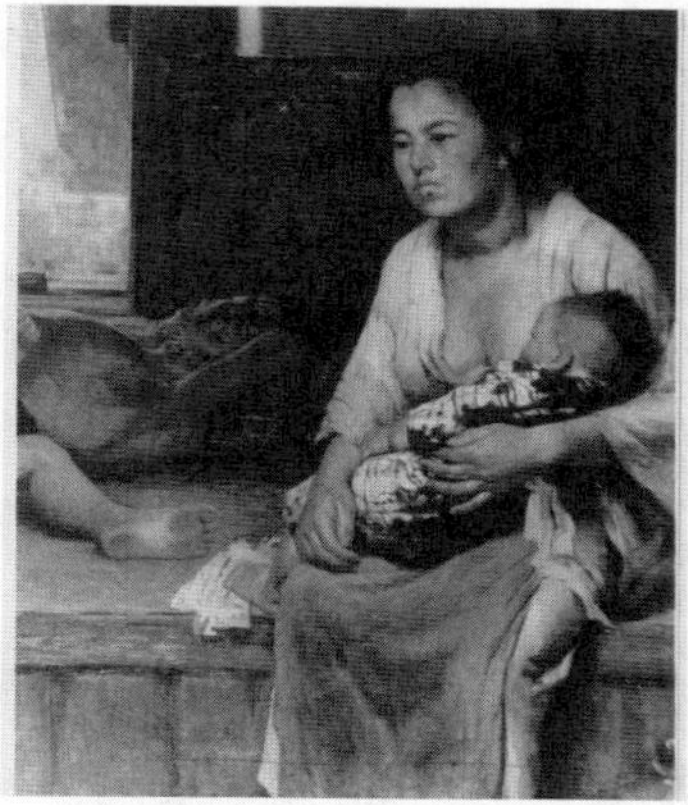

授乳　満谷国四郎画「車夫の家庭」明治41年

　茂吉が生まれた頃、この山形の農村を旅行したイギリス婦人イザベラ・バードは、「五十歳ぐらいに見えた宿の女主人はじつは二十二歳で、彼女の男の子は五歳だというのにまだ乳離れしていない」（『日本奥地紀行』）と驚き、エドワード・モースも、「日本人に出歯の多いのは六、七歳になるまで母乳を飲んでいるからだ」（『日本その日その日』）と述懐している。

こうした時代、もし母乳の出が悪いとか、生母が病気や死亡した場合は、ほかの女性の胸を借りるほかなかった。乳母《うば》を雇うか、乳母の家に里子《さとご》として預けるか、のふたつの方法である。今日からすればたいへんな人件費とおもえる乳母や里子が、明治・大正の社会経済ではむしろ需要・供給のバランスがうまくとれていたのである。

また日本には、「乳合わせ」とか「乳つけ」という風習があり、村の婦人たちがかかわるがわる新生児に乳を与える地方が多く、それは通過儀礼的な意味をもち、また村落の共同体的結束をかためる考えにも根ざしていた。

いずれにしろ、子どもを生母以外の女性の乳房につけることについて、細菌学を知らなかった時代、それはきわめて安易にかつ無造作に行われていたのである。

「はゝのつとめ」

柳田国男は、「日本は昔から、児童が神に愛せられる国でありました」（『日本の伝説』）と書いた。たとえば、日本でもっとも広く民衆に信仰されている地蔵は子どもの友であった。こうした背景には、子どものいのちを大事に育てたいと願う母親の祈りがあった。モースも、「世界中で日本ほど、子どもが親切に取扱われ、そして子どものために深い注意が払われる国はない」（『日本その日その日』）と語っている。来日外国人たちが目をみはったのは、日本の民衆が出産・育児を共同体で受けとめ、集団的にその生命を保護・成長させる手段をこまごまと工夫・実施し、さまざまな通過儀礼によって成長を社会的に確認し、一人前に育てあげようとしてきた子育ての確固とした習俗にたいしてであった。

江戸時代すでに、たとえば香月牛山《かつきござん》の『小児必用養育草《しょうにひつようそだてぐさ》』のような医学にもとづく体系的な育児書が広く読まれていたが、その伝統は明治になっても受けつがれ、明治四五年間に一〇〇冊に近い育児書が刊行された。

とくに明治初期は、子育てにも西欧化の波が押し寄せ、翻訳育児書が多く出版され、また『人工育児法』（明治十八年）とか、『男女育児法』（明治二十七年）などのように、新旧入りみだれた様相を呈していた。そんななかで、明治二十二年に衛生学者三島通良《みしまみちよし》が著した『はゝのつとめ』は女学校などの教科書にも使用された代表的な通俗育児書のひとつである。

上下巻二冊の和綴じ本で、上巻は「親の巻」で、妊娠・出産・産褥をあつかい、下巻が「子の巻」で育児をあつかっている。その第一章は「小児教養法の精神」で、「可成《なるべく》天然に任せよ」ということを力説し、第二章の「人乳《ひとのちち》」では母乳のことを詳しくとりあげ、とくに古来からの無制限母乳栄養の弊害を説き、規則的な授乳をすすめ、また添寝を禁じている。つづいて「乳母」について述べ、そのあと「牛乳」として人工養育法を詳しく論じ、哺乳瓶についてもふれ、後半は発育にしたがった母親の職務《つとめ》を説いている。本書はときの文部大臣榎《えの》本武揚《もとたけあき》が題字を書いており、皇后も台覧されたといわれ、内容は新式の西洋医学にのっとり、意図は富国強兵の路線にそったものであった。

育児書といえばこうした類書しかなかったとき、異色の育児論があった。自由民権運動の理論的指導者植木枝盛《うえきえもり》の『育幼論』である。明治二十(一八八七)年『土陽新聞』の社説欄に十四回にわたって連載された。日本の未来は子どもたちの成長如何にあるとし、旧来の子の親への奉仕を中心とする封建的親子道徳を排し、いっぽう母親に向って、自主独立の子を育てるよう、次のように説いている。日本の伝統的な親の過保護・過干渉を警告した最初の言論といえよう。

親が子供を愛するの余り無用の世話を為し、又は干渉を為し過ぐるは、全く日本の弊習でござります。……子の寝る場合に親が添臥をする如きは、即ちその著しき事柄でござります。……すべて子を育てるには随分自由放任を主と為し、幼穉《ようち》よりして已に自治に嫻《なら》わしむるを肝要といたすでござります。

乳房と哺乳瓶

ヨーロッパにおける近代小児科学の発祥は十八世紀の捨子院であったといわれる。母から捨てられた子どものために、はじめは乳の出る看護婦が働いていたが、それではパリだけでも七、八千人という捨子に応じきれなくなった。そこで牛乳を子どもたちに与えることがはじまり、人工栄養の研究から、小児科学が生まれたのである。

日本では、明治二年、大分の日田にあった捨子を収容した養育館で、フランス領事館に依頼して上海からフランス製の哺乳瓶を取り寄せ、捨子に牛乳を与えたというのが、わが国におけるガラス製哺乳瓶の最初である、といわれる。そして、明治四年の『新聞雑誌』（のちの『曙新聞』）には、「乳母イラズ」という呼称でガラス製哺乳瓶の広告が図入りで出ており、「乳ハ米国《アメリカ》名産ノ牛ヨリ取ルモノヲ最上トス」と記されていた（三五八頁参照）。

明治最初の翻訳育児書といわれる『子供育草』（明治六年）には、表紙にも挿絵にも長い管付きの哺乳瓶で乳を飲んでいる乳児の絵がのせられており、「器械《どうぐ》にて哺養の事」という項目があり、「乳罏」という文字に「ちちとくり」と振り仮名がつけられていた。その後の翻訳育児書では、「吸乳器（ちちのみ）」「哺乳器（うばいらず）」などという呼称で哺乳瓶のことが出ており、明治十二年刊行の『母親之義務並育児法』には、「母親牛乳を小児に与ふる図」として一頁大の挿絵がのっている（次頁写真）。くだって明治三十一年刊行の『育児の栞』の挿絵も、瓶は横型であるが管付きの哺乳瓶である。こうしてみると、明治時代の哺乳瓶は、縦型・横型のガラス製の瓶に、細長いガラス管を入れ、それが瓶口で長いゴム管に接続し、その先にゴム製の乳首のついたものであった。そして、この管付き哺乳瓶が不衛生で使用しづらいことから、はじめは横型直付け（ジャンク型）が、つづいて縦型直付け哺乳瓶が、明治末期から大正初期に出まわった。フランス製・イギリス製のそれは、ともに一個

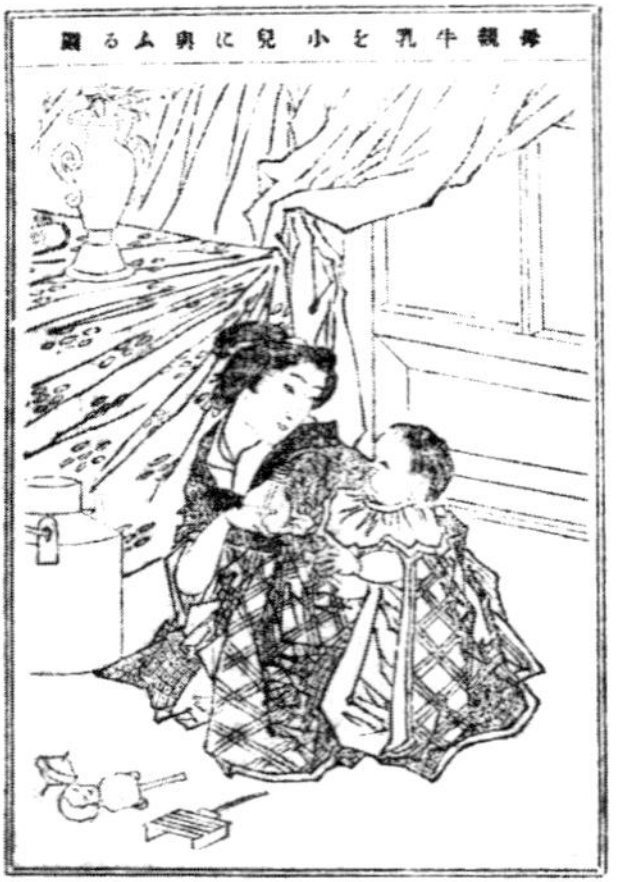

明治時代の哺乳瓶　『母親之義務並育児法』明治12年

四十銭、牛乳十本、炭一俵（一五キロ）の値段であった。

ところで、今日の日本では、生後六週目で母乳だけで育てられている乳児は、全体の半分にもみたないといわれ、哺乳瓶は年間一〇〇〇万本も生産され、乳児一人約五本が消費されているという。

どの文明国においても、工業化・都市化とともに母乳栄養児が減り、人工栄養児が増えていった。明治日本もそのあとを追った。その人工栄養の発達をささえたのは、牛乳の加工技術とともに、ガラスとゴムの技術による哺乳瓶であった。そのガラスとゴムは多くの乳児を救い、母親の解放に大きく貢献した。

しかし、乳児にとって最良の食品は母乳であり、母乳栄養児が人工栄養児にくらべ、より健やかに育つことは昔も今も変りない。そして、なによりも、ゴム製乳首とガラス瓶は、あの母親のやわらかい乳首とあたたかい乳房のように、母と子のあいだにはかり知れない愛の力を呼びおこすような力は、けっしてもっていない。哺乳瓶によって近代日本が得たものと失ったものと、どちらがどれだけ大きかったのであろうか――。

明治四十年の正月、石川啄木は渋民村で、盛岡の妻の実家から帰って来た妹光子《みつこ》の話を聞いて、次のように『日記』に記している。

光子帰り来て、せつ子殆んど平日の如く健に、生れし子は大きくして美しく、むさぼる如く新乳を飲めりと語る。芽出たき事のみなる新年なり。

男と女

「としは十七嫁め入りざかり」

明治十七（一八八四）年といえば、加波山事件をはじめ自由党員が各地で蜂起し、自由民権の叫びが澎湃《ほうはい》として起った年である。この年、こんなどいつが作られた。

としは十七嫁め入りざかり　にじふさんではチトふける

政府は明治十四年詔勅を発し、明治二十三年に国会開設を約束したが、どうしてそれまで待てよう、いますぐにでも開いてほしい、という意である。また、こんな句もある。

　　親のゆるしを十四のとしに　うけてまたるゝ二十三《さん》年

こうしたどいつからは、また当時の結婚年齢を知ることができる。

ここに、明治十一年に版行された東京下町の年ごろの娘の番付表がある。題して「東京箱入娘別品揃」。ここに登場する総勢九八人のミス東京の年齢別内訳をみると、十七歳三一人、十五歳二四人、十六歳一九人、十四歳一一人、十三歳五人で、十八歳以上はわずか八人――。下町娘の適齢期は十四―十七歳、二十歳ともなれば姥桜《うばざくら》ということだった。

明治十四年に出た松村操《まつむらみさお》の『東京穴探』には、東京の中等以上の資産をもつ家では、「大抵男子二十歳前後、女子十四五歳ニシテ結婚スルヲ以テ常トス」とある。ついで横山雅男《よこやままさお》は『婚姻論』（明治二十年）で、「我邦女子の最も早き者は九年二ヶ月、最も遅き者は二十年二ヶ月にして、之を平均すれば十四歳八ヶ月なり」と言っている。

また明治十七年の公式文書『東京府統計書』には、十二歳で結婚した女子七人、十三歳は三四人、十四歳は八七人、十四歳以下で結婚した女子は計一二八人、そして十四歳以下で結婚した男子も一一人が記録されている。「女は十三、四にて嫁するならひ」（『女重宝記』）という江戸時代からの風習は、文明開化の世になっても変らなかった。

しかし、早婚の風習は、心身の発育の定まらない十三、四の女子が、いきなり妊娠・出産という大きな負担を受けることになり、これは女性の病弱・早世の一因となった。

これを憂えた洋学者たち、たとえば津田《つだ》真道《まみち》は、「早婚は無知の民を増し、離婚原因となるため、情欲の抑制こそ必要である」と『情欲論』で説き、福沢諭吉も明治十九年「婚姻早晩論」（『時事新報』）を執筆、「貧民が男女同室を思ふの切なることの必然」を認め、これをとどめるには、「貧富不平均の世を是正すべきである」と論じている。

「男女造化機論」

十七たちまち花嫁月とまり

明治二十一年の川柳。十七夜の月を立待ちの月というので忽ちとかけ、十七歳の花嫁が結婚後すぐ月経が止まり妊娠したという意。こうしたうら若い娘たちのあいだでひそかに読まれていたのが、『造化機論』といういかめしい書名の本であった。

女学校、造化機論は卒業後

明治のはじめ、万物を創造し化育する神を造化ということから、生殖器を造化機と称し、これにかんする知識を造化機論と呼んでいた。昭和の終戦後に性知識の書物が氾濫したように、明治の御一新にも造化機論と名づけた書物が多数刊行された。

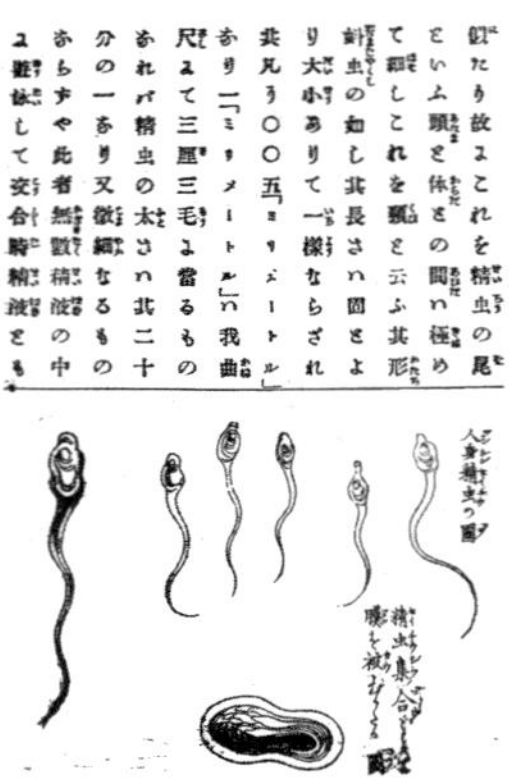

『新撰通俗男女造化機論』の「人身精虫の図」　明治21年

ここにその一冊、明治二十一年刊行の岩本吾一著『新撰通俗 男女造化機論』――蝶と花をあしらった紫布地の帙《ちつ》入り本を開いてみよう。

「生殖総論」につづいて、「男女生殖器」「陰茎論」「睾丸論」「精液論」「女子生殖器」「月経論」「卵種論」とあり、各部の精確な挿絵が付されている。たとえば、精虫（精子）については、次のように述べられている（写真）。

精液の中には一種の小動物《ちいさきいきもの》活動せり。之れを精虫と名づく。これ即ち精液の主要分《かなめなるぶん》にして、人身体細胞《ひとからださね》の一なり。但し肉眼《ひとのめ》にては之れを見ること克《あた》はず。強力なる顕微鏡の力を仮《か》るときは克《よ》く此虫の液中に蠢動するを見ること、恰かも孑孑《ぼうふら》の汚水の中に浮遊するが如し。其数幾千なることを知らず。

ついで、女子生殖器のところでは、たとえば処女膜については、「未だ交媾《まじわり》せざる間は此膜を存すれども、一度《たび》交媾するときは忽ち破るゝものなり」とあり、膣については、「淫事《いろごと》の際《きわ》には甚だ拡張して男子《なんし》の陰茎《いんきよう》を受容《うけい》れ以て交合《こうごう》を営むものなり」といった調子である。月経については、「大概十五才より初《はじ》まるを多しとし、大凡そ三十年間を度《かぎり》とするが故に四十五才にして終はるものとす」とし、「其量も各人異りて少なきは九十『ガラム』大凡五勺より多きは六百『ガラム』大凡三合位《ぐらい》なり」と記している。

このあと、「交接論」「受胎論」「妊娠論」「胎児発育論」「分娩論」等、産婦人科の知識を解説し、また避妊法や不妊についてもふれ、「婚姻早晩論」では、男子は二十五歳、女子は二十一、二歳が適齢期であるとし、早婚をいましめている。

本書でおもしろいのは、生殖器（性器）の各部の名称はほとんどは今日でも生きている用語であり、手淫（自慰）とか遺精（夢精）などなごりの用語もありながら、肝心の性欲と性交ということばがまだなかったことである。

性欲は春情《はるごころ》・淫欲《いんよく》・淫情《いんじよう》・色情《しきじよう》、性交は交合・交接《こうせつ》・交媾・淫事といった淫靡なことばで表現されていたのである。

啄木のヰタ・セクスアリス

月見の夜、紙の団子を嫁まるめ

「月」とは月経のこと、「紙の団子」とは月経中に膣に挿入するため和紙をまるめてつくったもの。女の悲しい性を詠んだ句である。

月経はふるくから「つきやく」「つきのさわり」「血忌」「赤不浄」などと呼ばれ、不浄視されてきた。その観念は明治になってもなんら変ることなく、女性蔑視の通念をつくる一因となっていた。したがって、医学衛生の思想や器械が進歩・発達したにもかかわらず、生理用品への配慮はほとんどかえりみられず、脱脂綿が用いられるのもかなりのちのことで、ながいあいだ「紙の団子」のままだった。

こうした風潮はまた、性にかんする知識や思想への偏見そして弾圧へとつながっていった。たとえば、明治初年に刊行されたさきの『造化機論』の類書が、つぎつぎに発禁処分となり、また明治二十七年にはなんと日本法医学会というれっきとした学会が翻訳した性心理学書『色情狂論』もたちまち発売禁止となった。また「日本医学叢書」の一冊として復刻された『医心方』も、「房内」を含むという理由で明治三十九年発禁となった。

文学作品では、姦通を扱ったということで島崎藤村の『旧主人』が明治三十六年、つづいて佐藤紅緑《さとうこうろく》の『復讐』が明治四十年にそれぞれ発禁となった。そして、明治四十二年には、森鷗外の名作『ヰタ・セクスアリス』を筆頭に、永井荷風《ながいかふう》の『ふらんす物語』などがつぎつぎと発売禁止となった。

ところで、それまで淫欲とか交合とかいわれていたことばに、性欲と性交という用語をはじめて当てたのは森鷗外であった。明治三十五年ときの第一師団軍医部長であった鷗外は、『公衆医事』の第六巻から数回にわたって「性欲雑説」を連載し、西欧の最新の性科学を詳しく紹介し、そこにはじめて性欲・性交という用語を使用した。森鷗外はまさに日本における性科学の先駆者でもあった。

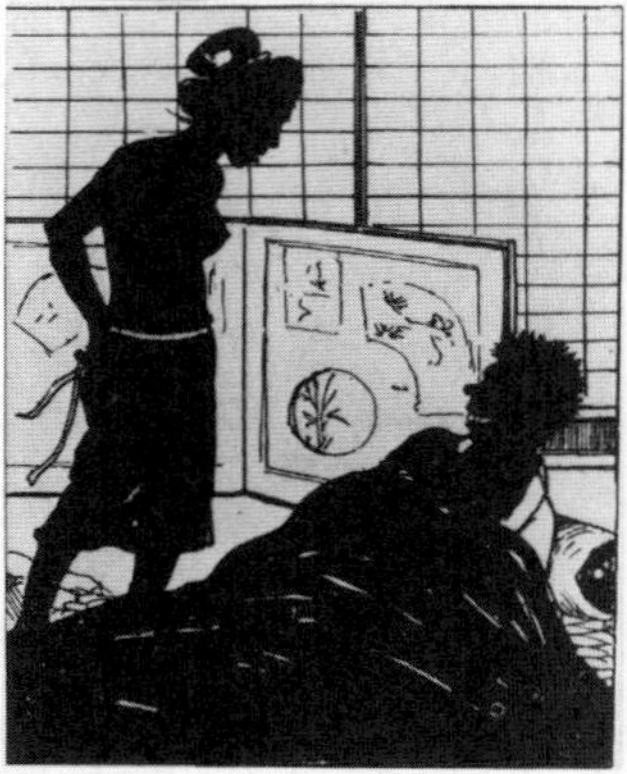

客の床に入ろうとする娼婦　ビゴー
『芸者の一日』明治32年

その七年後、雑誌『スバル』に掲載された『ヰタ・セクスアリス』は、今日からみればわいせつな性欲描写などどこにもないが、ただ性を題材にしたというのが発禁の理由であった。

だがここに、奇しくもおなじ明治四十二年、もし公表されたらとても発禁処分どころではすまない凄絶な性欲描写をした文章がある。石川啄木の『ローマ字日記』である。

その前年、妻子を函館に残したまま上京した啄木は、本郷の蓋平館に止宿し、森鷗外に原稿の売込みを依頼したりしながら創作生活をつづけ、朝日新聞社に就職したものの、年来の借金で家族を迎えることもできず、また文学思想上の煩悶もあってか、自虐的な生活におちこみ、小銭をつかむと浅草の娼家に通った。

啄木が買った淫売婦たちは、「帯を解くでもなく、『サア』と言って、そのまま寝る。なんの恥ずかしげもなく股をひろげる。……何千人にかきまわされたその陰部には、もう筋肉の収縮作用がなくなっている、緩んでいる」。そして「肉の臭いがムウッとする灯《あか》りもない一坪の狭い部屋で」、十八歳のマサという娼婦に啄木がした行為は――。啄木はローマ字で書きつづける。

女は間もなく眠った。予の心はたまらなくイライラして、どうしても眠れない。予は女の股に手を入れて、手荒くその陰部をかきまわした。しまいには五本の指を入れてできるだけ強く押した。女はそれでも眼を覚まさぬ。おそらくもう陰部については何の感覚もないくらい、男に慣れてしまっているのだ。何千人の男と寝た女！　予はますますイライラしてきた。そして一層強く手を入れた。ついに手は手くびまで入った。……予はその手を女の顔にぬたくってやった。そして、両手なり、足なりを入れてその陰部を裂いてやりたく思った。

これが、明治の暗黒をみぬき、社会の平等と人間の自由を時代にさきがけて証言したあの石川啄木であろうか……。ここに、二十四歳の啄木という「男」があるというのなら、では明治の暗黒を背負った十八歳のマサという「女」のほうはどういうことになるのか――。この五日後、啄木は「予における節子の必要は単に性欲のためばかりか?」と自問自答している……。

妻と子

夏目漱石『思ひ出す事など』

カンフル、カンフルと云ふ杉本さんの声が聞えた。杉本さんは余の右の手頸《てくび》をしかと握つてゐた。カンフルは非常に能《よ》く利《き》くね、注射し切らない内から、もう反響があると杉本さんが又森成《もりなり》さんに云つた。森成さんはえゝと答へた許《ばか》りで、別にはかぐ〳〵しい返事はしなかつた。夫《それ》からすぐ電気灯に紙の蔽《おおい》をした。

傍《はた》が一しきり静かになつた。余の左右の手頸は二人の医師に絶えず握られてゐた。其二人は眼を閉ぢてゐる余を中に挟《はさ》んで下《しも》の様な話をした（其単語は悉《ことごと》く独逸語《ドイツご》であつた）。

「弱い」

「えゝ」

「駄目だらう」

「えゝ」

「子供に会はしたらどうだ」

「さう」

今迄落付いてゐた余は此時急に心細くなつた。何う考へても余は死にたくなかつたからである。


これは夏目漱石の『思ひ出す事など』の一節である。明治四十三（一九一〇）年八月二十四日、胃潰瘍の病後養生のため宿泊していた伊豆修善寺の温泉旅館菊屋の八畳間で、漱石は大吐血をおこし人事不省に陥った。これは、そのときのことを回想した一節であるが、病人が危篤状態になると、医師はかならず枕元に妻子を呼び寄せることを考える。

このとき、漱石の病床には東京の長与胃腸病院の杉本副院長と森成医師、朝日新聞社の坂元雪鳥《さかもとせっちょう》、そして妻の鏡子が付き添っていた。この夜八時、漱石は五百グラムという大量の血を傍にいた妻の着物に吐きかけたのである。

夕暮間近く、俄《にわ》かに胸苦《むなぐる》しい或物のために襲《おそ》はれた余は、悶《もだ》えたさの余りに、折角《せつかく》親切に床《とこ》の傍《わき》に坐つてゐて呉《く》れた妻《さい》に、暑苦しくて不可《いけ》ないから、もう少し其方《そつち》へ退《ど》いて呉れと邪慳《じやけん》に命令した。夫《それ》でも堪へられなかつたので、安静に身を横《よこた》ふべき医師からの注意に背《そむ》いて、仰向《あおむけ》の位地から右を下に寐返らうと試みた。余の記憶に上《のぼ》らない人事不省の状態は、寐ながら向《むき》を換へにかゝつた此努力に伴ふ脳貧血の結果だと云ふ。

余は其時さつと迸《ほとば》しる血潮を、驚ろいて余に寄り添はうとした妻《さい》の浴衣《ゆかた》に、べつとり吐き懸けたさうである。雪鳥君は声を顫《ふる》はしながら、奥さん確《しつ》かりしなくては不可《いけ》ませんと云つたさうである。

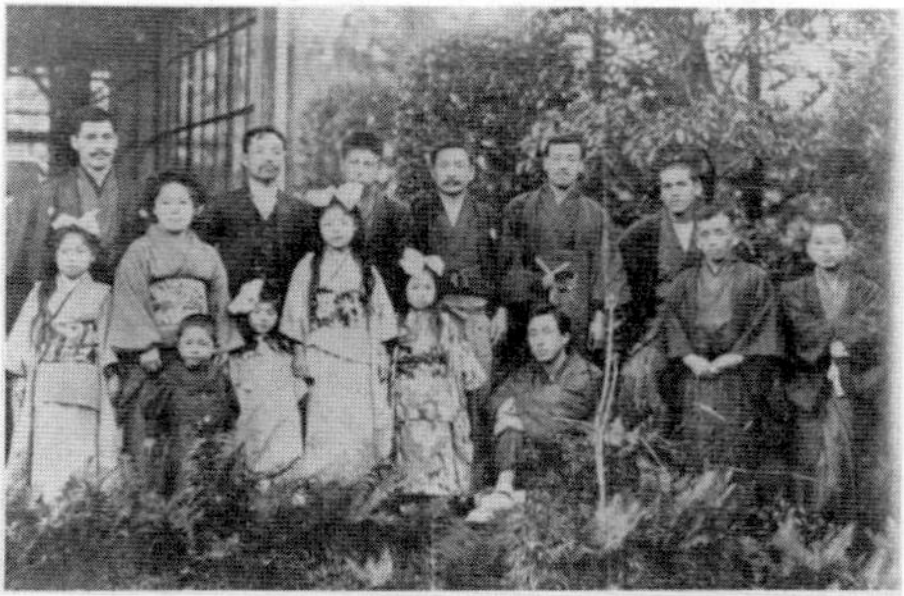
大患後の漱石（後列右より三人目）を囲む家族・医師・友人たち　明治44年

坂元雪鳥の『修善寺日記』によると、真紅に染った浴衣を夫人が着換えて傍に戻って来てしばらくして、意識のもどった漱石が最初にもらした言葉は、「妻は……」という一語だった。そして翌朝四時頃すこし落ち着いた漱石は、夫人に「……お前ねていいよ」と言ったという。隣室で妻鏡子は、昨日まで漱石がつけていた『日記』にこう記す。

朝より顔色悪シ杉本副院長午後四時大仁着ニテ来ル診察ノ後夜八時急ニ吐血五百ガラムト云フ、ノウヒンケツヲオコシ一時人事不省カンフル注射十五食エン注射ニテヤ、生気ツク皆朝迄モタヌ者ト思フ　社ニ電報ヲカケル夜中子ムラズ

病床の父と子どもたち

漱石危篤の報をきいて、翌二十五日親族・門弟たちが続々と駆けつけてきた。そんな中に、茅ケ崎海岸で夏を過していた三人の幼い娘たちがいた。

子供が来たから見てやれと妻《さい》が耳の傍《そば》へ口を着けて云ふ。身体《からだ》を動かす力がないので余は元の姿勢のまゝ唯《ただ》視線丈《だけ》を其方《そのほう》に移すと、子供は枕を去る六尺程の所に坐つてゐた。

（中略）

彼等の顔には此会見が最後かも知れぬと云ふ愁《うれい》の表情が丸《まる》でなかつた。彼等は親子の哀

別以上に無邪気な顔を有《も》つてゐた。さうして色々人のゐる中に、三人特別な席に並んで坐らせられて、厳粛な空気に凝《じつ》と行儀よく取り済《す》ます窮屈を、切なく感じてゐるらしく思はれた。

娘たちは一日おいた二十七日、親戚の者に連れられて帰った。漱石が『日記』を自筆で再開するのは九月八日。三日後の九月十一日「子供の手紙を読む」とある。幼ない栄子は片カナで、次女の恒子は尋常に、そして十二歳の長女筆子は整わない候文で、こんな手紙を父親に書いてきた。

御《お》祖母《ばば》様《さま》が雨がふつても風がふいても毎日々々一日もかゝさず御しやか様へ御詣《おまいり》を遊ばす御《お》百度《ひやくど》をなされ御《お》父様《とうさま》の御病気一日も早く御全快を祈り遊ばされ又高田の御《おん》伯母《おば》様《さま》何処かの御宮へか御詣り遊ばすとのことに御座候。ふさ、きよみ、むめの三人の連中は毎日猫の墓へ水をとりかへ花を差し上て早く御父様の全快を御祈りに居り候。

これを読んだ漱石は、前の日の『日記』に「万年筆をふる力なし」と書いていながら、すぐに傍にあった手帳の一頁を破り、その表と裏に、三人の娘に宛てて次のような手紙を書くのである。

けさ御前たちから呉れた手紙をよみました。三人とも御父さまの事を心ぱいして呉れて嬉しく思ひます。

此間はわざ〳〵修善寺迄見舞に来てくれて難有う。びよう気で口がきけなかつたから御前たちの顔を見た丈です。

此頃は大分よくなりました。今に東京へ帰つたらみんなであそびましよう。

御母さまも丈夫でこゝに御出です。

るすのうちはおとなしくして御祖母さまの云ふことをきかなくつてはいけません。

三人とも学校がはじまつたらべんきようするんですよ。

御父さまは此手紙あおむけにねてゐて万年ふででかきました。

からだがつかれて長い御返事が書けません。

御祖母さまや、御ふささんや、御梅さんや清によろしく。

今こゝに野上さんと小宮さんが来てゐます。

東京へついでのあつた時修善寺の御見やげをみんなに送つてあげます。

左様なら

父より

筆子

恒子へ
えい子

「万事夫《おっと》に都合よき様」

こうして十月十一日、ようやく危機を脱した漱石は、急造の釣台に乗せられたまま、大仁から汽車で新橋に着き、そのまま麹町区内幸町の長与胃腸病院に再入院した。

九月二十一日、「生き返るわれ嬉しさよ菊の秋」と詠み、九月二十三日の日記には、「粥も旨い。ビスケットも旨い。オートミールも旨い。人間食事の旨いのは幸福である。其上大事にされて、顔迄人が洗つてくれる。糞小便の世話は無論の事。これを難有いと云はずんば何をか難有いと云はんや」と妻や医師たちに感謝の涙を流した漱石――。そして『思ひ出す事など』にも、「忙しい世が、是程《これほど》の手間《てま》と時間と親切を掛《かけ》てくれようとは夢にも待設けなかつた余は、病に生き還《かえ》ると共に、心に生き還つた。余は病に謝した。又余のために是程の手間と時間と親切とを惜《おし》まざる人々に謝した。さうして願はくは善良な人間になりたいと考へた」――こう心に誓った漱石だった。

しかし、その感謝も誓いも世間に向けてだけのものだったのだろうか。やがて体力も回復してきた十月三十一日、病室から手紙で漱石は妻鏡子にこんな言葉を吐く。

きのふ御前から御医者の礼の事に関し不得要領の事を聞かされたので今朝迄不愉快だつた。（中略）病人の方から云ふとあんな事は万事知らずにゐるか、さうでなければ一日も早く医者にも病人にも其他の関係者にも満足の行く様にはやくてきぱきと片付く方が心持がよろしい。どうか今度其話をする時はもつと要領を得る様に願ひたい。

今のおれに一番薬になるのはからだの安静、心の安静である。必ずしも薬を飲んでゐる許や寐てゐる許が養生ぢやない。いやな事を聞かされたり、思ふ様に事が運ばなかつたり、不愉快な目に逢はせられたりするのは、薬の時間を間違へたり菓子を一つぬすんで食ふよりも悪いかも知れない。

昨夕も云ふ通り今のおれは今迄の費用のかたがはつきり就いて、病室の出入がざわ〳〵しないで、朝から晩迄閑静に暮す事が出来て、（自分の随意に一人で時間を使ふ事）さうして日々身体が回復して食慾が増しさへすれば目前はまあ幸福なのである。病人だから勝手な事をいふが、実際さうだよ。（中略）

世の中は煩はしい事ばかりである。一寸首を出してもすぐ又首をちゞめたくなる。おれは金がないから病気が癒りさへすれば厭でも応でも煩はしい中にこせついて神経を傷めたり胃を傷めたりしなければならない。しばらく休息の出来るのは病気中である。其病気中にいら〳〵する程いやな事はない。おれに取つて難有い大切な病気だ。どうか楽にさせてくれ　穴賢そうかとおもうと、翌明治四十四年二月二日の手紙では、「眼がまはつて倒れる抔《など》は危険だよく養生をしなくては不可ない。全体何病なのか。具合が少しよくなつたら、よくなつたと郵便で知らせて呉れ。御前が病気だと不愉快で不可ない。(中略)早く帰りたい。帰つても御前が病気ぢやつまらない。早くよく御なり。御見舞に行つて上げやうか」と、ずいぶん身勝手なことをへらず口で書き送っている。

「修善寺の大患」が漱石に精神の一大転回をもたらし則天去私への一歩となった、という説がある。しかし、死に直面し悟ったとおもったのも束の間、ふたたび煩悩が頭をもたげてくるのは天才も凡人も同じであろうか。漱石は謡《うたい》をとめる妻に、二月十日例によって次のようなシニカルな手紙を書き送るのである。

拝啓本日回診の時病院長平山金蔵先生と左の通り談話仕候間御参考のため御報知申上候。

旦那様「もう腹で呼吸《いき》をしても差支ないでせうか」
病院長「もう差支ありません」
旦　「では少し位声を出して、——たとへば謡などを謡つても危険はありますまいか」
病院長「もう可《い》いでせう。少し習《な》らして御覧なさい」

旦　「毎日三十分とか一時間位づゝ遣《や》つても危険はないですね」

院　長「ないと思ひます。もし危険があるとすれば、謡位已《や》めて居たつて矢張り危険は来《く》るのですから、癒《なお》る以上は其位の事は遣《や》つても構はないと云はなければなりません」

旦　「さうですか、難有う」

右談話の正確なる事は看護婦町井いし子嬢の堅く保証するところに候。して見ると、無暗に天狗と森成大家ばかりを信用されては、亭主程可哀想なものは又とあるまじき悲運に陥る次第、何卒此手紙届き次第御改心の上、万事夫《おっと》に都合よき様御取計被下度候　敬具

生と死

「体温暁に残れり」——乳児死亡

明治四十三（一九一〇）年九月、幸徳秋水たちが大逆罪で裁判にかけられたことが報じられた。

その九月二十五日夜、東京本郷区弓町の床屋「喜之床《きのとこ》」の二階六畳間で、石川啄木の妻節《せつ》子《こ》は、函館の宮崎郁雨《みやざきいくう》の妻となった妹ふき子にあてて手紙を書く。

私も十月のはじめには子どもが二人になるのでせわしい事だろうと、今からいやな心地がします。二階ではし方ありませんから、大学病院に行て生むつもりで居ります。

十月四日午前二時、節子は大学病院で男の子を産んだ。真一と名づける。この日、啄木は処女歌集『一握の砂』の出版がきまり、稿料二十円のうち十円を受けとる。

出産後、一週間で節子は退院したが、節子は脚気の症状があり、医師は授乳を禁じた。真一は大きな赤ん坊だったが、心臓がよくなかった。

それから二十四日目の十月二十八日、啄木が朝日新聞社の夜勤から帰った午前零時半、ほんの二分ほど前に真一の脈は切れた。呼ばれた医師が心臓に直接注射したとき、かすかな声で泣いた。肌のぬくもりは明けがたまであった。啄木は『日記』にこう記す。

十月二十七日夜十二時過ぐる数分にして死す。恰も予夜勤に当り、帰り来れば今まさに絶息したるのみの所なりき。医者の注射も効なく、体温暁に残れり。

翌二十九日午後、「喜之床」の新井家の菩提寺浅草区永住町了源寺でささやかな葬儀が行われ、氷雨《ひさめ》のなか市外町屋の火葬場で煙となった。遺骨がまだ火葬場から戻らないその夜、

『一握の砂』の見本刷が届いた。「東海の小島の磯の白砂に」の歌ではじまるこの歌集は、親友宮崎郁雨と金田一京助《きんだいちきょうすけ》に捧げられたが、啄木はさらに扉に次のように記す。

また一本をとりて亡児真一に手向く。この集の稿本を書肆の手に渡したるは汝の生れたる朝なりき。この集の稿料は汝の薬餌となりたり。而してこの集の見本刷を子の閲《けみ》したるは汝の火葬の夜なりき。

その夜、啄木はその見本刷に死児痛哭の歌を八首つけ加える。

おそ秋の空気を
三尺四方ばかり
吸ひてわが児の死にゆきしかな

これにたいし節子がのこしたのは、毛筆でこまかに記した「真一葬儀収支帳」であった。そこには、香典の合計十四円五十銭、支出の合計十五円六十銭、お棺五十三銭、位牌五十五銭……と記されている。

それから一年半後、明治四十五年四月十三日啄木は二十六年の命を肺結核で奪われ、翌大正二年節子も肺結核であとを追う。

当時の平均寿命の低さは、結核やコレラなど伝染病の流行にもよるが、もひとつ当時の乳児死亡率の異常な高さによる。明治から大正にかけて、百人の新生児のうち十五人以上が死んでしまった。富国強兵・殖産興業に狂奔し、伝染病対策や軍陣医療に忙殺された明治日本においては、母子衛生や栄養問題など国民の基本的な健康にかかわる問題に力をさく余裕のないまま、弱者・病者はひたすら繁栄と発展の犠牲となっていったのである。

大逆事件の公判に聞耳をたてながら、明治四十三年の大晦日、病弱な父母と妻に長女の一家、それに百数拾円の借金をかかえた啄木の手許には、わずか一円二十銭しかのこっていなかった。

診断書・死亡届・妊娠届

石川啄木の戸籍は、父一禎《いってい》を戸主とし、岩手県岩手郡渋民村にあったが、明治四十三年九月東京本郷区弓町に移した。だがそこには長男真一の記載はない。わずか二十四日、この世の空気を吸って死んだこの子は、出生・死亡を届出るいとまもなかった。

しかし、臨終にかけつけた医師は、死亡診断書を書いたにちがいない。そして家族のだれかがこれを本郷区役所に持っていき、火葬の許可証をもらったのであろう。内務省は明治三十三年九月三日、「死亡診断書死体検案書竝死産証書死胎検案書記載事項ノ件」を公布している。その第一条には次のようにある。

第一条　医師ハ其ノ作為スヘキ死亡診断書又ハ死体検案書ニ左ノ諸件ヲ記載スヘシ

一、死亡者ノ氏名、其ノ職業及其ノ出生ノ年月日

二、病死者ニ在テハ其ノ病名、自殺者ニ在テハ其ノ手段、自殺以外ノ変死者及中毒者ニ在テハ其ノ種類

三、発病ノ年月日

四、死亡ノ年月日時及其ノ場所

この内務省令が正式に公布される以前にも、医師は診断書や死亡届を書いて、役所に報告していた。ここに、熊谷県（いまの埼玉県）の医師内田了仙が、明治九―十年にわたって書きのこした診断書・死亡届の控えがある。診断書ははじめ容体書といっており、これは戸長に提出し、死亡届は県令あてとなっている。たとえば、千葉県からやって来て熊谷県大里郡熊谷に借家住いしていた商人大野伴右衛門は、次のような症状をたどり、五十七歳で死んだ。

容体書

当駅八十八番屋敷内借店
新井辰五郎寄留
千葉県下上総国
望陀郡爪倉邨
商　大野伴右衛門
五十七年一月

右ノ者病気ニ付見舞呉候趣本月十日戸主川田長兵衛申出候間罷越診察致シ候処現症呼吸促迫喘鳴人事不省脈搏七十五度医案従来喘息症ノ処頃来ノ感冒ヨリ急性肺炎継発ト診断候ニ付祛痰強壮ノ剤種々投与候ヘトモ老衰殊ニ寄要ノ患部ニ付本日午前第七時死去仕候右容体如是候以上

明治九年第四月十日
内田了仙

正副戸長御中

死亡届

喘息継発急性肺炎　大野伴右衛門

明治九年第四月十日死　五十七年一月
右ハ私施治ノ患者ニ候処死去候間此段御届申上候也
明治九年第四月十日　内田了仙
熊谷県令楫取素彦殿

この医師は一年半ほどの間に五十通ほどの死亡届を書いている。男女とも多いのは卒中・肺結核、男では梅毒、女では産後血暈が多い。そしてもっとも多いのが十六通の乳幼児の死亡届で、その病名は「遺伝毒」がほとんどで、ほかに「脳水腫」「胎毒症」などである（二四〇頁写真）。

ところで、明治のはじめ頃、こうした診断書・死亡届そして出生届のほかに、「妊娠届」というのを提出させていた地方があった。おそらく、江戸時代からつづいた堕胎や間引を取締るのが目的だったともおもわれる。

熊谷で医師内田了仙に看取られて死んだ大野伴右衛門の故郷千葉県上総国で、おなじ明治九年に提出された妊娠届の綴りがのこっている。たとえば、十八歳のかいんの場合――。

初度妊娠御届

かん

当九年二月　十八年二月

右私二女去八年十一月ヨリ妊娠当二月四ヶ月ニ罷成来八月臨月ニ相当候此段御届申上
候以上

第七大区八小区
長柄郡岩沼村
三拾三番屋敷居住
農　久保田作兵衛

明治九年二月六日

右村用掛　野口久作

正副戸長御中

この岩沼村では、この二月中、かんのほか、二十五歳のさきが二度目の妊娠で四ヵ月、三十五歳のはるが五度目の妊娠で四ヵ月であった。はたして、この女たちは無事出産し、赤ん坊たちは無事育ったであろうか……。

「電報料一円八十銭・代書料十銭」

明治もさいごの四十五年、その四月十三日午前九時三十分、石川啄木は東京小石川区久堅町の陋屋《ろうおく》で、妻節子、老父一禎それに若山牧水《わかやまぼくすい》にみとられ、二十六年と二ヵ月の人生を閉じた。風もないのに桜の花の散る日だった。

その夜、節子は八ヵ月前からつけていた金銭出納簿の横罫ノートを開き、四月十三日の収支を表のように記す。

この日、最大の支出は親族・友人に死亡を通知するための電報料。当時の電報料金は市内十銭、市外二十銭であったから、まず十数通の電報が打たれた。あとは一銭五厘の葉書を六十銭、四十枚買って知らせた。そのあと十五銭のさるまたを買って着かえさせ、十銭の蠟燭と二銭の花を供え、四銭のもりそばを五人前とって通夜をした。そして、ここに代書料十銭とあるのは、本郷区役所への死亡届の代金であったろう。

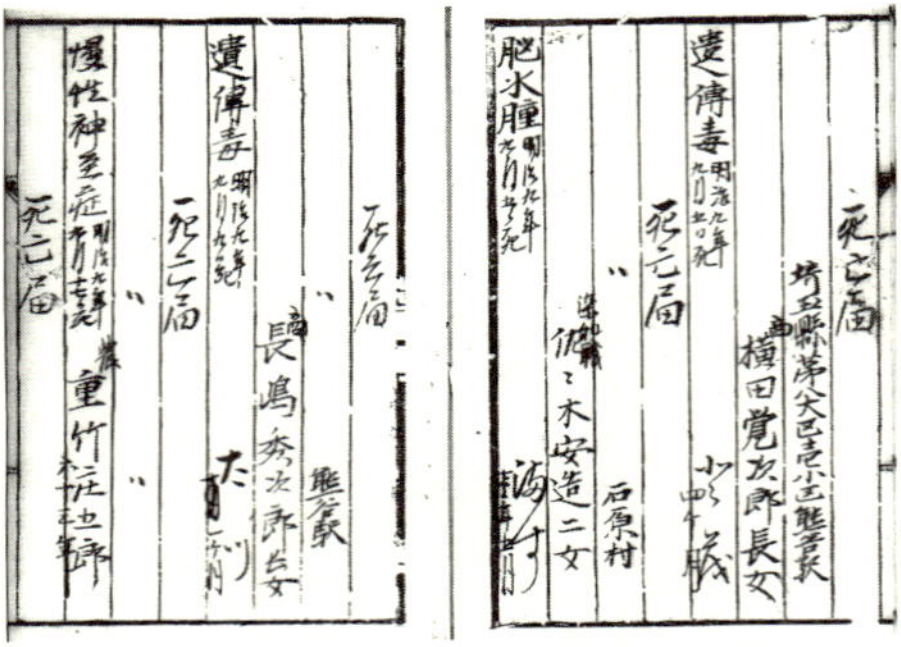

死亡届の控え（埼玉県）　明治9年

さて、人が死ねば葬式となるが、当時は自宅から葬儀場まで練り歩く葬列を行うのがふつうであった。明治三十四年刊行の平出鏗二郎『東京風俗志』によると、次のようになかなか大げさなものであった。

　葬儀の行列は、貴賤によりて、一概ならず。されど中流のについていへば、案内者前に立ちて導き、高張《たかはり》・生花《いけばな》・造花《つくりばな》・放鳥《はなしどり》これに次ぎ、迎僧《むかいそう》行き、香炉《こうろ》持《もち》・位牌持《いはいもち》踵ぐ。位牌持は多く喪主これを勤む。……次に棺とす。棺の両側に駕籠《かご》脇《わき》の供人《ともびと》従ふ。死者男なれば男、女なれば女とす。……棺に次ぎて家族、親戚従ひ、次いて一般会葬者これを送るなり。町家は多く高張挑灯を用ひざれど、身分ある者はこれを掲げしむ。富めるは途に籠鳥を放ち、或は灯籠を挑げ、何某の柩などしるせる旗を棺の前に樹てしめ、或は伶人に笙鼓を鳴らさしめて行くもあり。喪主は羽織袴、或は洋風の礼服を着れども、身分の貴きは喪服を着し、竹杖をつきて従ふ。

　啄木のばあいは、こんな葬列どころではない。友人土《と》岐《き》善麿《ぜんまろ》・金田一京助らの奔走により、死の翌々日の十五

		円	銭	厘
収支	お香典	120	00	0
	電報料	1	80	0
	主人薬価		20	0
	代書料		10	0
	葉書		60	0
	茶椀		20	0
	土びん		10	0
	お花		2	0
	さるまた		15	0
	ろうそく		10	0
	そば		20	0
	小計	3	47	0
	残高	127	49	5

啄木一家の金銭出納簿　明治45年4月13日

日、浅草の等光寺でやっと葬儀が営まれた。会葬者約四、五十人、そのなかには夏目漱石・森田草平《もりたそうへい》・北原白秋《きたはらはくしゅう》・木下杢太郎《きのしたもくたろう》・佐佐木信綱《ささきのぶつな》らの顔が見えた。一同焼香が終ったあと、柩は大遠忌《だいおんき》で賑わう本願寺境内を、五、六人の人にまもられ、町屋の火葬場へとさびしく舁《かつ》がれていった。

VII

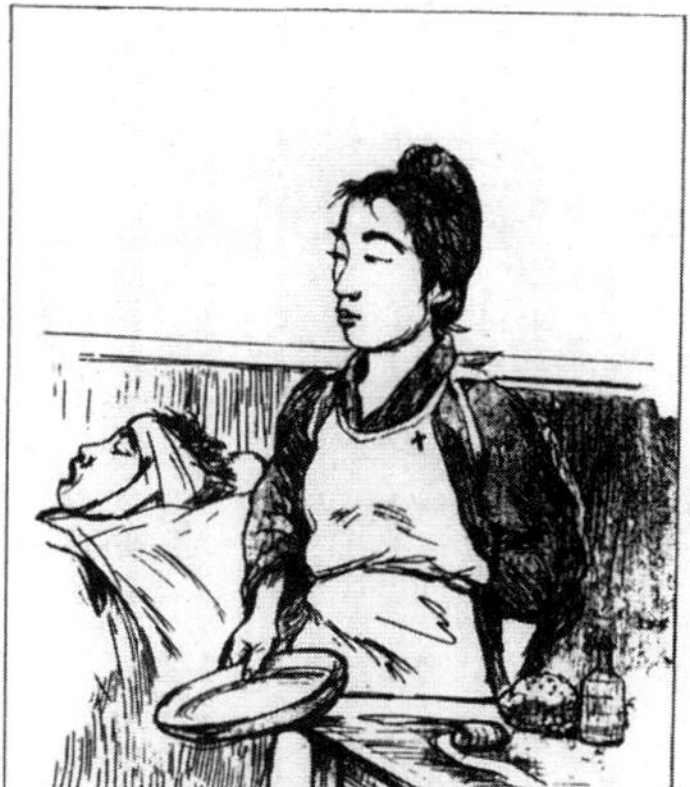

看護婦　ビゴー『日本人の生活』明治31年

家族有情

「家内一同眠食の時も忘れ」

明治二十二（一八八九）年七月一日、東海道本線が神戸まで全通した。その九月、五十六歳になった福沢諭吉は、家族一同を引き連れ、汽車に乗って京阪地方を旅行、山陽鉄道会社に勤めて神戸にいた次男の捨次郎《すてじろう》に会い、十月五日帰京した。ところがその直後の十月十七日、中村貞吉《なかむらさだきち》に嫁していた長女里（おさと）が腸チフスを発症した。

諭吉は自宅に臥床した長女に連日連夜つき切りで看病し、その合間に神戸の捨次郎に一日おきぐらいに病状を手紙で書き送る。たとえば十月二十五日、諭吉は捨次郎に宛ててこう書いている。

……発病後今日は九日目にて熱度は今正に盛なり。昨午後は四十度六分、今午後は尚進で四十度八分まで達し、人事不省にて随分苦痛、今四十八時間も過ぎ候はゞ退歩に及ぶべきやと防禦苦戦最中なり。……

発病後始終腹満を覚候に付、一昨夜下剤を投じ十分功を奏せず、依て灌腸致して之を促し、昨夜十分快通、夫れが為め腹の塩梅は宜敷相成候得共、発すべき熱は之が為めに発せざるを得ず。

衰弱は尚未だ頂上に至らず候得共、食慾は絶て無之、無理に葡萄酒、ミルク、ソップを進めて維持致居候。看病婦は両人雇入れ、手当は毫も怠る所なし。病中心淋しく頻りに父母兄弟を慕ひ候に付、病床の妨《さまたげ》にならざる限りは近づきて面を見せ居候。

医師の説も、大患は大患なれども悪症の発徴無之ゆゑ必ず凌ぐべしと、気やすめでなくほんとふに申居候。唯々骨肉の目を以て見れば心配の情に堪へず、家内一同眠食の時も忘れ茫然騒然致すのみ。……

日本では古くから病気は個人にかかわるものだけでなく、家族全員がわかち合う出来事《イベント》であった。家族の一員の病苦は家族全員によって代理体験されるものであり、病いは家族全員によって癒やされるものであった。

近代日本をリードした開明思想家福沢諭吉にあっても、病人と家族との関わり方においては、そうした日本人特有の心性と慣習になんら変りなく、他家に嫁し二十二歳になる長女の病気に、「家内一同眠食の時も忘れ茫然騒然致すのみ」であり、その経過をまた遠方にいる家族や縁者に逐一報ずるのである。

次男の捨次郎宛の手紙には、おさとの熱の上下をはじめ、ミルクを何オンス呑ませたら便通が良くなったとか、今日はおじや、味噌汁、ゆりのねを食べさせたとか、病床を座敷に移したとか、病人の動静をつぶさに伝え、これを読む捨次郎にあたかも姉の傍らにいるかのようなおもいにさせる。

また故郷中津にいる姉たちには、「私共夫婦は昼夜の別なく看護致し、前後も分らぬほどの心配に有之候」と書き、知人白洲《しらす》退蔵《たいぞう》宛には、「患者が人事不省なるのみならず、父母兄弟都《すべ》て人事を知らず、昼夜の別なく打寄りて唯茫然騒然たるのみ」としたためている。

「一家の大乱なり」

福沢諭吉には四男五女の子どもがいたが、『福翁自伝』でも語っているように、「其の九人の中は軽重愛憎と云ふことは真実一寸《ちょい》ともな」く、「又親子の間は愛情一偏で、何ほど年を取ても互に理窟らしい議論は無用の沙汰である。是れは私も妻も全く同説で、親子の間を成る丈け離れぬやうにする計り」であった。

福沢家はもとより明治日本の上流家庭であったが、親子の心情とか家族のしきたりという点では、明治日本のごく普通の家族と変りなかった。家族の誰かが病気になれば、大思想家諭吉も子煩悩の並の父親となって周章狼狽し、多忙をきわめた諭吉もすべてを捨てて看病に日夜奔命するのである。

そんな諭吉にとって、おさとの腸チフス騒動も忘れかけた翌々年の明治二十四年一月、こんどは一家がインフルエンザに襲われた。一月七日甥で三井の大番頭中上川彦次郎宛の手紙に、諭吉はこう書いている。

流行の感冒にて家中顔色なし。老生事は十二月廿六日発病、一月一日に至り全く解熱致候得共、甚しき衰弱を遺し、百事視ることも聴くことも不出来、昨日まで空しく日を消し候処、夜前より今朝に掛け精神一転、大に快く相成、此分にては両三日中に旧に復し可申、然る処おきん（妻）事一月一日より恰も老生に交代して今尚平臥、おしゅん（三女）も一昨日より同様、今日はおしゅんが一番苦しみ居候。お房（次女）は一昨日午後二時安産、男子出生、産は至極順なりしかども、是れも産前三、四日来時々発熱、産後の今日も同様、医師の診察に偶然インフルエンザに犯されたるものならんと云ふ。

このときも、神戸にいる捨次郎をはじめ親族知友に家族の病状を手紙でこまごまと報じる。そして、三女俊（おしゅん）の許婚《いいなずけ》で当時ロンドンに留学していた清岡邦之助《きよおかくにのすけ》に宛てた手紙には、「東京市中の病人は凡そ百万、……火葬場の繁忙はコレラの時に倍する勢なるよし」と報じ、「子供の中に免がれ居る者は三八（三男）壱人のみ。又下女下男も同様、飯を炊く者にも不自由なる次第、実に一家の大乱なり」と書き送っている。

「一家の大乱なり」とはいかにも大げさにきこえるが、諭吉ならずとも人びとの気持はこの通りであった。当時疫病流行といえば、家族がもろにその災厄をかぶり、家族全員で対処しなければならない大乱であり、それだけに病気は親と子、家族と共同体を結ぶもっとも根強いきずなでもあった。

このとき諭吉は、友人山口広江《やまぐちこうこう》宛の書簡で「二十余年来一家の大厄年」と書き、「尚以府下にては近来流行病を名づけてお染風《そめかぜ》と云ひ、戸々に久松留《ひさまつる》主《す》と紙を貼するもの多し。如何なる訳にてお染と申たるや、或は感染の染の字に基きたるものか」と、当時の興味ぶかい世相を伝えている。

「老妻並におたきは付添にて共に入院」

ところで、インフルエンザが無事通過したのもつかの間、この明治二十四年は福沢家にとってまさに「二十余年来一家の大厄年」となった。というのは、この年の三月、十七歳になる三女おしゅんが大学病院で卵巣嚢腫の手術をするという大事がおこったのである。諭吉はさっそくロンドンにいるおしゅんの許婚清岡邦之助宛に、三月七日この顛末を次のようにしたためる。

おしゅん事去年三月の頃より腹部に少々痛所有之義は、兼て御話も致候通りの次第にて、さしたる事も無之、起居眠食常の如く、時としては劇運動も致して曾て苦情も覚へず、併し医者の申すに、何か腹中に異物あるに相違なし。……彼の腹内の物は消散の様子なきのみか、秋より冬に至り漸々に増大するが如し。松山並に印東氏へ診察を依頼して其言を聞くに、是れは腹内の卵巣嚢腫ならんと云ふ。依て当年二月に至り長与専斎氏へ談し、大学病院の浜田玄達（是れは方今婦人科第一流の医者なり）へ診察を乞ひ候処、果して卵巣嚢腫に相違なしと定まり、いよ〳〵斯くと定る上は一日も早く手術を施すに若かずとの事にて、本月一日より大学病院に入り、昨六日午前十一時手術を施し、幸に好成跡を得たるは別紙新聞紙の如し。

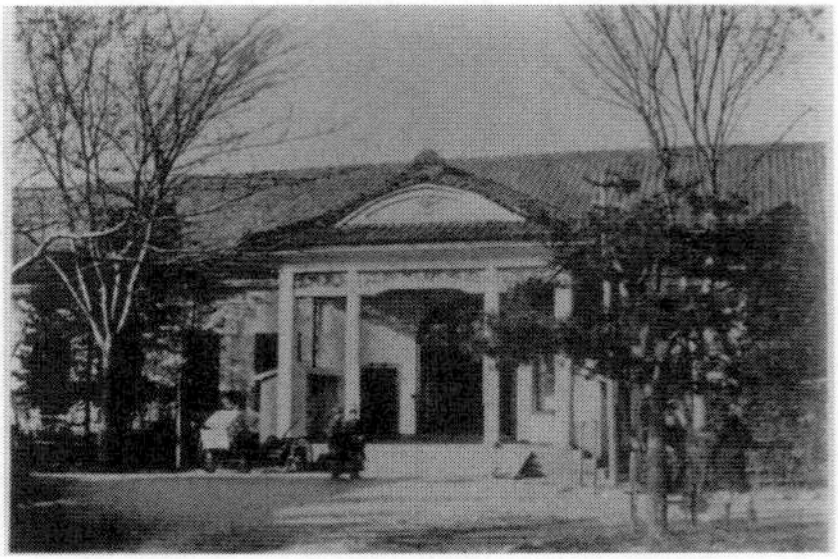
明治中頃の東京大学病院の玄関

ここで「別紙新聞紙の如し」とあるのは、おなじ日の『時事新報』雑報欄に「大学病院の手術」と題した福沢家令嬢の手術に関する記事のことで、これは諭吉自身の執筆と推定される。諭吉はさらにこの書簡に次のように続けている。

老妻並におたき（四女）は付添にて共に入院、老生も昼の間は毎日通ひにて夜分帰宅するのみ。斯る大手術なれば、前以て本人へ語りて心を痛ましむるよりも、手軽に申聞置方利益ならんと存じ、一切秘密に致し、唯一寸針をする位に取成し候得共、内実父母の心配は容易ならず、手術成敗の一挙は生命に関する大事、之を思ひ夫れを懐ひ眠食も安からず、昨日の午前十一時半手術無滞相済み、病質単純にして妙なりとの一言を聞き、始めて安堵致し、前後恰も夢の如し。

日本では、医師に診察を受けるときまず家族が付き添って行くが、入院ともなれば、家族の誰かがかならず「付添い」となり、布団や寝巻きそれに台所用品一式を持ち込み、一緒に寝泊りするのがふつうであった。おし

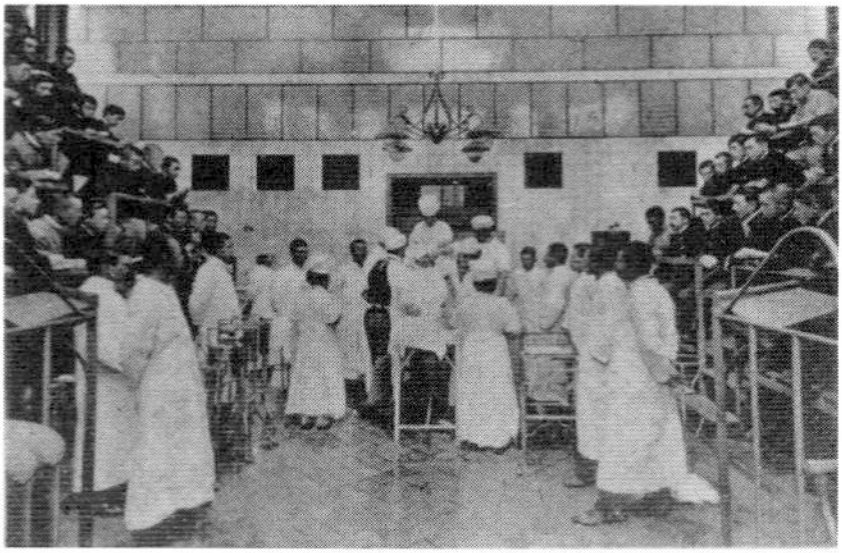

明治中頃の東京大学病院の外科手術室

ゆんの入院のときも、母親と妹が付添いで「共に入院し」、論吉自身も中村道太《なかむらみちた》宛の書簡に記しているように、「毎日早朝より夕刻まで詰切り、寸暇なく護り居候次第」であった。

手術が成功したのを喜んだ論吉は、三月二十五日の『時事新報』に「同情相憐」と題し、西洋医術とりわけ外科手術の成果を推賞する論説を草しているが、そのなかで娘の手術に立合う親心を、次のように切々とつづっている。

六日の午前十一時にいよ〳〵手術の時刻来りて猶予す可らず。父母の目には花とも珠とも譬かたなき十七歳の愛児が、病室を出で看護婦に扶けられて手術場に行く其背影《うしろすがた》を見送れば……魂も消え腸《はらわた》も断へて身の置く所を知らず。……やがてして手術場より走り来る一人あり、首尾よし安心あれ、との一言に、今まで張り詰めたる気も弛るみて茫然たること、夢中に夢みるが如し。

おしゅんは退院後、術中感染による尿道炎になったが、四月二十七日家庭医の印東玄得《いんどうげんとく》宛に、諭吉は次のように書いている。

御蔭を以て病人も次第に快方に赴き、尿通の節、痛を感ずること甚だ軽く、排尿の最に一寸痛むやうな心もちいたすと申位にて、其間は僅に一分間に過ぎず。又尿口の腫れも減じて殆んど常の如しと申し、尿性は試験紙の青き方を入れて直に紅変し、其色は大抵赤紙の色に等しくして少しく薄しと申位に御座候。

その後諭吉夫婦は病後の娘を連れ箱根方面に保養に出かけ、五月十五日に帰宅した。その日捨次郎宛の手紙で、「おしゅんも追々快く、最早三、四町の歩行も出来」としるしたあと、「露皇太子は軍艦に帰られたるよし、誠に是非もなき事なり」と、娘の尿口の腫れに一喜一憂していた諭吉も、四日前に大津で起きたロシア皇太子遭難事件に言及するだけの余裕を、ようやく取り戻したのである。

入院交感

診察室の医師と患者

明治四十四（一九一一）年二月一日、晴れて温かい日であった。その正午から一時までの間、ところは東京大学附属病院の三浦内科の診察室で、医師と患者がこんな会話をしていた。

……はち切れさうにふくれた腹を一目見て、「あゝいけない〳〵、これあ可《い》けません」と医者が言つた。さうして叩いてみたり推《お》してみたりして、ひよいと寝台から離れて窓側の椅子に腰かけ、大事さうに腕組みをして、「すぐ入院しなくてはいけません。遅れては可けません。今日処方を書いてあげてもいゝが上げずにおきませう。一日や二日薬をのんだつて何ンにもならないから……」と言つた。

「痛くないんだから、仕事をしながら治療するといふやうな訳にいきませんか」

「そんなノンキな事を言つてゐたら、あなたの生命《いのち》はたつた一年です」

「腹膜炎ですか」

「さうです。慢性ですから痛みがないのです。何しろ一日も早く入院する外に途《みち》はありません。毎晩夢を見るでせう？　さうでせう、内臓が非常に圧迫されてるから。かうして十日も経《た》つと飯《めし》も食へない位ふくらんで来ます。そして余病を併発します」。

「どうも大分《だいぶ》おどかされますね」

「おどかしぢやありません。痛くないからあなたは病気を軽蔑してゐるらしいが。腹膜炎は腹に起ると胸に起るだけの相違で肋膜炎と同じやうなものです、兄弟です。肋膜から肺になるやうに腹膜からもなります。脳膜炎も起します」

「入院したら何ケ月かゝるでせうか！　一月《ひとつき》もかゝるでせうか？」

「串談ぢやありません。とても何ケ月などと言ふことは出来ません。すつかり治るにはマア五年間ですな。五年間は医者のいつた通りにしてゐないと再発します」

「しかし五年間入院しゐるんぢやないでせう。社の方へ届けておく必要もあるんですが、マア何ケ月と言つたらいゝでせう？」

「さう！　とてもはつきり言へないが、それぢやマア三ケ月と言つたらいゝでせう」

診察しているのは青柳医学士、そして「すぐに入院しなくてはいけない」と言われている患者は——石川啄木である。

この医者と患者との臨場感あふれる会話は、二月二日函館の親友宮崎郁雨宛の書簡にしたためた啄木自身の文章そのままである。当時の診察室における医者と患者とのやりとりを伝える貴重な文章である。

二月三日には、『日記』によると、啄木の寓居である本郷の床屋「喜之床」の二階に、詩人で医者でもある太田《おおた》正雄《まさお》（木下杢太郎）がやって来たので、「診察して貰ふと、矢張入院しなければならぬ」と言われる。こうして、二十六歳の啄木は二月四日、慢性腹膜炎のため東京大学附属病院の青山内科に施療患者として入院するのである。

病室の白梅と「人民の中に」

明治日本を二十七年間という短期間で駆けぬけた石川啄木。彼の残した作品のなかで、もっとも興味尽きないものといえば、じつは『日記』と『書簡』である。文学的にもきわめて高いレヴェルをもち、近代日本の日記文学・書簡文学の最高のものといえる。

とりわけ、最後の一年間の日記・書簡は、貧困と病苦とたたかう啄木の生身《なまみ》のうめきがじかにきこえ、読む者の心をはげしくうつ。それは、凄絶な死を前にした肉体的遺書ともいえる。明治四十四年二月四日入院の日、赤インキで書かれた次の日記こそ、その遺書の書き出しであった（写真）。

二月四日　晴　温

今日以後、病院生活の日記を赤いインキで書いておく。どうせ入院するなら一日も早い方がいゝ。さう思つた。早朝妻が俥で又木、太田二君を訪ねたが要領を得なかつた。更に予自身病院に青柳学士、太田君を訪ねたが、何方も不在。午後に再び青柳学士を訪ねてその好意を得た。

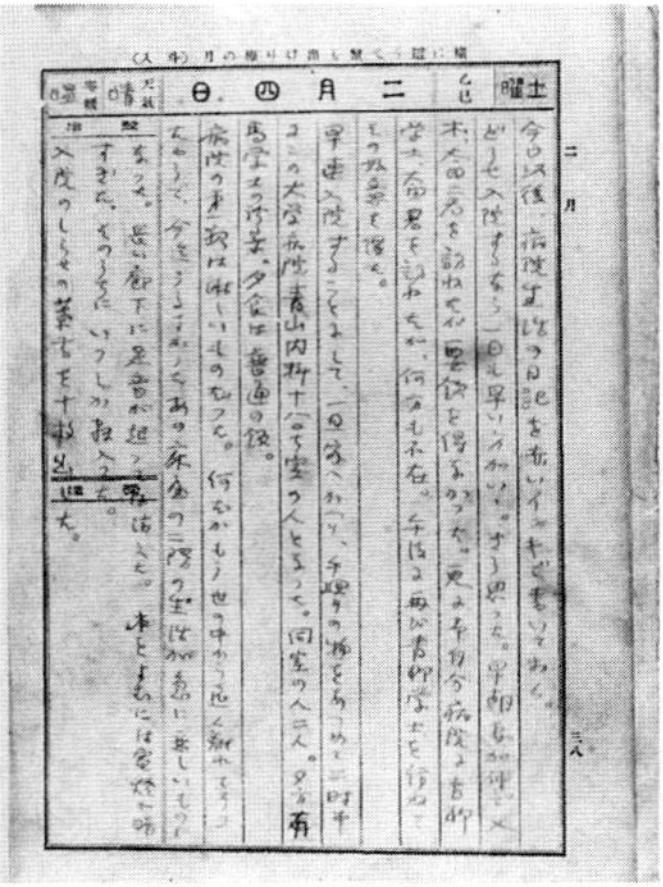

赤インキで書かれた啄木の入院日記　明治44年2月4日

早速入院することにして、一旦家へかへり、手廻りの物をあつめて二時半にこの大学病院青山内科十八号室の人となつた。同室の人二人。夕方有馬学士の診察。夕食は普通の飯。

病院の第一夜は淋しいものだつた。何だかもう世の中から遠く離れて了つたやうで、今迄うるさかつたあの床屋の二階の生活が急に恋しいものになつた。長い廊下に足音が起つては消えた。本をよむには電灯が暗すぎた。そのうちにいつしか寝入つた。

入院のしらせの葉書を十枚出した。

こうして三月十五日退院までの四十日間、啄木は毎日克明な入院日記をつけ、長短四十通あまりの手紙を書く。そこには、当時の病院での医療、病室での看護婦・患者仲間との関係、そして病人と家族・友人との関係が、啄木のペンによって鮮かに書きとめられている。たとえば、入院翌日の病室は——

二月五日　快晴　暖

早く目がさめた。今朝から飯は粥になつた。糞便も容器に取ることになつた。薬は散剤と水薬の二種、外に含嗽用一瓶。……

午後に妻が子供をつれて見舞に来た。缶詰や菓子を買はせる。新聞は毎日妻が持つてくることにした。……

同室の二人の若い人達と話した。夜は若い方と将棋をさした。

入院して三日目の二月七日、腹水穿刺の手術を受ける。そのときの模様を盛岡にいる恩師新渡戸《にとべ》仙岳《せんがく》に宛てた手紙で、次のように語っている。

……去る七日に第一回の手術をやつて、下腹にあけた穴からウイスキイのもつと濃いやうな色の液体を一升五合程とりましたが、貧血を起したのでそれなり中止しました。何れまた近いうちに二度目の穴をあけられることゝ思つてゐます、然し手術後の経過は大層よい方なさうで、昨日から門内散歩の許可が出ました。

……二三日前に看護婦が何処からか折つて来た一枝の白梅、白壁の前にあるので色は一向映えませんけれども、薬の香に交つて時々その幽かなにほひが枕の上に流れて来ます。

しかし、おなじ日、盛岡にいる文学仲間小田島孤舟《おだしまこしゆう》宛の長文の手紙には、おなじ手術のことを伝えながらも、次のような病人ともおもえないはげしい言葉を書きつけている。

……日本は漸くその営業方針を変へなければならなくなつた。さうしてそれを変へる者は我々青年の外にありません。我々は嘗て我々の好きなロシヤの青年のなした如くに、我々の目を広く社会の上に移し、出来うべくんば、我々の手と足とをも他日その方に延ばしたいと思ふのであります。「我々は文学本位の文学から一足踏み出して「人民の中に行」きたいのであります。

「社の皆からの見舞金八十円」

ここに、啄木が入院した当時の大学病院青山内科の病室の写真がある（次頁）。『日記』によると、啄木は二月十五日十八号室から五号室に移った。ここは、「広い室に十二人の患者がゐる。明るくて奇麗ではあるが、病室らしい静けさはない」と書いている。啄木の右側のベッドには、「胃病やみの電車の運転士」、左側は「心臓の悪い田舎の爺さん」がいた。「室内はストウブを焚いてゐるので、いつでも暖かで」あった。

病院に入院すると、家族が「付添い」としてつくのがふつうであったが、施療患者であった啄木たちはすべて看護婦が世話をし、寝巻も持参のものでなく、「おし着せの棒縞の着物」を着せられた。そして、「此処に居る間は、自分勝手にとる養生品の外は全く官費」であった。

大学病院の青山内科といえば、当時日本で最高の技術水準の内科であったが、治療といえば牛乳・散薬・水薬・塗薬・腹水穿刺・胸水穿刺、診断はツベルクリンぐらいであった。たとえば三月六日、啄木は、「肋膜の水をとることになつたが、トラカルがどうしてもさゝらなくて非道《ひど》い目に合つた。医者はだら〱額に汗を流してゐたさうである。水は三一〇しか出なかつた」。そして、四十度近い高熱に苦しむ啄木の頭には、いつも氷嚢がのせられていた。

氷嚢の下より
まなこ光らせて、
寝られぬ夜は人をにくめる。

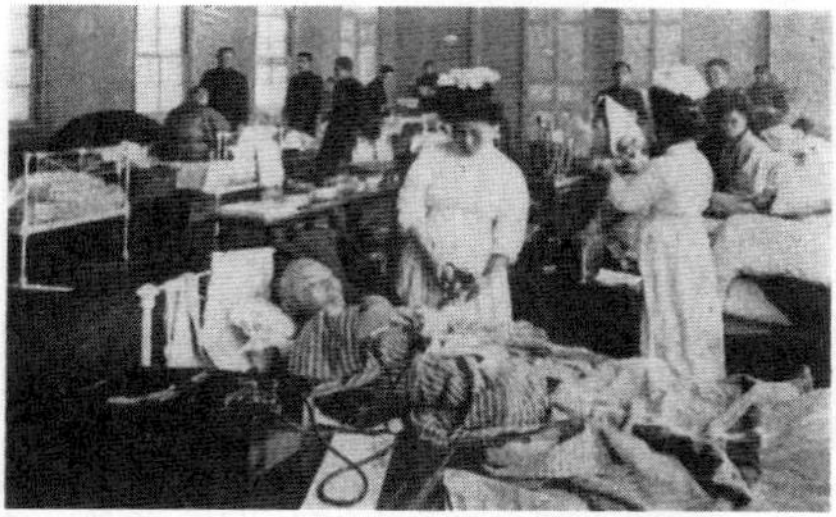
啄木が入院していた頃の東大青山内科の病室

こうした入院中の啄木を慰めてくれるのは、毎日のように見舞いにやってくる家族と友人たちであり、友人たちは金に困っている啄木を察して、見舞品として食物でなく現金を置いていく。『日記』にはこんな文字がつづく。

三月九日
午前に太田君
午後に並木君、丸谷君、夜おそく富田砕花
三月十日
午前に宮崎君から久しぶりの手紙とかねが二十円来た
小田島孤舟君からお見舞三円
午後から突然金田一君が来て長く遊んで行つた

三月十一日
十一時頃に佐藤さんが、社の皆からの見舞金八十円持つて来て下すつた

三月十五日退院したものの病状はむしろ悪化、やがて肺結核に移行していった。八月七日肺結核のため本郷の床屋の二階を追われ、小石川の借家に移る。翌明治四十五年三月七日母が肺結核で死亡、四月十三日啄木はそのあとを追う。最後の『日記』は二月二十日、「医者は薬価の月末払を承諾してくれなかつた」というのが絶筆。『書簡』は三月二十一日妹光子宛に代筆で、「お前の送つた金は薬代にならずにお香料になつた」と母の死と葬儀を知らせたのが最後であった。

転地悲傷

「蒼きまで白き顔色《いろ》」

日清戦争の興奮いまださめやらない明治三十（一八九七）年一月から『読売新聞』に連載され、満都の話題をさらったのが、尾崎紅葉の小説『金色夜叉《こんじきやしや》』。そして、その翌明治三十一年十一月から『国民新聞』に連載され、これまた満天下の子女の紅涙をしぼったのが、徳《とく》

冨蘆花《とみろか》の小説『不如帰《ほととぎす》』——。前者は金《かね》と愛情の板ばさみに苦しむ男女の愛憎、そして後者は病いと愛情の板ばさみに苦しむ男女の愛憎と、天下の人気は二分し、いずれも芝居や詩歌でながく流行をかさねていった。

金《かね》に目がくらむお宮とちがって、『不如帰』のヒロイン浪子は、結核のため愛する夫との仲を裂かれ、寂しく死んでいく。そこには親子・嫁姑・夫婦といった家の問題もあるが、なによりも浪子の悲劇は結核という感染症にある。『不如帰』が流行したのは、結婚の悲劇という通俗性より、結核の感染力であった、といえよう。

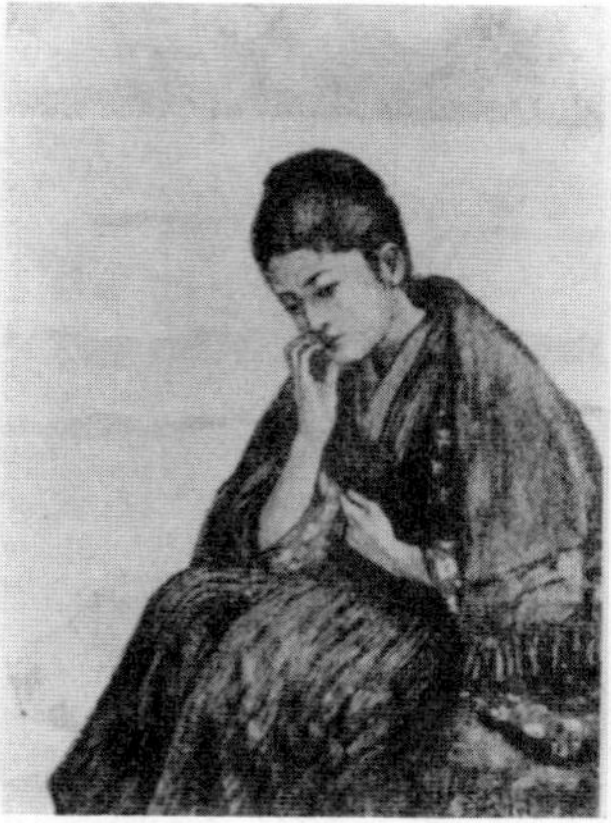

『不如帰』のヒロイン浪子　黒田清輝画

小説の主人公は陸軍中将子爵片岡家の長女浪子と海軍少尉男爵川島武男であるが、これにはれっきとしたモデルがあった。

蘆花は明治三十年一月から逗子の柳屋に滞在していたが、そのとき同宿の福家安子から陸軍大将大山巌の長女信子の悲話を聞いた。信子は財閥三島通庸《みしまみちつね》の長男弥太郎《やたろう》（のちの日本銀行総裁・貴族院議員）と結婚したが、新婚数日目に病臥、そのため離縁され実家に戻り、明治二十九年肺結核で死んだ。なおそのとき、新妻信子を診察したのは三島家の主治医高木兼寛のちの海軍軍医総監、もうひとりは大山家の主治医橋本綱常《はしもとつなつね》のちの陸軍軍医総監であった。

さて、ヒロイン浪子は、冒頭つぎのような美しい姿で、読者の前に登場する。

色白《いろじろ》の細面《ほそおもて》、眉の間《あわい》やゝ蹙《せま》りて、頰のあたりの肉寒げなるが、疵《きず》と云へば疵なれど、瘠形《やさがた》のすらりと静淑《しお》らしき人品《ひとがら》。此《こ》れや北風《ほくふう》に一輪勁《つよ》きを誇る梅花《ばいか》にあらず、また霞の春に蝴蝶《こちよう》と化《ば》けて飛ぶ桜の花にもあらで、夏の夕闇《ゆうやみ》にほのかに匂ふ月見草、と品定《しなさだ》めしつ可《べ》き婦人なり。

浪子はただ美しいのではない。結核に蝕まれて美しく病み衰えているのである。結核は、ここでは病いという現象を超えて、ロマン性と貴族性という意味を与えられている。「常には蒼きまで白き顔色《いろ》」の浪子は、時々咳嗽《せき》が出て胸が痛むようになり、やがて逗子の別荘に転地し、ここで浪子は喀血し、己れの運命を知る。

俄《にわ》かに胸先《むなさき》苦しく頭《かしら》ふら〳〵として、紅《くれない》の靄《もや》眼前《めさき》に渦《うず》まき、吾《われ》知らず呀《あ》と叫びて、肺を絞《しぼ》りし鮮血の紅《くれない》なるを吐ける其時《そのとき》！　其時こそ「あゝ到頭！」と思ふ同時に、何処《いずく》ともなく遥《はるか》に吾墓《わがはか》の影を瞥見《かいまみ》しが。

ひとたび浪子が不治の病人と知ると、姑は武男に内緒で嫁を離縁し、浪子は実家の離れで暮らす。武男も日清戦争で出征し、浪子は再び逗子の別荘に病身を養い、一度はみずから死を求める。

しかし、「病は日々《ひび》に募《つの》りぬ。数度の喀血《かっけつ》、其の間々《あいあい》には心臓の痙攣《けいれん》起り、劇《はげ》しき苦痛のあとは概《おおむね》惛々《こんこん》として譫言《うわごと》を発し、今日は昨日より、翌日《あす》は今日より、衰弱いよ〳〵加はり」、ついに浪子は死を迎える。

二年に近き病に、瘠《や》せ果てし軀《み》は更に瘠せて、肉と云ふ肉は落ち、骨と云ふ骨は露《あら》れ、蒼白き面《おもて》のいとゞ透き徹《とお》りて、唯《ただ》黒髪のみ昔ながらに艶々と照れるを、長く組みて枕上《まくら》に垂らしたり。……

眉を攢《あつ》め胸を抑へて、浪子は身を悶《もだ》へつ。急に医を呼びつゝ赤酒《せきしゅ》を含ませむとする加藤夫人の手に縋《すが》りて半《なか》ば起き上り、生命《いのち》を縮むる咳《せき》嗽と共に、肺を絞つて一盞《いっさん》の紅血《こうけつ》を吐きつ。惛々《こんこん》として臥床《とこ》の上に倒れぬ。

浪子のモデル信子がこうして死んだ明治二十九年、かの樋口一葉も二十五歳のいのちをおなじ肺結核で、母と妹だけに看とられ、死んでいった。

湘南海岸と結核

『金色夜叉』の貫一とお宮は熱海の海岸を散歩する。『不如帰』の武男と浪子が散歩するのは逗子の海岸である。いまも湘南有料道路沿いの逗子海岸の海中に、「不如帰」の碑が立っている。

『不如帰』が結核という感染力によってまきちらしたロマン主義と貴族趣味は、湘南海岸という舞台装置を抜きにして考えることはできない。

湘南といえば、いまでは東京の住宅圏になっているが、当時はそれまでのわびしい漁村から、新時代の保養地・別荘地・海水浴場として発見されたばかりの新天地であった。

東海道線は明治二十年七月に横浜から国府津まで開通、大船からわかれる横須賀線も二年後の六月に開通し、湘南・伊豆が東京に一挙に近くなった。もともと相模の南という相南は、中国の湘江の南の景勝地湘南にむすびつけて湘南と呼ばれたという。

温暖な気候と優美な海岸は、国家建設に一息《ひといき》ついた日本人の最初の保養地として目をつけられた。大磯は日本最初の海水浴場として脚光をあび、湘南海岸には華族・高官・政商たちの別荘が建ち並んでいった。

この地が療養所に適していることをいちはやく指摘したのは医師ベルツであった。日本一の健康地と折紙をつけた逗子の葉山に、彼は別荘をつくったが、のちに明治天皇に献上され、それが葉山の御用邸となった。

　ところで明治の人びとを怖れさせた結核は、結核菌の感染によるということが知られながらも、当時はまだ有力な療法は発見されておらず、ただ空気のよいところへ移って、栄養分の高い食事をとり、安静に休養するのが、最善の治療法とされていた。そのためには、都会からはなれて、新鮮な空気と温暖な土地に移るいわゆる転地療法が推奨された。したがって、肺病の浪子は、東京から逗子の別荘に転地し、療養の日々を送ることになる。

　やがて、肺病患者が環境のよい土地に転地し自分流の療養生活をするだけでなく、医師の治療が受けられる結核療養所（サナトリウム）が生まれ、このサナトリウム療法が当時の最高の結核療法と考えられるようになった。

　日本最初のサナトリウムは明治二十年衛生局長長与専斎の立案で鎌倉に建設された海浜院であるとされているが、その後明治二十二年に兵庫県須磨浦につくられ、明治三十年には湘南の平塚に杏雲堂分院が、つづいて明治三十三年に茅ヶ崎に南湖院と鎌倉に恵風園が建てられた。こうして逗子海岸をさまよう浪子に全国の子女が涙しているまさにそのとき、多くの結核患者が大気安静栄養療法をもとめ、湘南の海辺に新しく建てられた療養所めざして集ってきたのである。

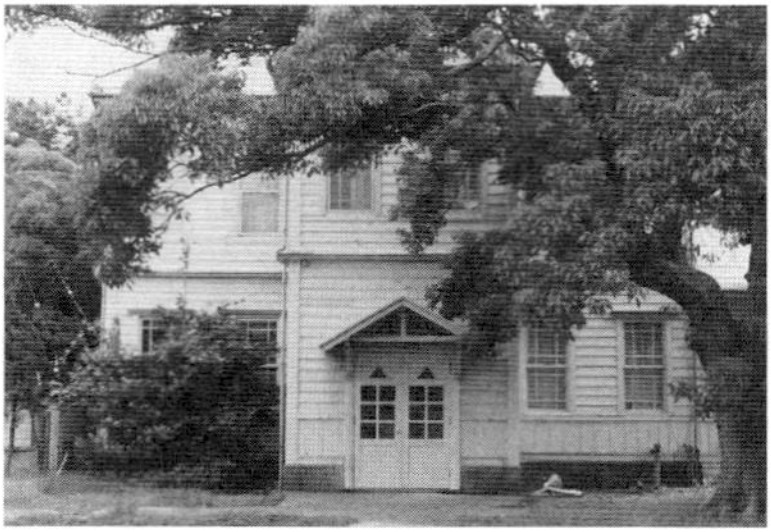
現存する南湖院の第一病舎

海辺のサナトリウム、南湖院

東海道本線に茅ヶ崎駅が開設されたのは明治三十一年、その年の十月二十一日、茫洋とした茅ヶ崎の砂浜にひざまずき、天に向って手を合わせて祈っている一人の青年医師がいた。

「天つ主神、この土地を今日私にたまわりしを有難く存じます。希くはここに療養院を開設して、数多の同胞の病苦を除き、その身体の健康を快復し、精神を健康ならしむるを得しめたまわんことを。……」

この人こそ、この地に東洋一と称せられるキリスト教主義のサナトリウム「南湖院」を建設し、茅ヶ崎を結核療養の最適地として全国に知らしめた人、高田《たかだ》畊安《こうあん》であった。

京都の医家に生まれた畊安は、京都医学校卒業後、東京帝大に学び、ベルツに師事、青山内科に勤務していたが、明治二十八年肺結核にかかり、湘南の大磯に転地療養した。そして、翌明治二十九年東京駿河台に結核専門の東洋内科医院を設立した。

この駿河台には道ひとつ隔てたところに、大家の佐々木《ささき》東洋《とうよう》の経営する杏雲堂病院があり、病院の名前をめぐって新聞広告で応酬しあった。その名門杏雲堂は、明治三十年平塚に分院を設立した。二年後、宿敵と対峙するかのように、相模川の対岸茅ヶ崎に土地を求めた畊安は、結核療養所の建設を神に誓ったのである。

翌明治三十二年五月二十八日第一病舎を上棟、九月二十七日に院長高田畊安と十人の職員が入居、それに三人の患者が入院、南湖院の第一夜がはじまった。

その後連年、病舎や諸施設を増築、昭和に入るころには敷地は五万坪、総建物四五〇〇坪という一大療養所に発展した。

砂原と松林の中に散在する木造ペンキ塗りの洋風病舎、潮風のわたる戸外静臥室や日光浴場、そして礼拝堂や測候所――。この海辺の療養所は一躍全国に知られ、昭和二十年海軍に接収されるまで、何万という結核患者が南湖院の門を出入りした。

この南湖院の名前が忘れられないのは、日本の結核療養史にその名をとどめたというだけではない。湘南海岸が『不如帰』とともに結核と結びついたように、南湖院も近代文学とのゆかりが深い。

近代文学の旗手のひとり国木田独歩は、肺結核にかかり、明治四十一年二月三日南湖院の第三病舎に入院、六月二十三日ここで三十六年の生涯を閉じた。(一八六一―一九四頁)。

独歩につづいて、南湖院に入院した文学者には歌人の吉井勇《よしいいさむ》、詩人の八木重吉《やぎじゅうきち》、児童文学の坪田譲治《つぼたじょうじ》たちがいるが、南湖院にゆかりがあるといえば、もひとり平塚雷鳥がいる。

雷鳥こと平塚明《ひらつかはる》は明治三十七年姉孝子が結核で南湖院に入院したため、この海辺にやって来た。「元始、女性は太陽であつた」という巻頭言で名高い女性解放誌『青鞜』は、明治四十五年雷鳥たちが茅ヶ崎に集ったため、南湖院が一時この新しい運動の拠点となった。そして、二十六歳の雷鳥が二十一歳の奥村博史とはじめて出会ったのも南湖院の応接間であった。奥村青年から雷鳥に送られた手紙の中の「若い燕」という言葉が、年下の男性の恋人を呼ぶ流行語となったが、南湖院は「若い燕」の発祥地でもある。後年、奥村は肺を病み、南湖院に入院、雷鳥は茅ヶ崎に移って夫の最後を看とる。

昭和のはじめ、多くの人びとの感涙をさそった映画「月よりの使者」は、南湖院でロケが行われた。看護婦が「白衣の天使」と呼ばれるようになったのもその頃のことである。南湖院と高田畊安の事蹟は、地元の医師川原利也氏によるユニークな記録にたどることができる。

明治・大正・昭和の三代にわたって、無数の結核患者の人生劇がくりひろげられた南湖院も、いまは高齢者向けの高級マンションに生まれかわった。だが奇しくも、明治三十二年に建てられた第一病舎（二六六頁写真）は、往時とかわらない二階建て木造ペンキ塗りの姿で、いまも潮風にさらされて残っている。

この湘南海岸はいま、色とりどりの帆が波間を軽やかに滑るサーファーたちの天国である。「不如帰」の碑がなんであるのか、またなんと読んでいいのかも知らない若者たちの明るい表情と、かつてここを舞台に書かれた結核をめぐる男女の悲劇と、それはあまりに遠くかけ離れた光景といえる……。

金といのち

前払いの診察料

「医者の薬礼と深山《みやま》の桜、とりにや行かれずさき次第」と謡われたのは古い昔の事で、今じゃ大病院の受附にはお閻魔様のような事務員が見張って居て、診察料と云うのを徴収される。平たく云えば木戸銭である。……其木戸銭には色々高下の別があって、二円より始まって三円五円十円位迄捲上げられるのである。受取証と引換にして診察料済の付箋が診療所へ廻ると、そこで始めて先生の診察を受くることになる。

御一新前はもとより明治の世になっても、はじめは薬礼つまり診療料は必ずしも公定価格があったわけではなく、患家の思召し次第であった。ときには金銭のかわりに、品物でかえることもあった。明治政府によって医制が確立され、西洋医学によって医療が病院というかたちをとって組織的に行われるようになった明治二十年代になると、大病院はもとより小さな町医でも一定の報酬によって診療する今日の形態になっていった。これは、明治四十二

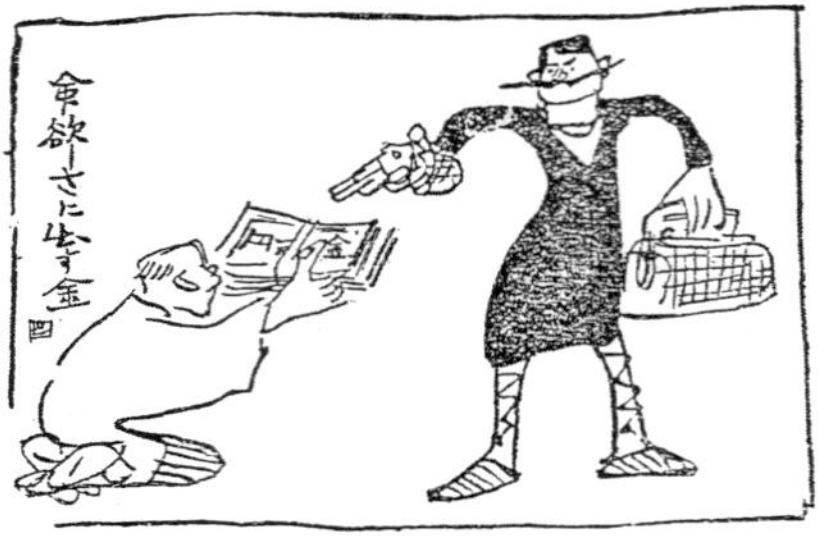

〝命欲しさに出す金〟　長尾折三『当世医者気質』明治42年

（一九〇九）年に『朝日新聞』に掲載された長尾折三の『当世医者気質』の一節であるが、さらに次のようにつづいている。

私立病院でも開業医でも通規として水薬と散薬、夫れに頓服薬だの外用だの含嗽薬《がんそうやく》だのと三種類位投剤することに成って居て、一剤が二日分宛だから一寸《ちよつと》医者にかかると、診察料を合算すると左の如き勘定になる。

一金三円　　　　診察料
一金四十銭　　　水薬（特別）二日分
一金四十銭　　　散薬（特別）二日分
一金二十銭　　　頓服薬　　二剤臨臥頓服用
〆《しめて》金四円也

右の外皮下注射とか、電気療法とか種々の名目の下に金銭を捲上る。

当時、六畳用の蚊帳《かや》が三円、桐箪笥一竿が七円であった。医者に一回かかると四円というのは、当時の人びとにとって大変な出費であった。

そうはいっても医師のほうでも、報酬がきちんと入ってこなければ医業はなり立たない。明治四十年頃から医師の報酬を定める動きがおこり、明治四十一年明治医会は「医師報酬規定草案」をつくった。それには、次のようなことが定められていた。

第一回往診	二円以上十円以下
第二回以後往診毎回	一円以上五円以下
第一回自宅診察	一円以上五円以下
第二回以後自宅診察	五十銭以上三円以下

往診ニ要スル車馬代ハ病者ヨリ其実費ヲ支払フモノトス、医師自家用ノ車馬ヲ以テ往診スルトキハ病者ノ支払フベキ額亦之ニ準ズ

深処ノ「アプセス」切開或ハ創ノ拡大	二円以上五円以下
大ナル血管ノ結紮	十円以上三十円以下
腱ノ切断	三円以上十円以下
腱ノ縫合	五円以上二十円以下
大ニシテ復雑セル腫瘍ノ剔出	十円以上七十円以下
中耳ノ困難ナル手術	五円以上十円以下

病気になれば先立つものは医薬代、いのちと引きかえだけに、これはいつの世もせっぱつまった問題だった。明治時代は医薬費のことを、薬礼・薬代・薬価とふつう呼んでいた。こんな川柳がある。

薬の代《しろ》に身代を煎じつめ
薬礼の多寡《たか》まではかる検温器

「百円、村正の名刀を添て贈る」

福沢諭吉には四男五女がいたが、明治二十四年三月一日当時十七歳だった三女おしゅんが卵巣嚢腫の手術を受けるため東京大学病院に入院した。(二四八―二五二頁)。そして六日に手術、十七日に抜糸、二十四日に退院した。諭吉はこの入院にかかった全出費の明細を、茶表紙の手帳に細大もらさず記録している。その書き出しは、

二月二十八日
三円六十銭　戸棚手桶ござ等交詢社にて買物代
三十銭　　　さじ六本代

拾二円　看護婦へ心付壱人に付弐円づつ

八十五銭　鉄鍋等万蔵買物

とあり、入院準備のため、炊事道具一式を買い揃え、前もって看護婦六人に心付《こころづけ》を配っている。

病院への支払としては、十日付で「十二円八銭病院払」、十一日に「十三円　入院料、五円二十八銭　入院料」とある。おそらくこれが患者本人の手術代・処置代と入院費であろう。このほか「百三円　入院中諸払看護婦小使等へ手当等一切」とあり、これはおそらく付添いとして一緒に寝泊りした夫人きんと妹おたき二人分の諸費用、それに看護婦や下働きへの心付をすべて含んだものであろう。これを合計すると百三十三円三十六銭となる。ところで、このメモでとくに目を引くものがある。それは次の記載である。

百円　浜田玄達氏へ礼但し村正の名刀を添て贈る

三拾円　柳琢蔵氏へ同断

三拾円　増田知正千葉稔次郎高橋真吉へ拾円づゝ

三拾弐円　諸方へ贈る松魚節の代

三拾円　印東玄得氏へ贈る

四拾壱円　縮緬弐疋代但し長与と松山へ壱疋づゝ

浜田《はまだ》玄達《げんたつ》は当時の東京大学病院婦人科院長で、このときの主治医であり、手術を執刀した。柳・増田・千葉・高橋は医師で手術の助手をつとめた。印東玄得は福沢家の家庭医。長与専斎と松山棟庵《まつやまとうあん》は明治医界の大物で、福沢は娘の病気について相談し、浜田玄達を紹介された。可愛い娘の手術が無事すんだお祝いとして、諸方へ松魚節《かつおぶし》代として三十二円かかったのはいいとしても、いかに主治医とはいえ、わずか十五、六分で終った手術に、百円という大金に村正の名刀を添えて贈るとは、あまりに法外な謝礼である。この医師たちへの謝礼だけで、刀と縮緬代をのぞいて、合計二百三十七円になる。

このほか、鳥の子餅十六円、下女下男への祝儀七円三十銭をはじめ、車代・人力車代・料理代など、このメモに記された全出費を合計すると五百六十八円六十二銭となる。このうちの四二パーセントが医師への謝礼、病院への支払は二三パーセントで、医師への謝礼がいかに比重が高いかが知られる。

当時、百円といえば小学校教員や巡査の平均年収。高額所得者といわれる開業医ですら年収五百円。そんな御時世に、娘の二十日あまりの入院と手術に五、六百円という大金を費消できたのも、福沢家のような上流階級であったからである。

			円 銭 厘
14／9	収支	佐藤氏より借用	15 00 0
		香ノ物	3 5
		薬価	36 0
		氷	15 0
		卵	5 0
		電車ちん	9 0
		煙管	12 0
		菓子	12 5
		びん	2 0
		氷嚢	28 0
		油	7 5
		湯銭	4 0
		小計	1 45 5
		残高	15 25 5

			円 銭 厘
21/3	支	主人薬価	12 0
		氷	16 0
		なし	8 0
		浅田飴	20 0
		ろうそく	5 0
		おだんご	10 0
		さしみ	15 0
		車ちん	12 0
		薬書	15 0
		煙草	10 0
		切手	3 0
		小計	1 26 0
		残高	90 0

啄木一家の金銭出納簿　明治44年9月14日（左）と45年3月21日(右)

「氷だけさへ一日に五十銭」

函館市立図書館に古びた一冊の横罫ノートが大切に保存されている。石川啄木晩年の「金銭出納簿」である。明治四十四年九月十四日から翌明治四十五年四月十五日まで、啄木の死に至る八ヵ月の石川家の血のにじむような家計が、その八十四頁にわたって、妻節子の手によって克明に記録されている。その最初の頁、九月十四日は上表（左）のとおりである。

ここで目につくのは、肺結核で重篤だった啄木と母の薬価（医薬費）がかかるのは当然であったが、それと並ぶ支出として、氷代が大きな比重をしめているということである。この翌々日の九月十六日、啄木は妹光子宛の手紙に、娘京子が肺炎で高熱を出し、「氷だけさへ一日に五十銭もかゝる」と嘆いている。

明治大正から昭和初期にかけては、病気といえば氷——というほど、氷はなくてはならないものであった。したがって、薬代や診察代もかかったが、医療費のなかで氷代の占める比重はかなりのものであった。たとえば、明治十五年京都の医師稲田左膳《いなださぜん》が修業中に腸チフスで療病院に入院したときの領収書によると、はじめ入院料一週間三円ほどであったのが氷価のため八円近い金額を請求された、と記している（稲田務『或る医師の日誌』）。

毎日三十九度前後の高熱が出ていた啄木は解熱剤のピラミドンを服用していたが、それでも熱は下らず、連日氷嚢を頭にのせていなければならず、この氷代が苦しい一家の家計をさらに圧迫していた。たとえば、明治四十四年七月十二日の『日記』には、「発熱四十度三分（中略）この日以後約一週間全く氷嚢のお蔭にていのちをつなぐ」と記し、啄木の絶筆となった妹光子宛の手紙には、代筆で「頭を氷で冷やしながら、これまでしやべつた」と母の死と葬儀を伝えている。その日、明治四十五年三月二十一日の「金銭出納簿」は前頁の表（右）のように記されている。

そして、啄木の死の前日四月十二日までのどの日をみても、二、三十銭の氷代の支出が記されており、それは一日平均一円—一円五十銭の啄木一家の家計の四分の一を占めている。

氷——それは病める啄木のからだの苦しみをやわらげるものではあったが、同時に金に追われる啄木のこころを責めさいなむものでもあったのである。

VIII

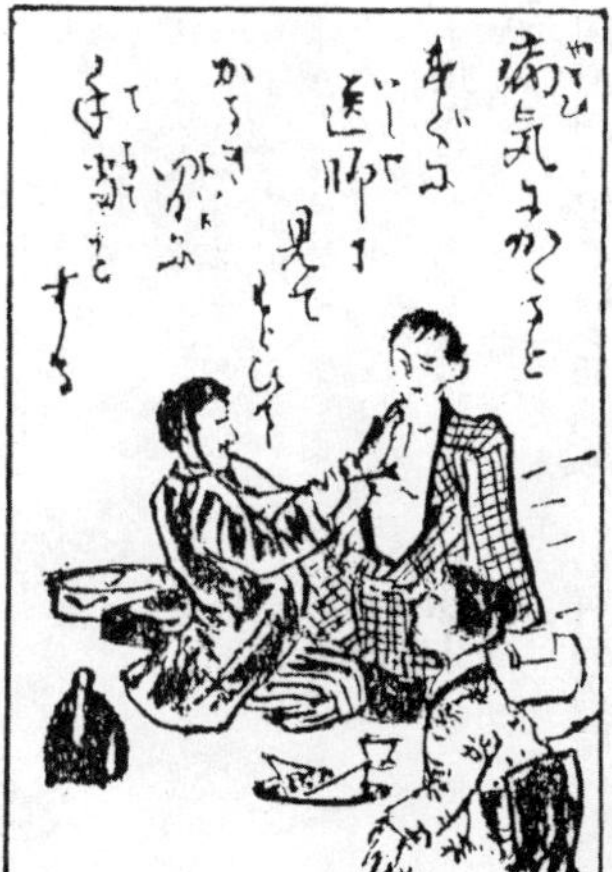

診察の図　「衛生絵ばなし」明治28年

病人模様・赤痢

やはらかに柳あをめる
北上の岸辺目に見ゆ
泣けとごとくに

石川啄木『赤痢』

岩手山を右に姫神山を左に、北上川を見おろす丘に立つ石川啄木の歌碑――。ここは岩手県岩手郡玉山村渋民、啄木の故郷である。

いまは自動車が繁しく行き交う国道四号線ぞいとなったこの村の当時のたたずまいを、啄木はこう書いている。

凸凹《でこぼこ》の石高路《いしだかみち》、その往還を右左から挟んだ低い茅葺屋根が、凡《およ》そ六七十もあらう。何《ど》の家も、何の家も、古びて、穢なくて、壁が落ちて、柱が歪んで、隣々に倒《のめ》り合つて辛々《ようよう》支へてる様に見える。家の中には、生木の薪を焚く煙が、物の置所も分明《さだか》ならぬ程に燻《くすぶ》つて、それが、日一日、破風《はふ》から破風と誘ひ合つては、腐れた屋根に這つてゐる。両側の狭い浅い溝には、襤褸《ぼろ》片《きれ》や胡蘿蔔《にんじん》の切端《きれつぱし》などがユラ〳〵した湟泥《ひどろ》に沈んで、黝《どす》黒い水に毒茸の様な濁つた泡が、ブク〳〵浮んで流れた。

これは、啄木の小説『赤痢』の書き出しである。『赤痢』は、妻子を函館に置きひとり東京本郷の下宿で文筆生活をつづけていた啄木が、平野万里《ひらのばんり》や吉井勇らとともにはじめた新雑誌『スバル』のために執筆した小説である。『日記』によると、明治四十一（一九〇八）年十一月二十二日に書き出し、十二月四日「寒さにふるへながら『赤痢』の稿をついだ。午後一時までで一行隔四十枚煙草も忘れて執筆、脱稿」した。そして翌明治四十二年一月一日、啄木が発行名義人の『スバル』創刊号に活字となった。

故郷渋民村を舞台に、赤痢猖獗におののく村民と天理教布教師との人間模様を描いた作品である。啄木は執筆一週間前の十一月十四日の『日記』に、「天理教の話が興をひいた。天理教には、多少、共産的な傾向がある。もしこれに社会の新理想を結付けることが出来たら面白からう」と書いている。赤痢と天理教を結びつけたこの作品は、文学としてはべつな評価があるであろうが、じつは疫病流行と新興宗教とのかかわりという民衆の心性《メンタリティ》にせまる重大な主題《テーマ》をあつかった作品といえる。
「低い茅葺屋根が、凡そ六七十もあらう凸凹の石高路の往還」に、今しも入ってきた一団を、啄木はこう伝える。

駐在所の髯面の巡査、隣村から応援に来た最《も》一人《ひとり》の背のヒヨロ高い巡査、三里許りの停車場所在地に開業してゐる古洋服の医師、赤焦《あかちや》けた黒繻子の袋袴を穿いた役場の助役、消毒器具を携へた二人の使丁《こづかい》、この人数《にんず》は、今日も亦家毎に強行診断を行《や》つて歩いた。

伝染病ときけば、警官を先頭に吏員・医師が一団となり、お上《かみ》の御威勢を笠に、消毒・隔離を強行していった。「村中湿りかへつて巡査の沓音《くつおと》と佩剣《はいけん》の響が、日一日、人々の心に言ひ難き不安を伝へた」。そして、「鼻を刺す石炭酸の臭気が、何処となく底冷《そこび》えのする空気に混じて、家々の軒下には夥しく石灰が撒きかけてある」。

疫病流行と新興宗教

赤痢は、コレラとともに、明治の人びとにもっとも怖れられた伝染病であった。明治初年まず西国に流行し、二十年代には交通の発達につれ、畿内から東日本へと進出、三十年代には東北各県が流行地域となった。

赤痢は一旦流行すると、そこに定着して流行を繰りかえすので、コレラより始末が悪く、明治年間の赤痢患者総数はコレラの倍以上で、死者数も伝染病の中で首位であった。また赤痢は農民病ともいわれ、農山村に流行がはじまるのを特徴としていた。

啄木の幼少年時代は明治二十年代、そのころ赤痢はこの地に侵襲し、啄木にとってそれは忘れられない記憶だったにちがいない。

　赤痢病の襲来を蒙《こうむ》つた山間《やまなか》の荒村《あれむら》の、重い恐怖と心痛に充ち満ちた、目もあてられぬ、そして、不愉快な状態《ありさま》は、一度その境を実見したんで無ければ、迚《とて》も想像も及ぶまい。平常《ひごろ》から、住民の衣、食、住——その生活全体を根本《ねっ》から改めさせるか、でなくば、初発患者の出た時、時を移さず全村を焼いて了ふかするで無ければ、如何に力を尽したとて予防も糞も有つたものでない。三四年前、この村から十里許り隔つた或村に同じ疫《やまい》が猖獗《しょうけつ》を極めた時、所轄警察署の当時《とき》の署長が、大英断を以て全村の交通遮断を行つた事がある。お蔭で他村には伝播しなかつたが、住民の約四分の一が一秋の中に死んだ。

赤痢患者の出た家や村は、ただちに消毒されるが、同時に交通遮断という防疫処置がとられた。啄木が母校渋民小学校の代用教員となった明治三十九年、東京で赤痢が流行、夏目漱石の三女が罹患、大学病院に入院し、このため漱石の家が一時交通遮断されたことを、漱石の書簡は伝えている。

しかし、伝染病発生に直面した人びとが、消毒や交通遮断以上に怖れたのは、強制隔離つまり隔離病舎に収容されることであった。隔離病舎または避病院は、病舎とは名ばかりの臨時の仮小屋で、人里離れたところにおかれ、まともな医師や看護人はいなかった。

万一医師にかゝつて隔離病舎に収容され、巡査が家毎に怒鳴つて歩くとなると、噂の拡《ひろ》がると共に疫《やまい》が忽ち村中に流行して来る——と、実際村の人は思つてるので、疫其者よりも巡査の方が忌《きら》はれる。初発患者が発見《みつか》つてから、二月足らずの間《うち》に、隔離病舎は狭隘を告げて、更に一軒山蔭の孤家《ひとつや》を借り上げ、それも満員といふ形勢《すがた》で、総人口四百内外の中、初発以来の患者百二名、死亡者二十五名、全癒者四十一名、現患者三十六名、それに今日の診断の結果で復《また》二名増えた。戸数の七割五分は何《ど》の家も患者を出し、或家では一家を挙げて隔離病舎に入つた。

こうして、「忌はしき疫が全村に蔓延した。怖しい不安は、常でさへ巫女《いたこ》を信じ狐を信ずる住民《ひとびと》の迷信を煽《あお》り立てた」。

そんなとき、御供水《おそなえみず》をもらいにくる嬶《かかあ》どもが集まり、祈禱や御神楽が聞えてくるのは、寡婦《やもめ》の四十女お由《よし》の家。南の村から布教にきた松太郎を逗留させ、「神道天理教会」という看板をかかげたぼろ家である。

啄木は、明治四十二年一月八日の『日記』で、「立花直太郎君は『赤痢』のお由婆の性格がよく描かれたと言つて来た。お由はまだ生きてると見える」と記している。天理教布教師を泊めていた「村一番の醜婦《みたくなし》の巨女《おおおなご》」とさげすまれたお由は、渋民村の実在人物であった。

赤痢がひろがる村で、天理教は「一月余の間《うち》に、新しい信者が十一軒も増えた」。だが――赤痢は容赦しない。ある晩、お供えの酒に酔いしれたお由が発病する！

小説『赤痢』は、お由が松太郎に向って、「畜生奴！　狐！　嘘吐者《うそつき》！　天理坊主！　よく聴け、コレア、俺ア赤痢に取り附かれたぞ。畜生奴！　嘘吐者！　畜生奴！」とわめきながら倒れ、あわれな布教師松太郎が、暗い布団の中で号泣する――ところで終る。

恋愛小説『鳥影』と赤痢

啄木が、短編『赤痢』と相前後して書き進めていたのが、長編小説『鳥影《ちょうえい》』である。明治四十一年八月頃手をつけたが、途中で執筆を一時断念、十月十三日に再開、『東京毎日新聞』に十一月一日から十二月三十日まで連載された。一日一円の稿料、啄木最初の新聞小説である。

舞台はやはり故郷渋民村。作中の旧家小川家は実在の金矢家がモデル。そして、ここでも赤痢が重要なモチーフとして扱われている。

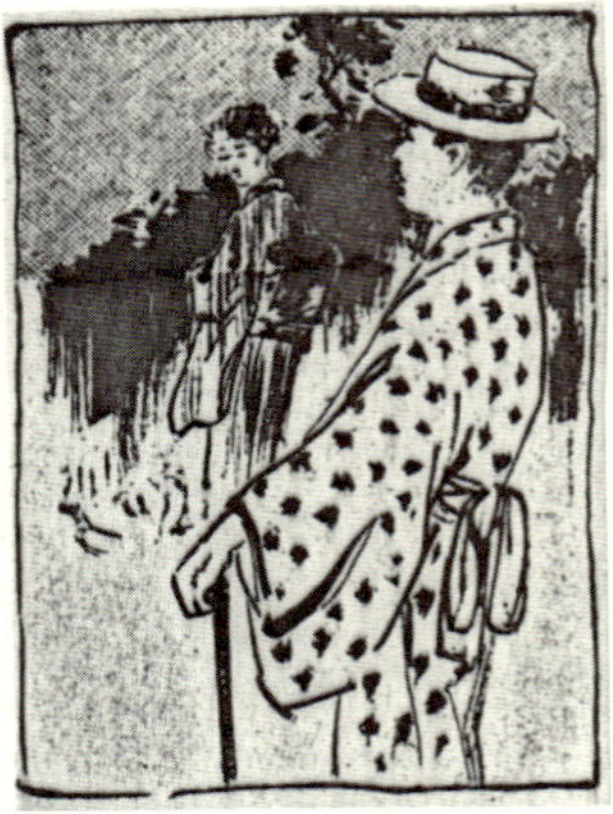

石川啄木『鳥影』の挿絵　主人公智恵子が発病し恋人と別れる場面
『東京毎日新聞』明治41年

啄木は明治四十一年十月十五日の『日記』で、「午後に十二番の室にゐる医科卒業生増田といふに刺を通じて、二時間許りも赤痢病に関して訊ねた。これは『鳥影』に書くための準備だ」と記している。

話は、地元の大地主一家を中心に、自尊心過剰な地主の長男、その友人で知性的な画家吉野、それに渋民小学校に勤め、下宿先の貧しい母子を心からいたわるクリスチャンの女教師――こうした明治の新しいタイプの若い男女が、詩情ゆたかな山河を背景にくりひろげるラブストーリーである。ヒロインの女教師日向智恵子には、渋民小学校での同僚上野《うえの》さめ子あるいは函館の弥生小学校での同僚橘《たちばな》智恵子《ちえこ》がダブっていたかもしれない。

その智恵子が想いを寄せる画家吉野と一緒に盆踊りに行った晩、若い二人が燃えあがろうとするクライマックスに、智恵子は急に「下腹《したはら》部の底が少しづゝ痺れる様に痛み出した。それが段々烈しくなつて来る」。

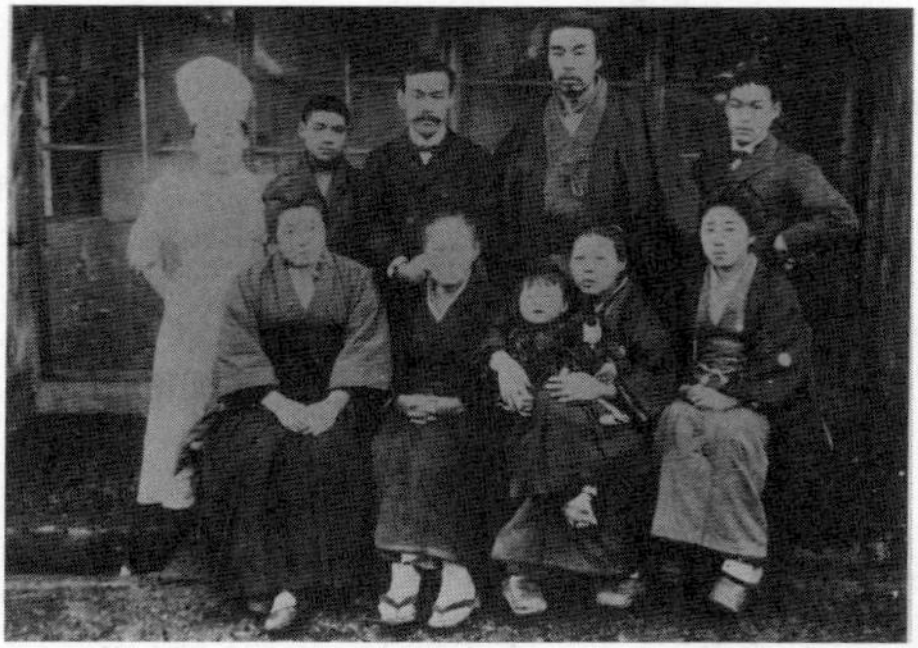
渋民村の医師一家（明治38年撮影）　瀬川医師（後列左より三人目）と上野さめ子（前列左端）

智恵子は、前夜腹の痛みに堪へかねて踊から帰つてから、夜一夜苦しみ明した。お利代が寝ずに看護してくれて、腹を擦つたり、温めたタヲルで罨法《あんぽう》を施《や》つたりした。トロ〳〵と交睫《まどろ》むと、すぐ烈しい便気の塞迫と腹痛に目が覚める。翌朝の四時までに、都合十三回も便所《はばかり》に立つた。が、別に通じがあるのではない。

夜が明ける頃には、「智恵子はモウ一人で便所にも通へぬ程に衰弱した」。村の医師加藤が診察し、便所を調べて赤痢と判明、「午前九時頃には担架に乗せられて、隔離病舎に収容された。お利代の家の門口には〝交通遮断〟の札が貼られて、家の中は石炭酸の臭気に充ち、軒下には石灰が撒かれた」。

啄木が『鳥影』『赤痢』を書いたこの年、『岩手日報』（明治四十一年十二月三日号）は「本年初発以来の赤痢患者は三八六名にして、内死亡九二名」と報じている。県は看護婦の応援を東京に要請し、隔離病舎が特設されるありさまであった。

智恵子の容体は、「最初随分危険であつた。隔離病舎に収容された晩などは知覚が朦朧になり、妄言《たわごと》まで言つた位」だったが、三日許りで危険は去り、「二十日過になると、赤痢の方ももう殆んど癒つたが、体が極度に衰弱してゐるところへ、肺炎が兆した。そして加藤の勧めで、盛岡の病院に入ることにな」り、吉野も智恵子とともに渋民を去った。

こうして、恋人たちが盛岡に去り、「渋民村に秋風が見舞つた」というところで、五十九回連載のこの小説は、未完のまま終る。

作中の医師加藤は、啄木も交遊していた渋民村の医師瀬川彦太郎《せがわひこたろう》がモデルであろう。昔の旅籠屋《はたごや》を改造した「加藤医院」つまり「瀬川医院」の玄関に当時の人たちが並んでいる写真が残っている（前頁写真）。赤痢流行のとき、巡査たちと一緒に余儀なく強行診断をやらされた人たちである。

病人模様・肺結核

一枚の記念写真

ここに一枚の写真がある（次頁）。カメラに顔を向けているのはいずれも明治文壇の錚々たる作家たち――。後列左より小杉未醒《こすぎみせい》・岩野泡鳴《いわのほうめい》・真山青果《まやませいか》・吉江孤雁《よしえこがん》、中列左より前田《まえだ》晁《あきら》・国木田独歩・田山花袋《たやまかたい》、前列左より正宗白鳥《まさむねはくちょう》・中村星湖《なかむらせいこ》・小栗風葉《おぐりふうよう》・相馬御風《そうまぎょふう》の面々である。いつ、どこで、なんのために集ったときの写真であろうか……。文学サークルの集会のときの写真か、それとも誰かの出版記念会のときの写真か……? この写真がそうしたときのものでないことを証《あか》す異質の人物がいる。最後列の白衣の女性——ひとりの付添婦である。

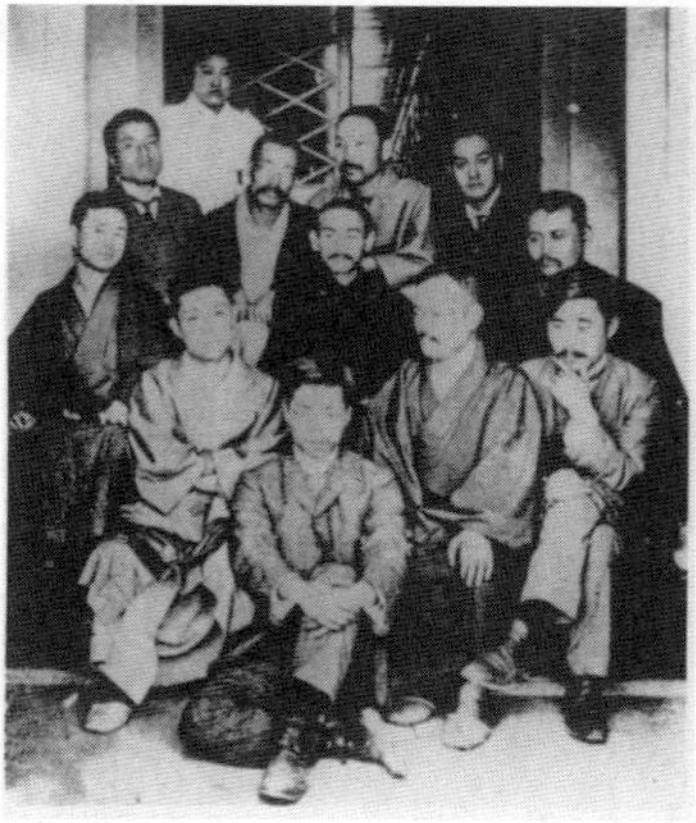

国木田独歩を見舞う作家仲間　明治41年5月24日

じつはこの写真、中央の国木田独歩が明治四十一(一九〇八)年、湘南茅ヶ崎海岸の療養所「南湖院」に入院したとき、彼を見舞いにやってきた作家仲間たちが一緒に撮った記念写真である。明治文壇史を飾る記念すべき写真であるとともに、病人が出ると必ず「見舞い」に行くという日本人の慣習を証明する貴重な写真でもある。

前田晁と吉江孤雁(喬松)が雑誌『趣味』の独歩追悼特輯号(明治四十一年八月号)に寄せた一文によると、この写真を撮った日は五月二十四日。その前日、田山花袋と前田・吉江の三人連れで、新橋で苺と牛肉の最上を買って見舞いに行ったところ、すでに小栗・小杉・真山・中村・相馬たちが来ており、その晩は遅くなったので、茅ヶ崎の停車場《ステーション》で岩野・正宗と合流、国府津の旅館に一泊。翌朝、長距離電話で写真師を呼び寄せ、病院で一同が落ち合い、日光のよく当る入口の前に並んだ。そのとき夫人も一緒に撮るはずであったが、湯を使って髪を解いていたので中に入らなかった。皆で撮ったあと独歩が一人で撮り、付添婦に背負われて病室に戻った。独歩が息を引きとったのは、それからちょうど一ヵ月後のことであった。

名作『武蔵野』や「山林に自由存す」の詩句で知られる明治作家のひとり国木田独歩が、生来の病弱に貧窮と無理がたたり肺結核の徴候をあらわしたのは明治三十九年末のこと、そして翌明治四十年には湯河原や茨城の湊町に転地療養したが、四十一年に入ると病勢悪化し、二月四日ついに南湖院の第三病室に入院、二月十二日には家族も病院の近くに家を借りて引越して来た。明治三十二年に開設した南湖院は、国民病として怖れられた肺病（肺結核）の療養所として当時もっとも知られていた（二六六―二六八頁）。

独歩南湖院に入院――の報が伝えられるや、文学仲間や雑誌記者たちが、新橋から約二時間汽車に揺られ、牛肉やうなぎの土産物を提げてつぎつぎと見舞いに訪ねて来た。四月には、田山花袋・島崎藤村・徳田秋声《とくだしゅうせい》らが図って『二十八人集』（新潮社刊）を編集して病床に贈った。五月十九日信仰上の恩師植村正久《うえむらまさひさ》も見舞いに来たので生死の煩悶を訴えている。そして五月二十四日、病い篤しの報で駈けつけた親しい文学仲間十人に取り囲まれて撮影したのが、この一枚の記念写真である。

国木田独歩『病牀録』

昨日午後五時四十分茅ヶ崎着、直ちに南湖院を訪ふ。土産物は御依托のトマト、新潮社の牛肉、亜米利加蜜柑、梨子、そして大船の押し鮨を一箱。……僕の顔を見て独歩氏は果して大喜び、今朝から僕を言暮らしたと云ふ。昨夜不眠の祟りが今来て、今日の午後は咳嗽の頻出と呼吸の困難とで、此頃中に無き大苦患であると云ふにも拘らず、対坐半時間とも経たぬ間にそれも治り、例の元気な調子に復し、鋭き気焔も出で、鮨三片に近頃での好晩餐を済ましたと喜んで居られる。

真山青果が五月九日に茅ヶ崎館でしたためたこの文章が、「独歩氏の近状を報ずる書」第一信として『読売新聞』に載ったのは、明治四十一年五月十一日のことである。

独歩が入院すると、花袋と風葉は病人を励まし慰めようと図り、門弟で独身の青果に独歩の談話を筆記させ、あわせて病状を報ずる通信を新聞に寄せることを依頼した。筆談は『病牀録』として没後の七月十五日新潮社より刊行され、第八信まで連載された通信は、さらに臨終の日の第九信と後記の第十信を加え、「国木田独歩氏の病状を報ずる書」として『病牀録』の附録として収められた。

「死は遂に問題なり……」という悲痛な言葉ではじまる『病牀録』は、先輩尾崎紅葉の『病骨録』と双璧をなす病床文学である。迫りくる死や堪えがたい病苦にたいする三十八歳の詩人の真底からの叫びが赤裸々につづられている。

一日の中、余の最も苦痛を覚ゆるは、薄暮たそがれの時なり。海の風は陸の風と相剋してそこに声無く、昼は夜と相闘うてそこに光りある無し。……恰もこれ潮熱の時なり。臓腑を熱し筋骨を熱するの身熱、潮の満つる如く、次第に時を追うて寄せ来る。呼吸は速迫し、咳嗽頻りに出でんとして、先づ咽頭に異様の痒癢を感ず。この苦痛遂に堪へ難し。

肺病患者はこうした病苦の中でも、意識は明瞭であり、欲情も衰えないといわれる。独歩もこう告白する。

余、今にして人間の生理欲の太《はなは》だしきを知れり。病牀に臥する殆んど歳余。半死の身の憶ふ所は何ぞや。絶対、無限、神、愛、曰くそんなものでは無い。名誉も栄華も望まぬ。唯、口の欲、目の欲、性の欲、それのみ。

ときに見舞いに来た牧師の植村正久が「ただ禱れ」と諭せば、「然れども、余は禱ること能はず。……誰か来りて、この禱り得ぬ心を救はずや」と哀訴し、ここで青果は次のように註記している。「五月十九日、午後三時、独歩氏病牀に泣く」。そんな彼を慰めたのは賑やかにやって来る友人たちである。

われ病牀に囚はれて始めて友人の貴きを知れり。咳嗽発熱如何に苦しき時にても、闥《たつ》を排して入る来る親友の顔を見れば、病半ば癒えたる心地す。余のための注射剤なり。

しかし、見舞いに来た友人や仲間の顔を見れば見るで病人が思いおこすのは、自分がかつて働き遊んでいた土地のことである。独歩にとって、「茅ヶ崎の空気は荒し、肺を病む人には適せざる如し」と憎み、そして一日も早く東京に帰ることを希う。

余は病牀にありて遥かに東京を憶ふ毎に涙を禁ずる能はず。今一度東京の土を踏みたし、担架に乗つても好いから東京の土を踏みたし。骨になつて東京に帰るはイヤだ。

こうして、ときには病苦に堪えかね、自殺をおもうこともあったが、癇癪持ちで神経過敏な病人だった独歩も、臨終の二、三日前には、青果によると、「病苦を訴へることもなくな

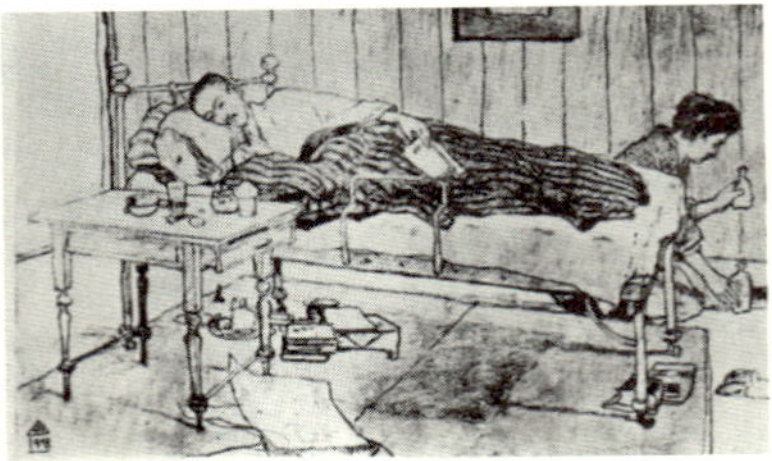
病床の国木田独歩　小杉未醒画　明治41年

り、ただ涙を流し嗚咽をくりかへしてゐた」という。

挿絵「病室の写生」

ところで、ここにもう一枚、病床の独歩をめぐる貴重な資料がある（上図）。『病牀録』に収められた小杉未醒（のちの放庵）が描いた「病室の写生」と題された挿絵である。

独歩は左手で読みさしの本を伏せ、キャスター付きの寝台の上でこちらを向いて横臥している。引出し付きのサイドテーブルの上にはコップや急須。ベッドの下には新聞や本、土産物の箱やスリッパが見え、当時の病室を彷彿とさせる。

そして、とくに注目したいのはベッドの片隅にいる婦人、左手で薬瓶を持ちあげている人物である。付添婦とも見えるが、引詰め髪に着物姿のままのところをみると、あるいはこのときちょうど病人の世話をしていた治子夫人かもしれない。いずれにしろ、入院にはかならず家族か近親者が「付添い」として病人の世話をするという日本旧来の慣習を証明する貴重な資料である。

この南湖院第三病室の独歩に、のちに劇作家として名をなす真山青果が、田山花袋に連れられはじめて面会したのは五月二日のこと、そして五月八日から死の六月二十三日まで、独歩の枕頭に毎日朝から晩まで詰め切り、その談話を筆記し、その病状をつぶさに通信した。ここには、一進一退する病状、毎日の食事、見舞客や夫人とのやりとりが事細かに記され、その意味ではこの「独歩氏の近状を報ずる書」は、日本人が病気という出来事《イベント》にいかに深い関心をもっているかを証明するものともいえる。

独歩の病状については、死後編集された雑誌『新潮』（第九巻第一号）の追悼特輯号に南湖院の院長高田畊安と第二副長の中村愛子による「病院に於ける独歩氏」という寄稿がある。

それによると、高田院長は独歩が我儘で強情なため医員の言をきかず、大声で喋りつづけて安静にしなかったため、死期を早めた傾きがあると嘆いている。中村副長は独歩の最後を次のように伝える。

六月二日の午後排便をしやうとする際に頻咳し次で三オンス程咯血されました。……一旦止まつた咯血は更に同月の十五日に又ございました。此の時の量は一オンス程で、数日間血痰が続きました当時少々下痢もあつたので御座います。次で二十一日に復一オンス、其三日目の午後八時半頃、突然二オンス程の咯血‼　之が最後で御座いまして、血の咯出と同時に何の苦悶もなくして独歩国木田哲夫氏の玉の緒は永劫に絶え果てたので何の所置を施す暇も無かつたので御座います。

この特輯号に寄せた真山青果の追悼文によると、強情我儘な独歩も病気にはやはりよほど参ったのか、その枕頭愛読した本にはバイブルや碧巖録のほか、『強肺術』とか『治肺実験談』といった本が十部近くもあったという。

病人模様・精神病

島崎藤村『ある女の生涯』

「明治村」といえば、愛知県の犬山市郊外の広大な丘陵に、文化財として価値のある明治建造物のかずかずが保存展示され、いつも修学旅行生や観光客で賑わっている日本では珍しい野外博物館である。

その明治村には、日本赤十字社中央病院病棟や名古屋衛戍病院そして北里研究所本館など医事関係で目につきやすい建物があるが、小さくてつい見過してしまいがちでも、むしろこれこそが医事史からもそして文学史からも見落せないのが、二号地の片隅にある「清水医院」である。

この清水医院は、昔の木曾十一宿のひとつ、長野県木曾郡大桑村須原に昭和四十七（一九

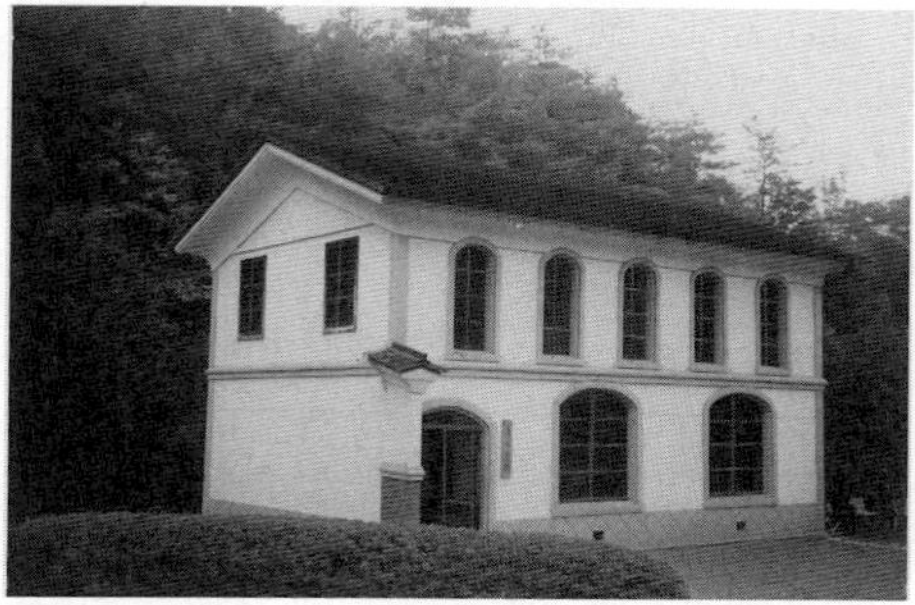
清水医院　明治村

七二）年末まであった和洋折衷の木造二階建の医院建築で、建造年代はおおよそ明治三十年代といわれる。

間口五間、奥行三間で、ドア式の入口を開けて土間に入ると、四畳半の間が受付、六畳間が待合室、そして奥の八畳の板の間が診察室で、洋式の机に椅子と備品が置いてある。狭い階段を昇ると廊下を隔てて六畳二間と十二畳の座敷があり、これが入院患者の寝泊りしていた部屋。一階の表に面して一間の大きな洋風の窓が二つ、二階はおなじく半間の窓が五つ、白い漆喰壁にモダンなデザインで開いている（写真）。

ところで、この清水医院こそ、島崎藤村が大正十（一九二二）年七月雑誌『新潮』に発表した『ある女の生涯』のヒロインおげんが、病気養生のためしばらく入院していたところである。そしておげんのモデルこそ、木曾馬籠の島崎家から木曾福島の旧家で薬種商であった高瀬家に嫁いだ藤村の姉園子（その）である。

小説『ある女の生涯』は、おげんがこの清水医院

（小説では蜂谷医院）の病室で朝早く眼ざめるところからはじまる。

高瀬（小説では小山）の家を養子夫婦にまかせ、娘や甥に婆やを連れて家を出たおげんは、「見ず知らずの女達から旦那を通して伝染させられたやうな病毒のために、いつか自分の生命の根まで噛《か》まれる日の来まいものでもない」と怖れおののく。だが木曾川のほとりの桑畑にかこまれた知合いの医師のいるこの静かな医院は、いっときおげんをやさしくつつんでくれた。

この木曾谷唯一の洋風医院を開設した清水半次《しみずはんじ》郎《ろう》は、明治元年この地で生まれ、東京に出て済生学舎で医術を学び、明治二十八（一八九五）年内科・外科・産婦人科の試験に合格、研究を積んだあと帰郷、この地で開業した。明治三十三年から昭和十年まで須原小学校の校医を勤め、昭和二十六年四月二十七日八十三歳で死去。小説の中にも書かれているように、若いころ高瀬家で書生をしていた。診療はきわめて親切で、遠近から患者が集まり、待合室はいつも一杯であったという。

ここは六十歳のおげんにとって最後の「隠れ家」であった。四十になってもひとり立ちできない娘田鶴（小説ではお新）は、やはり父から受けた病毒のゆえか「精神《こころ》の発育が遅れた」娘――。その愛《いと》しい娘と床を並べ、田圃《たんぼ》から伝わって来る蛙の声を聞きながら、「何だか俺はほんとに狂にでも成りさうだ」とおげんが呟いたのは、おそらくこの二階の南側の窓ではなかったろうか――。当時の田舎医院にしてはモダンすぎるだけに、そんな呟きがどこからか聞えてきそうな窓である……。

没落旧家の傷痕

この「清水医院」で三月ばかり静養したおげんは、やがて娘お新と引き離され、東京の弟たちの許に引き取られる。娘と一緒に家をもちたいというおげんの願いとは裏腹に、弟たちは挙動の尋常ではないおげんを、脳病院に送り込もうとひそかに考える。

おげんつまり藤村の長姉園子は、木曾福島の高瀬薫と結婚したが、身持ちの悪い夫から梅毒を染され、それがもとで脳が冒されたといわれる。この『ある女の生涯』のおげん、そして『家』のお種、『夜明け前』のお粂は園子がモデルであり、いずれもそのような病魔を背負った女として描かれている。

島崎家一族のある精神医学者は、高瀬園子は「梅毒性の精神病といわれているが、症状は幻覚妄想性のもので父正樹のとよく似ており、発病年齢も同じ位であった」と論じている。

藤村そして園子の父島崎正樹《しまざきまさき》は、『夜明け前』の終局にも描かれているように、晩年は幻覚症状となり、座敷牢で死亡した。

園子はその長女として安政三（一八五六）年に生まれたが、明治六年十七歳のとき自殺未遂をおこしている。その二年後に結婚したが、『家』にも描かれているように、五十歳をこす頃から精神に変調をきたしてきた。

『家』の最後にちかく、「萎びた乳房は両方にブラリと垂下《たれ》って……、旧《ふる》い家の内へ響けるやうな大欠伸《おおあくび》を」するお種の荒涼たるすがたは、東京の脳病院の片隅で無慙《むざん》な最期をとげるおげんの運命を予告している。

東京に出てきたおげんは手をついて頼む弟たちの勧めにしたがい、しぶしぶながら病院行きを承知する。

小石川の高台にある養生園が斯うしたおげんを待つて居た。最後の「隠れ家」を求めるつもりで国を出て来たおげんはその養生園の一室に、白い制服を着た看護婦などの廊下を往来する音の聞えるところに、年老いた自分を見つけるさへ夢のやうであつた。

この「養生園」というのは、当時東大教授兼巣鴨病院長であった呉秀三《くれしゅうぞう》が、明治四十一年自宅の隣接地に開設した「音羽養生所」のことで、場所はいまの文京区関口三丁目、東京カテドラル大聖堂の裏あたりにあった。園子が入院した大正五年頃は入院患者は約五十名。その後昭和二年小金井に移転し、「小金井養生院」となったが、その本館は旧音羽養生所の面影を伝えているといわれる。

おげんはこの病室で犬の幻覚におそわれたりするが、やがて迎えに来てくれた姪の云うなりに人力車に乗せられ、連れて行かれたところは、以前入ったことのある「根岸の精神病院」

であった。

おげんの末路

おげんが最後に入れられた「根岸病院」は、東京の私立精神病院としては現存する最古のものである。東京最古の公立精神病院である東京府癲狂院《てんきょういん》（のちの巣鴨病院いまの松沢病院）とおなじ明治十二年（十一月六日）に、渡辺道純によって北豊島郡金杉村（のちの下谷区下根岸いまの台東区根岸五丁目）に設立された。はじめ癲狂病院といっていたが、明治十三年に「根岸病院」と改称された。

当初入院患者はごくわずかであったが、明治二十年松村清吾が院長になってから大いに発展し、逐年土地・建物を拡張し、明治末には四八〇〇坪の敷地に一六八〇坪の建物、病室は三一棟一四三室、入院患者は男二〇〇人女一五〇人、医師六人、薬局員四人、看護人男女五人、その他事務員・洗濯婦など二〇人という当時としては大病院となった（写真）。

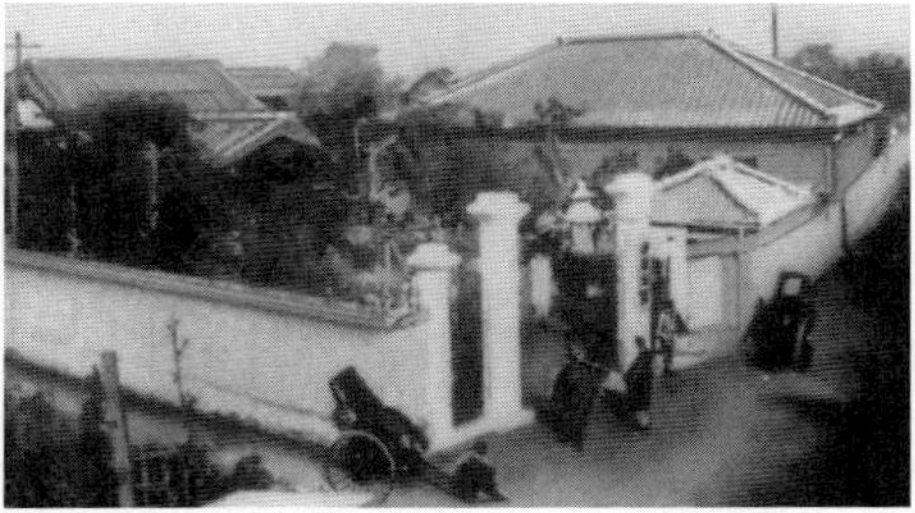

明治大正期の根岸病院

根岸病院が近代日本の精神医学史に記憶されるのは、「森田療法」で知られる森田正馬《もりたまさたけ》がここで活躍していたことにもよる。呉秀三の高弟である森田正馬は明治三十九年十二月根岸病院に着任し、彼の独創的な学説はこの病院で生みだされた。おげんが入院した大正六年頃といえば、森田正馬は「森田療法」を確立した最盛期で、おそらく彼女も診察を受けたにちがいない。

しかし――。その一室に入れられたおげん自身はどうであったか……。忘れよう忘れようと努めてきた父のことばかりが、おげんの胸に浮んでくるのであった。

「お父さま――お前さまの心持は、この俺にはよく解るぞなし。俺もお前さまの娘だ。お前さまに幼少《ちいさ》な時分から教へられたことを忘れないばかりに――俺もこんなところへ来た。」

おげんはそこに父でも居るやうにして、独りでかき口説《くど》いた。狂死した父をあはれむ心は、眼前《めのまえ》に見るものを余計に恐ろしくした。彼女は自分で行きたくない〳〵と思ふところへ我知らず引き込まれて行きさうに成つた。こゝはもう自分に取つての座敷牢だ。それを意識することは堪へがたかつた。

こうして三年ほどたったある冬の日におげんの危篤が病院から親戚へ伝えられたが、臨終には誰も間に合わなかった。おげんは根岸病院の別室で唯一人死んでいった。亡骸《なきがら》が置かれた寒々とした一室で、かけつけた親戚の者が火鉢を囲んで通夜の時を送る。精神病の女主人公をめずらしく一人称で描いた小説『ある女の生涯』は、「根岸の空はまだ暗かつた」という印象的な結びで終る。

根岸病院のあった根岸界隈は、かつて文人墨客の風雅な屋敷が並んだ下町の一画であった。当時の新聞によく広告を出しており、それによると明治中頃の入院費は一日通常二十八銭、特別五十五銭。ちなみに当時、根岸に近い入谷の朝顔市の大鉢が二十銭から三十銭というから、かなり安かった。

根岸病院は昭和十三年六月に火災をおこし、病院の約七割を焼失した。その頃は病院の周囲はすっかり人家に囲まれ、問題が多くなったので、中央線国立駅近くに移転することになり、昭和十七年に分院が開設された。そして昭和二十年四月の大空襲で罹災、分院は「根岸国立病院」となり、今日におよんでいる。

高瀬園子が根岸病院で死んだ大正九年、藤村は四十八歳であった。藤村は最初の妻フユが産後の出血で死亡したとき、三男蓊助を姉園子に預ってもらっている。生涯この姉を慕っていた藤村は、翌大正十年哀惜をこめてこの小説を書いた。そして、おげんが最期まで気がかりだった娘お新（田鶴）も、心を病んで独身のまま昭和八年に死んだ。

病人模様・ガン

『ベルツの日記』「岩倉公の死」

それは明治十六年の初めのことだったが、ある晩、ドイツ公使館で一人の貴公子然たる青年にあった。……青年はわたしの方へ歩みよって尋ねた。「お伺いいたしますが、先生、ひどい嚥下困難を呈する場合は、危険な徴候でしょうか？」――「その方はお幾つです？」――「五十二歳ですが」――「すると、まあただ事ではありませんね」――「実は、わたしの父なのですが」――青年がさらにお二、三の症状を述べたとき、食道癌の疑いがあると、わたしは告げておいた。

これは、『ベルツの日記』の中でも、とりわけ感動的な一節である。この「貴公子然たる青年」は、エルウィン・ベルツ自身ここで語っているように、「あとでわかったが、それは岩倉公の令息だった」。五十二歳というのはベルツの聞き違いで、このとき岩倉具視《いわくらともみ》は五十七歳であった。

『岩倉公実記』によると、明治十六（一八八三）年京都にいた岩倉具視は六月十二日急に「胸部神経痛頓ニ劇発シ、胃管狭窄益〻甚シ。飲食之ガ為ニ咽ニ下ラズ。随従諸員皆憂惧ス」という容体になった。勅命によりベルツが神戸で診察し、ともに海路東京に戻った。本邸に病臥した具視は、ベルツに病状の真実を告げてもらうよう求め、ベルツもこれに誠意をもって応えた。次はさきの日記中「岩倉公の死」と題された編者トク・ベルツが口述筆記した後段で、臨場感迫る応答の場面《シーン》である。

——その時、公はわたしから包み隠さず本当のことを聞きたいと要求した。

「お気の毒ですが、ご容体は今のところ絶望です。こう申し上げるのも、実は公爵、あなたがそれをはっきり望んでおられるからであり、また、あなたには確実なことを知りたいわけがあることを存じていますし、あなたが死ぬことを気にされるような方でないことも承知しているからです。」

「ありがとう。では、そのつもりで手配しよう。——ところで、今一つあなたにお願いがある。ご存じの通り、伊藤参議がベルリンにいます。新憲法をもって帰朝するはずだが、死ぬ前に是非とも遺言を伊藤に伝えておかねばならない。それで、できれば、すぐさま伊藤を召還し、次の汽船に乗りこむよう指令を出そう。しかし、その帰朝までには、まだ何週間もかかる。それまで、わしをもたさねばならないのだが、それができるでしょうね？」そして公は低い声でつけ加えた。「これは、決して自分一身の事がらではないのだ」と。

「全力を尽しましょう。」

だが、もうそれは不可能だった。病勢悪化の徴候は見るまに増大した。公はほとんど、飢え衰えるがままに任された形だった。永い、不安のいく週間かがすぎた。その時わたしは、臨終が間近なことを知った。わたしは公に、最後の時間が迫ったことを告げた。すると公は、井上参議を呼び寄せるように命じた。公は参議に、声がかれているから、側近くひざまずくように促した。その間わたしは反対側に、公から数歩はなれてうずくまり、いつでも注射のできる用意をしていた。そして終始、寸刻を死と争いながら、公は信頼する参議にその遺言を一語一語、耳うちし、ささやき、あえぎあえぎつ伝えるのであった。

ガンといえば、本人はもとより妻子にも病名を告げることは極力避けようとする。明治時代はコレラや結核のほうがガンの恐怖をしのいでいたが、やはり死病と考えられていただけにガン宣告は深刻に扱われ、日本人の伝統的な心性をつくっていった。『ベルツの日記』には、明治十五年七月六日の項で、ベルツが診察した東京府知事松田《まつだ》道之《みちゆき》が四十三歳で胃ガンと肝臓ガンで死去した記事があるが、ここでベルツは夫が不治の病いであることを宣告された松田夫人の健気《けなげ》さについて語っている。

中江兆民『一年有半』

岩倉具視が食道ガンで逝ってから十八年後の明治三十四年、炎暑の八月四日、堺市の陋屋に汗を拭きふき駈け込んできたひとりの青年があった。その日の光景を、青年は十日後の八月十四日、『萬朝報』に次のように綴っている。

堺、市の町の兆民先生の寓居に汗を拭き拭き駈込んだのは、四日の朝八時頃である、広い縁側の毛布の上に、先生両膝を抱へて蹲踞まり其切開した喉仏の処へ、令閨が布片を宛てゝ居る、予は見るから胸が塞がるのを禁じ得なかつた。

其容貌は去三月の末に東京を発たれた時と、左程の変りは見えないで、元気少しも衰へず、快談平生の如くであるが、頸部の腫物は既に気管を圧して居る、呼吸は僅かに喉頭の切口から成されて居る、そして先生は莞爾として数帖の半紙の草稿を取出し、是れが学者の本分として、社会と友人への告別、又は置土産だ、死だら公けにしろと言つて示された。

兆民先生とはいうまでもなく中江兆民《なかえちょうみん》のこと、青年はこのとき『萬朝報』の記者だった三十一歳の幸徳秋水《こうとくしゅうすい》。そして、このとき兆民が秋水に託した草稿こそ、明治ベストセラーのひとつ『一年有半』であった。

「維新日本の最も重要な人物……全身はただこれ鉄の意志」とベルツが称揚した岩倉具視は食道ガンで五十七歳で死んだ。その具視が弾圧に最も力をそそいだ自由民権運動の最も徹底した理論的指導者が中江兆民、その兆民がまた奇しくも同じ食道ガンで五十五歳で死んだのである。

この『一年有半』という名高い書名の由来については、兆民自身が同書の冒頭で語っている。それによると、兆民はこの前年の十一月喉頭《のど》に異常を覚え、年をこえて痛みは激しくなり、ガンではないかと疑い、四月大阪で専門の医師に診察を受けたところ、切開手術を必要と診断された。このとき、兆民は医師に、「臨終に至る迄猶《な》ほ幾何《いく》日月有る可き」かを問うた。医師は、「沈思二三分にして極めて言ひ悪《に》くそふに曰く、一年半、善く養生すれば二年を保す可し」と答えた。そこで、「此書題して一年有半と曰《い》ふは是れが為め也」と記している。

やがて喉頭部の腫物は大きくなり呼吸も困難となってきたので、五月二十六日気管切開の手術を受けた。以後、「咳嗽《がいそう》する毎に、痰《たん》口より出でずして胸より出づ、而して声音全く嗄《さ》渇《かつ》して些《いささか》の反響なく、僅に近接して談話を便するのみ」という状態になり、意志の伝達はもっぱら筆談にたよることになった。こうした痛ましい状況の下で執筆したのが「生前の遺稿」と副題のある『一年有半』で、八月三日脱稿し、ちょうどその翌八月四日、東京を夜汽車で発ち寄宿先に駈け込んできた幸徳秋水に手渡すことができたのである。

その後、秋水への書簡にも、「頃日来頸頭の塊物隠々疼痛、且喉頭緊迫殊に甚敷」とあるように、病状が悪化してきたので、九月十日東京小石川武島町の自宅に帰り、ただちに岡田《おかだ》和《わ》一郎《いちろう》の診察を受けた。岡田はうまくいくと来年二、三月頃まで生命を保つかもしれないと告げると、兆民はこのうえ苦痛を四、五ヵ月も忍ぶことは望むところではない、一刀のもとに死を早めてくれ、と石筆で石盤に書いた。岡田は痛みや不眠は投薬で抑えるから、計画している『続一年有半』の執筆を勧めたところ、兆民もこれに応じ、墓場のような病室で死力をふりしぼって筆を進め、十日ほどで脱稿した。

その後、気管カニューレがはずれたり、多量の出血があったりして病勢はとみに悪化、衰弱も甚しく、意識も混濁し、十二月十三日ついに息を引きとった。「一年有半」と宣告されてから、その半分も生きられなかった。

遺体は翌日東京大学病院で解剖に附された。このとき立会った幸徳秋水は、「山極博士刀を執て、喉頭より一気に割て臍下に至る、予未だ人体解剖の状を知らず、一見して悚然面を掩はざるを得ざりき」と記している。岡田和一郎は解剖によって喉頭ガンとされていた兆民の病気が自分の診断どおり食道ガンであったことについて、「一二珍奇ナル食道癌ニ就テ」という論文で発表した（『日本消化器病学会雑誌』第一巻第三号明治三十五年）。ここには詳細な「剖検記事」が転載されているが、解剖台上の中江兆民は次のように記録されている。

中江篤介君　　五十五年

十二月十三日午前七時死
十二月十四日午后二時剖見
臨床的診断　喉頭部癌腫
剖見的診断　食道癌之ニ因スル喉頭ノ圧迫性狭窄、左頸部皮下（筋層間）壊疽性空洞、左肺葉ノ壊疽性并ニ嚥下性肺炎、加答児性肺炎、右肺癒着性助膜炎、乾酪性気管支炎、及ビ気管支周囲炎、石盤色硬変及限局性肺炎（転移性）
体重　二〇〇〇〇　脳重量　一三一〇瓦

尾崎紅葉『病骨録』

中江兆民が凄絶な死をとげた二年後の明治三十六年、その三月三日兆民の遺体が解剖された東京大学病院に入院したのが、一代の流行作家尾崎紅葉三十六歳、胃ガンであった。紅葉は満天下をわかせた大作『金色夜叉』連載中も、胃病のためしばしば執筆を中断させられた。三十四年から三十六年にかけての書簡や日記には、「胃を傷め候」「此夕胃の不穏を覚ゆ」「胃中の物介々然として煩に堪へず」といった文字が見える。こうして三十六年三月三日大学病院に入院、医師より手術を勧告され、じかに死と対面させられた夜の心境を綴ったのが『病骨録』其一「退院前五日」である。ここには、手術すべきか否か迷い悩み、催眠のためブドウ酒を求めに外出して月夜の本郷通りをさまよい、深更のベッドでひとり妄想に

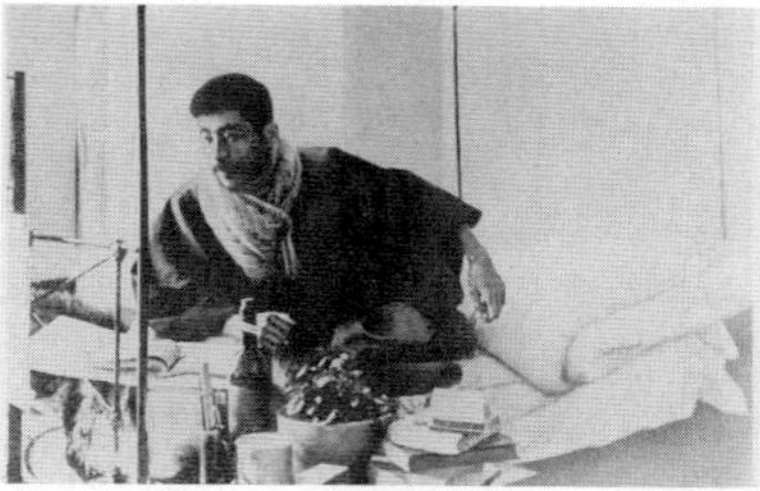
大学病院に入院中の尾崎紅葉

ひたる様子が心境小説風に描かれている。

この半年後の十月一日、もはや自ら筆をとる力もなく、「門生筆記」として書かれたのが『病骨録』其二「病臥三月」である。ここには、命数も六月限りとの噂であったが、それから三月も生きのびたものの、疼痛は激しく、それをモルヒネでおさえた体験などが、率直な言葉で語られている。たとえば七月六日の夜、「突然胃の大彎部と、横行結腸の辺《あたり》との二箇所に、今迄決して無かつた劇痛を発して、全く其が為に寐るに寐られず、起るに起られず、夜具布団を枕頭に積重ねて、其に梯子を立掛けたやうに寄掛かつて一夜を明した」。そこで八月末からはモルヒネを使用するようになり、「莫爾比捏《モルヒネ》の量ませ月のこよひなり」の句が生まれた。

こうして十月三十日朝危篤となったが、門下生たちになお熱弁をふるい、午後八時昏睡状態に陥り、十一時十五分死去。翌十一月一日『国民新聞』は、「『金色夜叉』未完のまま胃癌で死去」という見出しでその死を報じたが、紅葉の死の床を次のように伝えている。

病牀はすこぶる惨を極めたるものにして、肉失せ色退きたる細き骸《かばね》は、一尺余りの高さまで布団を敷きてなほかつ痛みを覚ゆるが故に、綿もて包まれて横臥したるがまま、患部は腹の中位に突き出してその大きさ紫陽花《あじさい》の房のごとく、その色またこれに似たるものありしと云ふ。

尾崎紅葉の名を不朽にした名作『金色夜叉』は、資本主義社会に突入した日本の世相を描写したところに歴史的意味があるが、その資本主義国家日本の大立物で三菱財閥の創業者岩《いわ》崎弥太郎《さきやたろう》も、奇しくも同じ胃ガンで五十歳で死去、またその後継者岩崎弥之助《やのすけ》は上顎骨ガンで顔面切除の大手術のあと五十七歳で死去したのである。

病人模様・痔

夏目漱石『明暗』

医者は探《さぐ》りを入れた後《あと》で、手術台の上から津田を下《おろ》した。

「矢張《やっぱり》穴が腸迄続いてゐるんでした。此前探つた時は、途中に瘢痕《はんこん》の隆起があつたので、つい其所《そこ》が行き留《どま》りだとばかり思つて、あゝ云つたんですが、今日《きょう》疎通を好くする為に、其奴《そいつ》をがり〳〵搔き落して見ると、まだ奥があるんです」

「さうして夫《それ》が腸迄続いてゐるんですか」

「さうです。五分位だと思つてゐたのが約一寸程あるんです」


これは、夏目漱石さいごの未完の大作『明暗』の書き出しである（写真）。人間男女の濃密な愛憎と葛藤をえがいたこの作品の重要なモチーフに、漱石は自分自身の痔疾の苦痛と治療の体験を、ほとんどそのまま生かしている。冒頭のこの部分は、明治四十四（一九一一）年十二月四日の『日記』に書かれた次の体験が生かされている。

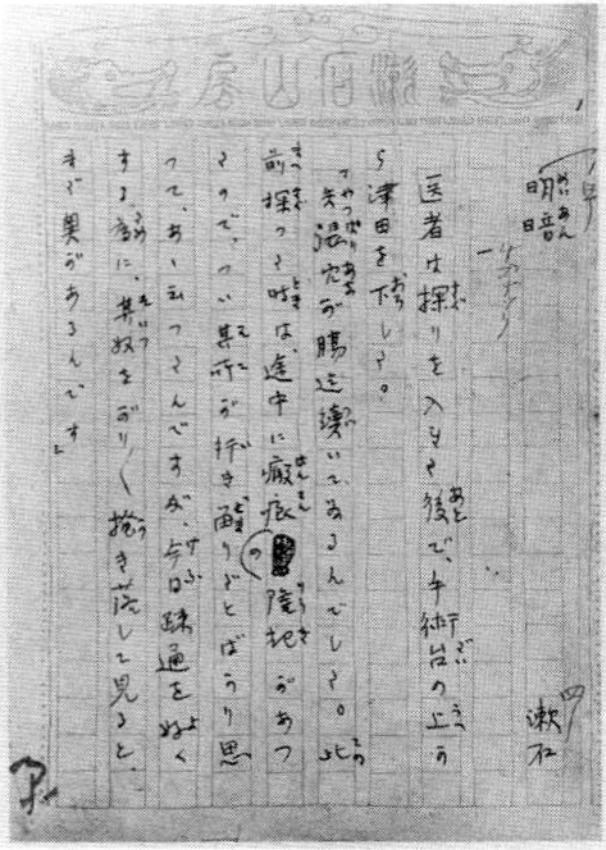
夏目漱石『明暗』の冒頭原稿　主人公津田の痔の手術の場面

此朝佐藤さんへ行つて又痔の中を開けて疎通をよくしたら五分の深さと思つたものがまだ一寸程ある。途中に瘢痕が瘤起してゐたのを底と間違へてゐたのださうで、其瘢痕を搔き落してしまつたら一寸許りになるのださうである。しかも穴の方向が腸の方へ近寄つてゐるのだから腸へつゞいてゐるかも知れないのが甚だ心配である。凡て此穴の肛門に寄つた側はひつかゝれたあとが痛い。反対の方は何ともない。

落胆する『明暗』の主人公津田に、医者は「今迄の様に穴の掃除ばかりしてゐては駄目なんです。それぢや何時《いつ》迄経《た》つても肉の上《あが》りこはないから、今度は治療法を変へて根本的の手術を一思《ひとおも》ひに遣《や》るより外《ほか》に仕方《しかた》がありませんね」と手術をすすめる。そして、津田が「私のは結核性ぢやないんですか」という問いに、医者は「いえ、結核性ぢやありません」と答える。この問答は、結核が死病と怖れられていた時代を反映している。そして、肉体の病いは精神の病いにかさねられ、その「根本的の手術」がこの『明暗』の中心テーマとなる。

夏目漱石は朝日新聞社主催の講演会のため、明治四十四年八月十一日東京を発ち、明石・堺・和歌山から大阪にまわり、大阪で講演後胃潰瘍を再発、八月十九日大阪の湯川病院に入院、九月十四日に帰京。

ところがその直後、こんどは持病の痔瘻が悪化、九月十八日神田区錦町の佐藤病院で手術した。

九月二十日寺田《てらだ》寅彦《とらひこ》に宛てた葉書には、「肛門切開本日頃より少し楽になり候……時々御来訪を待つ」としるし、五日後の九月二十五日松根東洋城《まつねとうようじょう》への手紙にはこう書いている。

肛門の方は段々よけれど創口未だ肉を上げず　ガーゼの詰替頗る痛み候……仰臥執筆不自由御察し被下度候

切口に冷やかな風の厠より

おなじ日、大阪朝日新聞社の長谷川如是閑《はせがわにょぜかん》の手紙には、「……肛門を切開夫が為め万事手違……漸く今日起き直りて演説の訂正を始めた」としたためている。この間は『日記』もつけていない。そして十月十三日、胃病の主治医森成麟造《もりなりりんぞう》に、次のように書き送っている。

どうも矢張り自分の咎なのでせう、誰を恨む訳もないが、事情を御話しますとね、大阪の社から講演をたのまれて明石和歌山堺大阪の四ケ所で喋舌つたのです。其堺あたりから少々腹が妙になつてこいつはといふ懸念も起りましたがもう一つだと思つて大阪を片付けて宿屋で寐てゐると何も食んのに嘔吐を催ふしてとう〳〵胃をたゞらして夫から血が出ましたので驚ろいて湯川胃腸病院へ這入つて三週間程加養して夫から東京へ帰つて又々須賀さんにかゝりました。すると何の因果か帰京の翌日から肛門周炎とかいふ下卑た病気になつてとう〳〵切開しました。夫が悪性なので三週間後の今日もまだ細い穴が塞がらない所があつて膿が出るのです。

「がりがり搔《か》く音がした」

『明暗』の主人公津田は、医者から「根本的の手術」を宣告された帰途、電車の「釣革にぶら下りながら……去年の疼痛がありありと記憶の舞台に上つた」。

白いベッドの上に横へられた無残《みじめ》な自分の姿が明かに見えた。鎖を切つて逃げる事が出来ない時に犬の出すやうな自分の唸《うな》り声が判然《はつきり》聴えた。それから冷たい刃物の光と、それが互に触れ合ふ音と、最後に突然両方の肺臓から一度に空気を搾《しぼ》り出すやうな恐ろしい力の圧迫と、圧《お》された空気が圧《お》されながらに収縮する事が出来ないために起るとしか思はれない劇《はげ》しい苦痛とが彼の記憶を襲つた。

漱石が明治四十四年後半の『日記』を再開したのは十一月十一日、そこには、「昨日も佐藤さんに行つた。(佐藤さんには隔日に行く)」と書き出している。この間、十一月一日に朝日新聞社に辞表を提出したが、二十日には撤回する。この二十日の『日記』に、漱石は痔の痛みをこらえて、次のように書きしるす。

佐藤さんの所で又肛門の切開部の出口をひろげる。がりがり搔く音がした。今度は思ふ存分行つたといふ。看護婦も是で本当に済みましたといふ。然し深さは五分程まだある。

此先癒るとしてもまだ二三度はこんな思ひをしなければならないかも知れない。余程たちの悪い痔と見える。

こんなときも、知識欲旺盛な漱石は、医師が使っている八五〇倍の顕微鏡や膀胱鏡をのぞいて見る。『明暗』の中にも生かされているが、十一月二十四日の『日記』の次の記事などは、当時こうした医療器械がいかに好奇と驚異の目で見られていたかがうかがえる。

佐藤さんの所で膀胱鏡を見る。ニッケルの管の先が匙の先の様に曲つた所にガラスがあつて、其内に電気の光が通つて、其光がプリズムに反射して管の口の所でレンズに拡大されて眼に入る装置である。マーゲン、ウンテルズツフングといふ器械の絵も見たが是は一ノ管で空気を送り、電燈をつけかねて管の先から箸の様なものを出して物をつまんで引き出し得る様な装置が出来てゐる。是等の道具は破損すると日本では丸で修復が出来ないのださうである。膀胱鏡の粗末なのが五十円少し変つたのは百円もするさうである。

この佐藤医院にあいかわらず隔日に通っていた十一月二十九日の晩、可愛がっていた一年八ヵ月の五女ひな子が急死する。十二月三日落合の焼場に骨を拾いに行った漱石は、その夜『日記』に次のように記す。

生きて居るときはひな子がほかの子よりも大切だとも思はなかつた。死んで見るとあれが一番可愛い様に思ふ。さうして残つた子は入らない様に見える。

表をあるいて小い子供を見ると此子が健全に遊んでゐるのに吾子は何故生きてゐられないのかといふ不審が起る。……

自分の胃にはひゞが入つた。自分の精神にもひゞが入つた様な気がする。如何となれば回復しがたき哀愁が思ひ出す度に起るからである。

この年の十月には清国で辛亥革命がおこり、わが国も清国援助をめぐって揺れた。まだ病院通いをつづけていた漱石は、十二月五日こんな詠嘆を『日記』にもらしている。

新聞を見ると官軍と革命軍の間に三日間の休戦が成立して其間に講和条件をきめるのださうである。彼等から見ればひな子の死んだ事などは何でもあるまい。自分の肛門も勘定には這入るまい。

「乃木大将の自殺と同じ位の苦しみ」

津田はそれなり手術台に上《のぼ》つて仰向《あおむけ》に寐た。冷たい防水布がぢかに皮膚に触れた時、彼は思はず冷《ひや》りとした。堅い括《くく》り枕に着けた彼の頭とは反対の方角からばかり光線が差し込むので、彼の眼は明りに向つて寐る人のやうに、少しも落ち付けなかつた。彼は何度も瞬《まばた》きをして、何度も天井《てんじょう》を見直した。すると看護婦が手術の器械を入れたニツケル製の四角な浅い盆みたやうなものを持つて彼の横を通つたので、白い金属性の光がちら〳〵と動いた。仰向けに寐てゐる彼には、それが自分の眼を掠《かす》めて通り過ぎるとしか思はれなかつた。見てならない気味の悪いものを、ことさらに偸《ぬす》み見たのだといふ心持が猶《なお》のこと募《つの》つた。

『明暗』の中のこの生なましい手術の情景描写は、大正元年九月二十六日の『日記』に記されている次の体験をもとにしている。手術前に飲んだリチネは下剤の一種ヒマシ油のこと、コカインは喘息などの内服薬でもあったが、手術のさいの局部麻酔剤としても使用された。

正午痔瘻の切開。前の日は朝パンと玉子紅茶。昼は日本橋仲通りから八丁堀茅場丁須田丁から今川小路迄歩いて風月堂で紅茶と生菓子。晩は麦飯一膳。四時にリチ子ヲ飲んで七時に晩食を食ふたが一向下痢する景《原》色なし、翌日あさ普通の如く便通あり。十時頃錦町一丁目十佐藤医院に来て浣腸。矢張り大した便通なし。十二時消毒して手術にかゝる。コカイン丈にてやる。二十分ばかりかゝる。瘢痕が存外かたいから出血の恐れがあるといふので二階に寐てゐる。括約筋を三分一切る。夫がちゞむ時妙に痛む。神経作用と思ふ。縮むなといふ idea が頭に萌すとどう我慢しても縮む。まぎれてゐれば何でもなし。

『明暗』の津田も手術後局部に起る猛烈な収縮感に襲われ、「止《や》めさせようと焦慮《あせ》れば焦慮《あせ》る程、筋肉の方で猶《なお》云ふ事を聞かなくなる」。そして、津田はそれを「病気で寐てゐる夫を捨てゝ、一日の歓楽に走つた」妻の言動に結びつけ、「彼は黙つて心持を悪くしてゐるより外《ほか》に仕方がなかつた」。

九月二十九日漱石は、入院中の佐藤病院の病室から小宮豊隆に宛てて、

御尻は最後の治療にて一週間此所に横臥す。僕の手術は乃木大将の自殺と同じ位の苦しみあるものと御承知ありて、崇高なる御同情を賜はり度候。

としたためている。乃木大将夫妻は十六日前の明治天皇大葬の朝殉死している。おなじ日、松根東洋城に宛てた書簡で「かりそめの病なれども朝寒み」の句を記している。そして、十月一日漱石は病院の不自由なベッドの上で、次のように『日記』にしるす。これは『明暗』で退院の前日、津田と医者が交す会話にも生かされている。

十一時頃浣腸。ガーゼを取り替へる。瓦斯多量に出る。便は軟便にて少々なり。「出血はありましたか」と聞く。「是が癒り損なつたらどうなるでせう」「又切るんですさうして前よりも軽く穴が残るのです」心細い事である。「なに十中八九迄は癒るのです」「三週間遅くて四週間です。」「括約筋をどうして切り残して下からガーゼが詰められるのですか」「括約筋は肛門の出口にやありません。五分程引込んでゐます。夫を下からハスに三分程削り上げた所があるのです。括約筋の幅の三分の一です」瘡のない右の方が急にはれて苦しい。床の中でぢつと寐てゐる。あしたから通じをつけると云つて腹のゆるむ薬を一日三回に飲む。

その翌二日、迎えに来た妻と車で退院する。そのあと毎日病院に通うが、五日にはようやく『日記』に次のように書けるまでになった。

朝後架にてひよ鳥の鳴声を聞く。

医者に行く。「今日は尻が当り前になりました。漸く人間並の御尻になりました」と云はれる。今日は便後肛門がはれてゐなかつたからである。

IX

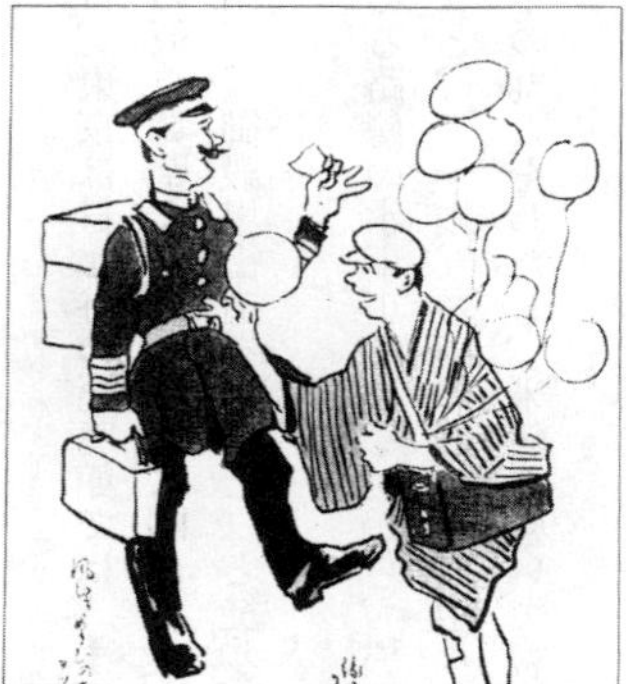

オイッチニィの薬売り　浅井忠「当世風俗五十番歌合」明治40年

宣教師遺業

宣教師が出会った悲運な女性患者

明治二十（一八八七）年四月二十五日、東京は日比谷の鹿鳴館では、まばゆいシャンデリアのもと、初代総理大臣伊藤博文主催の仮装舞踏会がはなやかに開かれていた。

ちょうどその頃、茫々たる富士山の裾野、御殿場街道をとぼとぼと徒歩伝道していたひとりのフランス人宣教師がいた。

陽も傾き道を急いでいた神父は、とある路傍の水車小屋のなかから、異様な呻き声が洩れてくるのを聞きつけた。そっとうかがうと、三十歳ぐらいの目の不自由な女が暗がりにうずくまって苦しんでいる。流れの上に数本の丸太をわたし、米俵を敷いて寝床とし、着ているものは膿だらけで、悪臭を放っている。

彼女はハンセン病だった。夫に捨てられ、家族にも見はなされ、いく度か自殺を企てたが死にきれず、放浪しているうち、ここにたどりついて動けないまま、一日一椀を乞うて露命をつないでいた。

神父はこの女を見過すことができず、附近の民家を借り、彼女を収容すると、これをききつけたハンセン病患者が一人二人と寄ってきた。日本最初のハンセン病患者収容所がこうして生まれた。

ハンセン病は、明治中頃の統計では三万とも四万ともいわれ、潜在人口は百万ともいわれた。こうしたハンセン病患者たちはどんな運命をたどったのであろうか。御殿場の水車小屋で外国人宣教師が見かけた女の姿そのものであった。ハンセン病救済活動の先駆者光田健輔はつぎのように語っている。

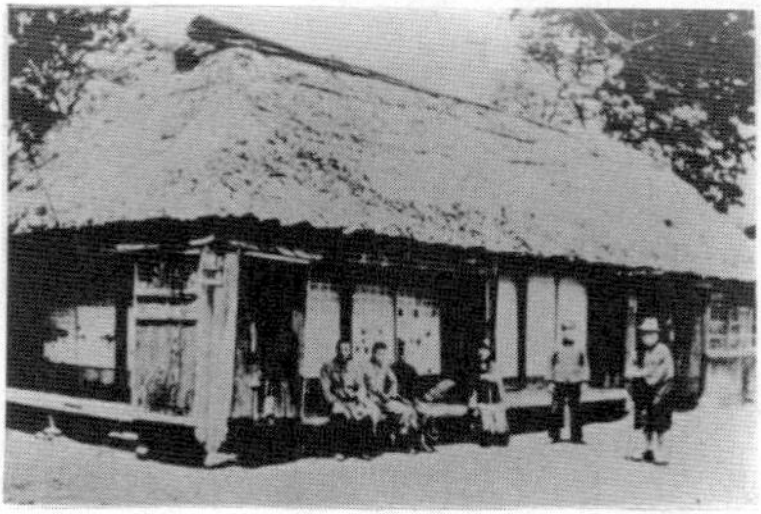
テストウィード神父が最初にハンセン病患者を収容した民家　明治20年

癩病（ハンセン病はかつてライと呼ばれていた）患者の重症となり、世人に嫌厭せらるるに至れば、潜かに郷里を出で浮浪者の群に入りて諸方を徘徊し、或は熊本の清正公或は四国の八十八箇所を巡歴し、或は木賃宿に宿泊し、或は神社の軒下に露宿し、日々市に乞うに至る。平日は各所に散在すると雖も、弘法大師の縁日、日蓮上人の縁日乃至は成田の不動の縁日に当り、各所より集合し来り、其多数なるに一驚を喫せしむることあり。

日本は昔から物乞いの多い国であった。物乞いは別に「乞丐《かたい》」あるいは「かったい」といわれたが、「かったい」とはハンセン病者の呼び名でもあった。物乞いのなかには、多くのハンセン病患者がいたわけである。ハンセン病に冒された者は、家族から因果をふくめられ、いくばくかの金銭を持たされ、故郷から追われ、帰ることのない放浪者の身となった。こうした彼らがまず足を向けたのは、神仏の加護をたより、また参詣者からの喜捨にすがるため、人の集まる神社仏閣の門前であった。

いかに不治の病いとはいえ、親子・兄弟・夫婦と生き別れ、野たれ死にする――そんな悲運な病人が、昭和の初期まで全国を徘徊していたのである。

四国遍路のハンセン病者

業病を云はず四国へ旅立たせ

明治四十年頃の川柳である。旅立つ病人も旅立たせる家族も、その別れはいかに辛いものであったろうか。

ハンセン病者の放浪の行先きとしては、この句にもあるように、四国八十八箇所の霊場がえらばれることが多かった。弘法大師への信仰、それに温暖な風土と巡礼者へ喜捨する民心が、故郷を追われたハンセン病者たちを引きつけたのであろう。

全国から和船などでひそかに四国に渡ってきた病人たちは、冬は太平洋側に、夏は瀬戸内海側に集まり、その実数ははっきりしないが、明治時代はハンセン病のお遍路さんは数千人いたといわれる。なかでも石手寺に多く集まり、また金毘羅宮も集合地として有名だった。

民俗学者の宮本常一は、かつて四国山中で道に迷ったところ、熊笹を踏みわけ歩いてくるハンセン病の老女に出会った。四国遍路でさえ、ときとしてハンセン病者はふつうの往来をたどることさえできなかったのである。

四国霊場とならんでハンセン病者の集合地として有名だったのは、熊本の本妙寺であった。ここは加藤清正の菩提寺で、ハンセン病にかかった清正が日蓮宗の信心で治癒したと伝えられ、昔からハンセン病者から信仰され、全国から患者が集まり、寺院裏に集落をつくり、昼は参道にむらがって参詣者に物乞いをしていた。

明治二十三年四月三日のこと、この本妙寺参道に花見にやってきた宣教師ハンナ・リデル嬢は、桜並木の下に、ハンセン病患者たちの群れに出会った。驚いた彼女は、ただちに本妙寺の近くに救護所を開き、五年後には熊本市郊外に回春病院を開設し、ハンセン病を救済する事業に専念することになった。

それでも本妙寺にたむろするハンセン病患者の群れは一向に減ることはなかった。明治三十二年一月、ここにやってきた二十三歳の光田健輔が見たのは、次のような光景であった。

癩患者の集合地なる清正公の堂に詣づ時に寒風肌を裂く朝なりしにも拘らず、十余の癩患者は石段の両側に蹲踞し、口に題目を唱え、頻りに銭を乞うを見たり。堂の右方数丁にして、矮屋茅舎数十一小村落をなす。誠に其家に就て之を見るに、一室中に五、六の癩患者と癩患者に非る二、三の病人（梅毒乎）雑居し、宿主等は他の一室に起居せり。其汚穢名状すべからず。而して彼等の一泊に要する所の金銭は四、五銭にして、大概粟を常食とし、平均七、八銭を費すと云う。而して此費用は終日石段にて乞い得たるものか、若くは市にて乞いたるものなり。然れども雨天連日に亘るときは、彼等は飢餓に瀕せざるべからず。

怪奇事件とハンセン病

明治五年、新橋・横浜間に鉄道が開通した一ヵ月後のこと、ロシア皇太子アレクセイが来朝するというので、東京府は市中を物乞いが徘徊するのは国家の体面上「不体裁」であるという理由から、二四〇人を本郷加賀藩邸の空長屋に収容した。これがのちに東京養育院となるのであるが、この中には多くのハンセン病患者がまじっていた。おなじ年、東京の柏木成子町に私設の病舎ができ、明治八年には神田猿楽町に移り、起廃病院と名のり、養育院からハンセン病患者を受け入れた。

この起廃病院で治療を受けていた患者に、波之助という男がいた。かの高橋お伝の夫である。お伝は夫の治療費を稼ぐため売春・強盗を働き、ついには波之助を殺害、その後もつぎつぎと犯罪をかさね、明治十三年一月三日市ヶ谷刑務所で斬首された。

この事件はただちに小説に書かれ、芝居で上演され、ながく語りつがれたが、毒婦お伝の話は、人びとにハンセン病への理解どころか、むしろ恐怖心をかきたてる結果となった。

くだって明治三十八年五月二十五日、日露戦争の大詰め日本海海戦の前夜、東京麴町の野口男《お》三郎《さぶろう》という男が、薬店主殺しで逮捕された。取調べていくと、意外にも二週間前、彼の妻の兄野口寧斎の毒殺、さらに三年前に迷宮入りとなった少年殺人事件の犯人であることまでわかり、センセーショナルな話題となった。というのも、三年前の事件というのは十一歳の少年が刺殺されたうえ、臀肉を十センチほどえぐり取られていた、という異常な事件だったからである。

そして、この事件もハンセン病にからんでいた。つまり、漢詩人野口寧斎の家に下宿した東京外語学校生の男三郎は、その妹で三番町小町といわれた曾恵子と深い仲となったが、兄寧斎がハンセン病であったため、人肉こそこの病気を治す妙薬とききき、少年を殺し、その尻の肉を切りとり、これをスープにして兄妹に飲ませた、というのである。男三郎は三年後に死刑となったが、世人は同情し、その刑死後、「あゝ世は夢か幻か」ではじまる演歌が一世を風靡した。だがこの猟奇的な事件も、ハンセン病に対する恐怖心と、人肉がハンセン病に効くという誤解を、人びとに強く印象づける結果におわった。

人肉妙薬事件の主人公が死刑となった前年の明治四十年、「ライ予防法」がようやく公布されたが、人びとのハンセン病に対する偏見と恐怖はかわることなく、その対策にまともに取り組んでいたのは、碧眼紅毛の外国人宣教師たちであった。

「天国座」と「天国橋」

東名高速を御殿場インターでおり、国道二四六号線を右手に富士を見ながら沼津に向って八キロほど、神山《こうやま》というところで左折し、黄瀬川にかかる橋を渡ると、二万七千坪の広大な土地に建物が点在する病院に入る。「神山復生病院」——日本最初のハンセン病療養所である。

今から百年以上前、水車小屋で苦しんでいた目の不自由なハンセン病女性患者を、通りがかりの外国人神父が見るに見かね、御殿場近くの鮎沢村の民家を借り受けて収容した。それが日本最初のハンセン病病院——神山復生病院の起源であり、その神父こそ初代院長のテストウィード師であった。

神父が女性を助けたという噂をききつけ、たちまち病人は六人になった。それを知った村人が騒ぎだしたので、一年後テストウィードは現在の神山に敷地を購入し、翌明治二十二年認可を得て、正式に神山復生病院が開院、このとき患者は一四名であった。

明治二十四年テストウィードは病を得て香港で病没、二代院長ヴィグルーのとき患者は五二名となり、明治二十六年三代院長としてベルトランがこれを受け継いだ。ベルトラン神父のころ、患者は男女一〇〇名におよび、十八年にわたって病院経営に尽したベルトランは大正四年に病没したが、いまも病院墓地に患者とともに眠っている。

ベルトランはまた、患者の共同生活に潤いを与えようと、演劇をとり入れ、患者たちによる劇団「天国座」が生まれた。

この催しに患者たちも意外に熱が入り、やがて娯楽に恵まれていない村人たちを招待すると、その役者振りが評判となり、客席は満員となり、ハンセン病への同情が村人たちの間にもひろがっていくきっかけとなった。

かつて、テストウィード神父が病院への入口として架けた橋は「天国橋」と名づけられた。多くのハンセン病患者と宣教師たちがさまざまな想いを抱いて渡ったこの橋は、いまでも黄瀬川のせせらぎの音をきいている。

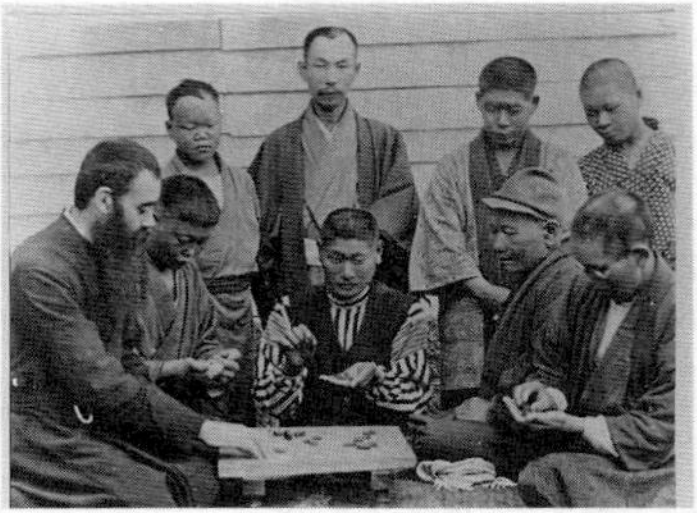
ハンセン病患者と将棋に興ずる神山復生病院三代院長ベルトラン神父　明治40年頃

病女帰郷

観光コース「女工哀史」

長野県の地図を開くと、日本アルプスを越え岐阜県と結ぶ峠に、野麦峠というのがある。海抜一六七二メートル、熊笹でおおわれ忘れ去られていたこの峠は、映画や舞台で再三上映上演された『あゝ野麦峠』ですっかり有名となり、シーズンともなれば若い男女が群れをなして訪れるようになり、地元の岐阜県高根村の大切な観光資源となっている。いま野麦峠は、「女工哀史の故郷」というキャッチフレーズで、カラフルな観光パンフレットに、こんなふうに宣伝されている。

明治から大正にかけて、生糸産業が活発になり、長野県はその大中心地であった。飛驒地方からも多くの若い娘たちが女工としてこの野麦峠を越えて長野県へ働きに出かけた。楽しい正月を両親兄弟等といっしょにむかえようとの帰郷も冬の峠越えではかなり苦難を伴うものであった。夢にまでみた故郷をすぐ近くにしながら病身のため、深い雪の中で若い命を絶ったという女工哀史の秘話伝説を遺している。この峠は近年道路は整備されたが、乗鞍岳をのぞむ美しい自然はそのまま保全されており、他の観光地にはみられない特色のある安らぎの場である。

原作の山本茂実《やまもとしげみ》『あゝ野麦峠』が出版されたのは昭和四十三（一九六八）年、ちょうど「明治百年」の年であった。さっそく峠の頂上に「あゝ野麦峠」の石碑が建てられ、舞台化や映画化されるにつれ、その主人公となった政井《まさい》みね之碑（写真）がつくられ、昔の「お助け小屋」が野麦集落の旧家を移築して建てられ、映画のロケ用にも使われ、村営の宿泊施設となった。その昔女工たちが命がけで越えた旧道はハイキングコースとして整備され、いまでは頂上まで車道がのび、東京からでもその日のうちに着くことができる。

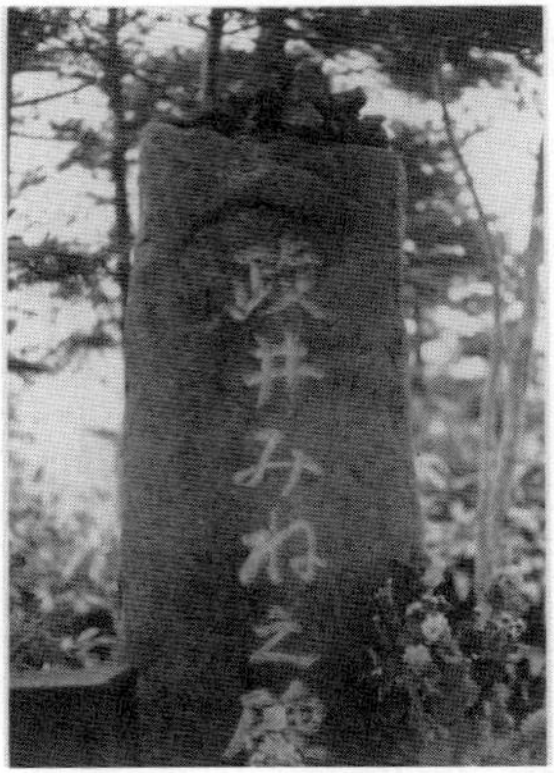

野麦峠にある女工政井みね之碑

都会生活に飽きた現代娘たちは、頂上で車を降りると、乗鞍岳や石碑をバックに写真をとり、スケッチブック片手に旧道のハイキングコースを歩き、お助け小屋の囲炉裏端で「ヒエメシ定食」を神妙に味わい、ふたたびエンジンをふかして峠をかけおりていく。彼女たちと同年輩の政井みねの最期について、石碑のかたわらの立札はこう記している。

飛驒を一目見たかったみねの死

政井みねは岐阜県吉城郡河合村角川《つのがわ》の住人で、十四才頃から信州の製糸工場へ糸挽き女工として毎年出稼ぎして働いていた。二十二才のとき、病気のため倒れ働けなくなったかと、工場の報せで兄辰次郎は岡谷の勤め先の山一製糸へ数日掛りで駆けつけたが、やつれ変り果てたみねはもう立ち上る力もなく、ただ涙するばかりであった。工場では一刻も早くつれ出すよう催促され、兄は仕方なく用意してきたセイタに板を打ちふとんを敷き、うしろ向きにして背負い、無情な工場を後に、泊りを重ね、五日目にこの野麦峠に辿りつき一休みした。みねは余程故郷が恋しく一目飛驒の姿を見て死にたかったのだろう、お助け小屋で買い与えたソバがゆや甘酒にも手を付けようとせず、「ア、ヒダガミエル、ヒダガミエル」とうれしそうにそれだけ言って息を引きとったのだった。これは明治四十二年十一月二十日のことである。

大日本帝国を背負った少女たち

明治四十二（一九〇九）年といえば、日本の生糸生産額が世界で第一位となり、東京日比谷の帝国ホテルでは「生糸輸出世界一大祝賀会」が盛大に催された。しかし、華やかな会場に集った紳士淑女たちは、その生糸を紡いだひとりの女工が病いに冒され、はるか遠い烈風吹きすさぶ峠道で、「あゝ飛騨が見える」とひとこと残して息を引きとったことなど、誰ひとり知るよしもなかった。

さて、近代日本をささえたものはなんであったか――。汽車も汽船も大砲も軍艦も、じつは「生糸」という輸出品によって稼いだ外貨によってすべてつくられたものであった。もし生糸がなかったら、近代日本はもっとちがったものになっていたかもしれない。そして、その生糸をつくってくれたのは誰か。ほかでもない野麦峠で死んだ政井みねたちだったのである。

イギリスから遅れること百年、日清戦争の前後、日本は産業革命の洗礼を受け、工場労働が開始される。遅れて資本主義の競争場裡に入った事情もあり、その労働条件はどの先進国よりも苛酷なものとなり、とくに明治三十年頃アジアで最初の輸出業となった繊維産業に、「女工哀史」のことばどおり、その惨状が集約されることになる。

明治に入ってからというもの、日本の労働者の性別構成はながいあいだ女子労働者が七〇パーセント以上を占め、明治四十三年の工場労働者八十万のうち、女子は約五十万、うち繊維工女は四十万であり、さらに年齢構成よりみると二十歳未満が三十五万、二十歳以上が十五万である。花形産業の繊維工女の年齢をみると、十五―二十歳がもっとも多く、なかには七、八歳の幼女すらみることがあった。「大日本帝国」の発展が、いかに多くの発育まぎわの少女たちの肩にかかっていたかがわかる。

彼女らは、「うちが貧乏で十二の時に、売られて来ましたこの会社」という女工小唄のとおり、あるいはあの野麦峠を越え、ほとんど人身売買同様に遠い農村から甘言をもって拉致《らち》され、「籠の鳥より監獄よりも、寄宿ずまいはなお辛い」という寄宿舎に監禁同様にとじこめられ、「お鉢引き寄せ割飯眺め、米はないかと眼に涙」する食事を与えられ、日夜骨身をけずる労働に追いやられていた。

労働時間はふつう一日十四―十六時間で、未明より深夜におよび、七―八日毎に徹夜業が課せられ、うす暗い電灯の下で眠い眼をこすりながらぶっとおし働かされた。この労働と生活がいかに苛酷なものであったかは、全女工の半数が勤続年限一年未満であり、その大部分が逃亡除名による出入であることからも知られる。明治四十年の『朝日新聞』は「諏訪の製糸工女」と題して、次のような記事をのせている。

工女の就業時間、午前五時半より午後七時半まで十四時間あるいは十五時間に及び、日短くなれば夜業を開始して、午後八時半あるいは九時迄就業。その間絶えて一分の休息なく、その食事時間は一食僅かに五分、殆ど咀嚼の暇もなく鵜呑の体である。工場の食物は監獄のそれより劣り、彼女らが長時間の労働により消磨する所を補ふべき滋養として甚だ覚束ない。工女の寝具の不潔なること言語道断、しかもいはゆる煎餅蒲団で、冬の夜になると彼女らは互に相擁して暖をとつてゐる。

政井みねも、おなじ会社で働く妹ふよと煎餅蒲団にくるまって冬の夜を過したのかもしれない。しかし、故郷で美人とさわがれたこの姉妹の若い肉体を、怖ろしい病魔が蝕むのにそう月日はかからなかった……。

飛驒を滅すもの、工女を滅すもの

私しゃ十二歳《じゅうに》で糸とり習うて
糸は細らで身は細る

女工たちはまさに骨身をけずって働かされ、当然のことながらさまざまな病気に蝕まれていった。彼女らを冒した病気の大半は消化器病・呼吸器病であり、病名としては胃腸病・脚気・感冒・婦人病・眼病などが多いが、もっとも大きな問題となったのが、いうまでもなく結核であった。

発育まぎわの少女たちが、結核の処女地である農村から連行され、いきなり苛酷な労働と不健康な生活に追いやられれば、たちどころに結核に感染、発症することは、火をみるより

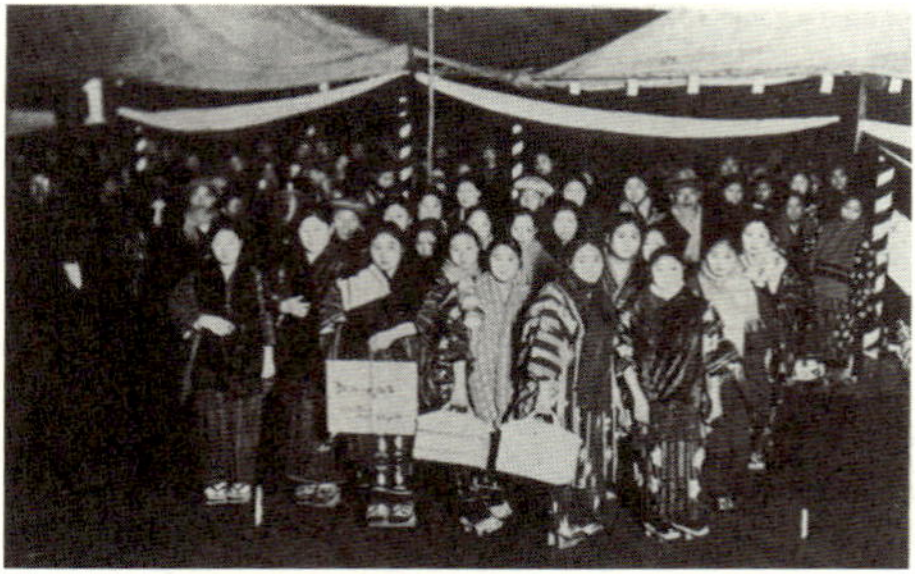
帰郷する諏訪の製糸女工たち

明らかなことであった。しかも、工場は羅病した女工たちを加療しないまま、無慈悲にも農村に追い帰した。ここに、帰郷女工の結核が枯野に火をつけたように全国に蔓延していった。女工の戦慄すべき境遇を訴えたルポルタージュとして一世の耳目を聳動させた細《ほそ》井《い》和《わ》喜《き》蔵《ぞう》の『女工哀史』（大正十四年）も、こう語っている。

工場へ行つたが為め、やつた故に、村には嘗つてなかつた怖るべき病ひ――肺結核を持つて村娘は戻つた。娘はどうしたのか知らんと案じてゐるところへ、さながら幽霊のやうに蒼白くかつ痩せ衰へてヒヨツコリ立ち帰つて来る。彼女が出発する時には顔色も赧らかな健康さうな娘だつたが、僅か三年の間に見る影もなく変り果てた。それでもまだ、兎も角生命を携へて再び帰郷する日のあつたのはいいが、なかには全く一個の小包郵便となつて戻るのさへあつた。

「キカヤ（紡績）に行くと肺病になる」ということはすでにひろく囁かれ、帰郷女工による農村の結核伝播という事態に、世人もようやく気がつきはじめていた。地元の『飛驒日報』も、「飛驒を滅すものはキカイ工女、工女を滅すものは結核」ということを報じている。野麦峠の麓の工女宿の古老は、飛驒へ帰っていく病女を見送った思い出をこう語っている（『あゝ野麦峠』）。

元気で峠を越えてきたあの娘たちがまもなく青白くやせ細り、肉親におぶさって峠を帰っていく姿ほどいたいたしいものはなかった。あのころ結核は不治の病いということで、飛驒へ帰っても、そこに何が待っているかは容易に想像された。それでこの村の年寄衆は病気で帰る工女に出会うと、生きているのにすでに仏に向うように合掌して見送った。

飛驒に帰りついた病女たちを待っていた運命といえば、うす暗い物置小屋に閉じ込められ、食物もろくに与えられず、糞尿にまみれ虱《しらみ》に吸いつくされ、さながら生ける屍《しかばね》という日々であった。医薬のたすけなどほとんどなく、田圃のヒルで血を吸わせたり、鶏の生血を呑ませたりするぐらいであった。

政井みねが野麦峠で息を引きとった明治四十二年、田山花袋の名作『田舎教師』が出たが、その「どつと床に就いて、枕を高く痩せこけて、蝨斯《ばつた》のやうになつた手を蒲団の外に放《なげ》出《だ》すやうにして寝て居る」主人公の青年の命を奪ったのも肺結核であった。

　ちょうどその頃、この帰郷女工と結核蔓延との戦慄すべき因果関係を突きとめ、事の重大さを警告した若い医師がいた。東京医科大学副手の石原修《いしはらおさむ》であった。石原は女工の運命を人間の生活史の上でとらえ、その事態を時間的な統計学で追跡し、疾病の社会的因果関係を解明し、その責任の所在を告発する。「工業は見様によっては白昼人を殺し、結核は早晩工場から日本全国に振り撒かれる」ときめつけ、「犠牲になった女工の数は奉天戦争の死傷者に相当する」（『女工と結核』）と訴えた。しかし、時すでに遅く、日本全国を浸潤しつくした結核の猛威をおさえることは、もはや不可能であった。

　その「戦死者」のひとり政井みねは峠の上でコト切れた。妹ふよも同じ病気で帰され、長い病臥のすえ死んだ。そのふたりを背負って峠を越えた兄辰次郎は九十二歳まで生きた。もしキカヤに行かなかったら彼女たちも長生きできたのではなかったか。ふたりの姉妹はいま、山深い故郷飛驒の吉城郡河合村角川にある専勝寺の墓石の下で眠っている。

軍医望郷

ある軍医の日記

明治三十八（一九〇五）年一月二十六日深夜、満州は渾河の左岸、黒溝台《こくこうだい》に近いコウリャン畑にかこまれた集落、繃帯所にあてた土壁造りの家屋のうす暗い片隅で、ひとりの若い軍医が日記帳に向ってペンを走らせる。屋外は零下一八度、星も凍りつく厳寒の夜である。

一月廿六日

前日ニ続キテ露営ヲナシ、午前三時四十分小新庄子ヲ出発シ、降雪ヲ犯シテ小城子ニ向ツテ進ム。……午前八時頃小城子東北端ノ畑地ノ師団司令部前ニ集合シ、砲兵隊ノ中間ニ位置シテ休息スルコト約二時間ニ及ブ。此ノ時突然師団ノ東北方開潤シタル畑地ニシテ師団司令部ヲ巨ル約六百米突前方ニ於テ敵ノ散開シテ前進スルヲ見ル。依ツテ我歩兵隊ハ其ノ方向ニ散開シ始メタリ。コノ時ニ至リ、飛来シタルモノ是レ即チ敵歩兵ノ一斉射撃ニシテ、衛生隊、砲兵隊ノ休息シ居レリ場所ニ敵弾ノ落下スルコト雨ノ如シ。此ノ時、当隊ノ竹村看護長右上膊ニ貫通銃創ヲ受ケテ直チニ後送セラル。此ノ時担架卒ニモ三名ノ負傷者ヲ生ジタリ。

依ツテ当隊ハ退却シテ西南方ナル小城子ニ至リ、同所ニ寺院ノ所ニ日章旗ト赤十字旗ヲ掲ゲテ衛生隊ノ繃帯所ノ開設シヲ示シタリ。

時ニ午前十一時三十五分ナリキ。是レヨリ日暮ハ五六ノ負傷者ヲ収容シタルノミナリシガ、午后六時頃ヨリ負傷者一時ニ増加シ、我重傷部ノ室内ニ満チテ各々苦痛ニ堪エザルモ

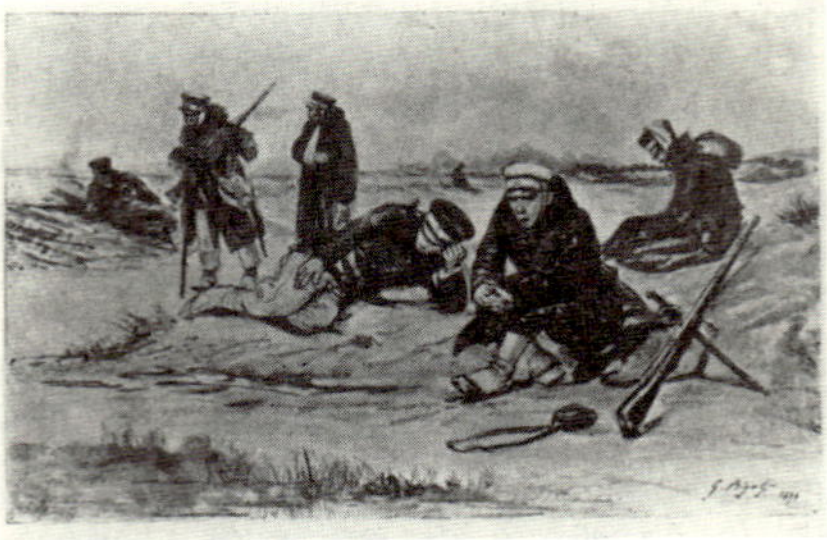

傷病のため脱落する兵士　ビゴー　明治28年

ノノ如ク、手術ヲ早ク受ケントシ、或ハ身体ノ自由ヲ失シテ担架上ニ苦悶スルモノアリ。マタ一隅ニアリテ助ケヲ呼ブアリ、小生等衛生隊員ハ死物狂トナリテ目ヲマワシツツ傷者ヲ手当シ、其夜ツイニ傷者ノ尽クルコトナカリシキ。

日露戦争のなかでも激戦として知られる黒溝台戦の実況をこう記しているのは、前年の明治三十七年十一月十八日に第八師団衛生隊の三等軍医（少尉待遇）として出征してきた加藤健之助《かとうけんのすけ》、二十八歳である。

明治十年士族稲田家の長男として盛岡に生まれた健之助は、生家の没落のため盛岡中学校を中退、開業医加藤家の養子となった。のち志願兵として軍隊に入って金をためたあと、上京して済生学舎で医術を学び、卒業後弘前で軍医となり、明治三十七年盛岡の医師の娘いま子と結婚した。その直後、日露戦争が勃発、第八師団衛生隊付軍医として、満州に出征してきたのである。

その日から八十年、彼が戦陣で書きとめた日記・記録類はながく子孫の家に埋もれていたが、『日露戦争軍医の日記』（大江志乃夫監修）として陽の目をみたのである。

「一睡モセザルコト五夜」

翌一月二十七日の戦闘も前日をしのぐ激戦となった。

一月廿七日

前日ニ引キ続キ傷者ヲ手当シ午前六時ニ至リテ漸ク負傷者ノ後ヲ断チニ至レリ。依ツテ昼食トモナク夕食ヲナシタリ。此ノ夜ハ前日ヨリ手ヲ洗ウ間ナク、遂ニ赤色ナル血液ノ附着シタルママノ手ヲ以ツテ煙草ヲ呑ミ、マタハ食事ヲナシタリ。午前六時ヨリ約一時間許リ睡眠ヲナシタリ。……午后二時半頃ヨリ砲声ニワカニ増加シ我軍ハ漸々退却シテ繃帯所ノ後方ニ至リ、砲兵ハ陣地ヲ繃帯所ノ直後ニ撰定シ死守ノ有様トナレリ。此ノ如ク我軍ノ不利ニ陥リタルハ敵兵ノ主力俄ニ増加シ我師団ノ右翼ニ迫リタルヲ以ツテナリ。……此ノ如ク形勢トナリタルヲ以ツテ繃帯所ハ既ニ退却ノ準備ヲシテ命ヲ待テリ。待ツコト約二時間、此ノ間、繃帯所ハ敵砲火ノ十字火ノ許ニアリ、繃帯所ノ前後左右ニ砲弾ノ破裂多ク、人々皆顔色ヲ失シタリ。……

午后七時頃ヨリ負傷者続々来リテ、目ノマワル如ク、トテモ手当シ能ハザル程ナリシ。此ノ如クナルヲ以ツテ我身モマタ疲労ヲ来シテ下肢ハ殆ド棒ノ如クナリテ疼痛ヲ感ジタルモ、負傷者ノ苦悶ヨリハ勝レリナランカ。午后十二時ニ至ルモ尚数百人ヲ残シタリ。此ノ日ハ最モ数多ク困難シテ負傷者ヲ収容手当セリ。

翌一月二十八日も激戦は続いた。「負傷者多ク殆ド昏迷スル許リナリシタメ、コノ夜モ一睡モセズ。食事ハ常ニ二食ニテ働ケリ」。この日収容した負傷者は九一五人。翌二十九日には「敵ノ捕虜負傷者数十名ヲ手当」し、翌三十日ようやく戦闘は終り、「初メテ宿舎ニ入リテ安座食事ヲナスヲ得タリ」。しかし、「夕食后、疲労ノタメソノ場ニ横臥シタルママ翌朝ニ至リ、寒気ノタメニ午前四時頃醒覚シ、俄ニ毛布ヲ被リテヤヤ正式ニ安眠」した。おもえば、「二十五日ヨリ一睡モセザルコト五夜、立チノ儘ニ昼夜働キテ、脱靴セザルコト六日間」であった。

この「四日間ノ劇戦ニ於テ我師団ノ死傷六千二百四十八名、内戦死者千七百名、我軍ニ於テ埋葬シタル死体六百四十二名、捕虜五百名余、……当第一半部ニテ手当シタル患者三千三百余人」であった。二月三日、「各人ニ酒一合、煙草二十本ヲ渡サル。本日藍積ニ宿営以来始メテ瓶《カメ》ノ浴槽ニ入リテ身体ヲ清メ、身心ノ労苦ヲ癒」すことができた。

加藤軍医が「埋葬シタル死体六百四十二名」と日記にしたためていた頃、おなじ満州に従軍していた兵士に一つ歳下の真下《ました》滝吉《たききち》（飛泉）がいた。京都の師範学校出身の彼が陣中で作ったのが名高い「戦友」である。

ここは御国《おくに》を何百里
離れて遠き満洲の
赤い夕日に照らされて
友は野末《のずえ》の石の下

明治から昭和にかけて作られた数多くの軍歌の中で、いまもなお日本人にもっとも好んで歌いつがれている軍歌といえば、この反戦歌ともいえる哀切な歌詞と曲調の「戦友」である。兵士とそして庶民にとって、戦争とはなんであったか――、この歌はもっともよくそのこころをあらわしている。

軍律きびしい中なれど
これが見捨てて置かりょうか
「しっかりせよ」と抱き起し
仮繃帯《かりほうたい》も弾丸《たま》の中

こうした兵士たちの命にかかわる負傷を、「一睡モセズ」手当していたひとりが、軍医加藤健之助であった。

「昨夜いま子ノ夢ヲ見タリ」

黒溝台戦で受けた損害を補う間もなく、加藤軍医の属する第八師団は奉天会戦に投入される。この近代戦争史上最大の会戦は、日本軍兵力二五万、ロシア軍兵力三二万、十日間にわたって死力を尽して戦った両軍はともに一〇万人に近い死傷者を出した。第一戦の弾雨のなか、繃帯所で負傷者を手当する軍医は、戦闘兵士とすこしもかわらない。

三月八日
前日ニ引継キ戦斗ヲ続行スルモ容易ニ落チズ。止ムナク昼間ハ射撃モ唯砲弾ノ戦斗ニシテ敵ノ重軽軽砲弾ハ益々繃帯所附近ニ来リ、午后一時二十分頃、敵ノ重砲弾ハ繃帯所内発送区ノ屋上ニ落下シ、忽チ火災ヲ起シ家ハ崩壊ス。銃器弾薬、装具悉《コトゴトク》皆ナ焼失ス。生等他ノ家ニ避難ス。

三月十日、日本軍は奉天を占領する。この日、加藤軍医は、「午后二時頃、奉天城ヲ占領スルヲ得タリ。敵ハ退却ニ際シ、停車場及倉庫全部ニ放火シテ焼失セシム。其ノ煙天ヲ被ヒタリ。燃焼スルコト約昼夜ニ及ビ、尚鎮火セザリシ」と日記に記している。
ところで、こうした戦火のなか、加藤軍医は克明な日記をつけるとともに、故郷の妻や父

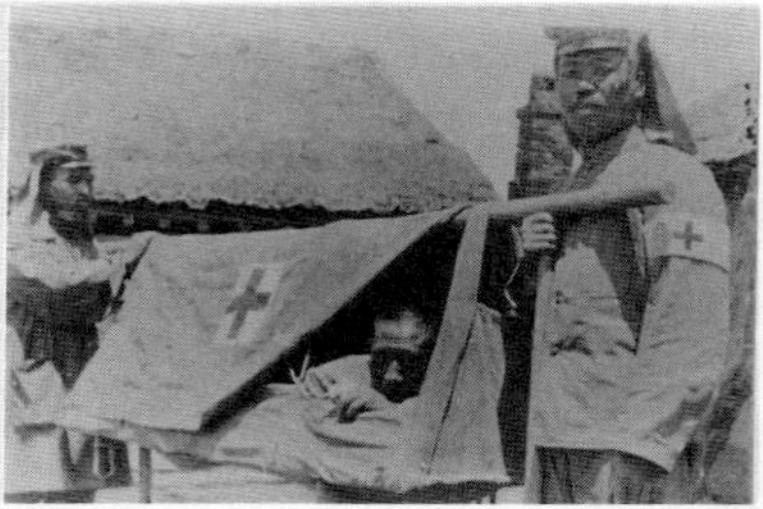

日露戦争のとき負傷兵を運ぶ衛生兵　加藤健之助撮影

母に毎日のように手紙を書いている。

黒溝台戦が終った二月五日、加藤軍医は、「夕食后いま子ニ手紙ヲ書クモ書キ切レズ、中途ニシテ寝ニ附ク。本日いま子ニ葉書ヲ出ス」のである。翌々日の七日には、「いま子ヨリ手紙ヲ落手ス。無事ヲリ報ゼラル。瓶湯ニ入浴ス。其レヨリいま子……ヘノ手紙ヲ書キ、新聞ヲ見テ午后十時寝ニ就ケリ」。翌八日もいま子と父母に手紙を出し、「午后三時頃いま子ヨリ手紙来タル、何トモ楽シカリシ」とあり、翌九日は、「いま子へ一通、……午后三時頃いま子……ノ手紙ヲ受取リ、何トモ楽シク見タリ。又恋シクモ思ワレテ何ントイフベカラザル感ヲ起シタリ」と記している。

御国《おくに》を何百里離れた遠い満州の赤い夕日に照らされて、新妻の手紙を読む若き軍医の胸中は、どんな想いだったのであろうか——。戦争も終り、残務整理を命ぜられた加藤軍医は、ドイツ語を勉強したり、写真をとったりして無聊をなぐさめる。そんな日の十月七日の日記には、「いま子ニ手紙ヲ出ス。昨夜いま子ノ夢ヲ見タリ」と記している。新妻の手紙を読み、故国の新聞を開くたびに、望郷の想いはいよいよつのる。ときには、手紙も新聞も来ない日もある。そんな日は昨夜見た恋しい妻の夢を思い出し、仕事も手につかない。

十月卅一日

午前八時起床、いま子、喜代治様、菅富哉、養父ニ手紙ヲ出ス。午前中ハ各兵卒幹部ノ恩給ヲ調査シ午后ハ陣中日誌ヲ造ル。本日手紙モ新聞モ来ラズ。至テ淋シキ日ニシテ昨夜いま子ノ夢ヲ見タル事ナドヲ思ヒ出シ、事務進マザリキ。夕食后第一中隊ニテ囲碁ヲ遊ブ。

軍医加藤健之助がようやく帰国できたのは、こえて明治三十九年三月のことである。三月十二日午前十一時大連港にて加賀丸に乗船、正午出帆。この日いま子への土産として南京シュス帯地と浦塩サラサを購入した。三月十三日海上無事に朝鮮沖を通過、夜半玄海灘に入る。そして三月十四日、三年ぶりに故国の土を踏み、いま子の待つ懐しの盛岡へ向う。

軍医加藤健之助の日記は、この日三月十四日の「菜花ヲ見ル三年目トス」という感極まった一句をもって終っている。

三月十四日

午前七時半起床、無事玄海灘ヲ通過ス。午前十一時関門海峡ヲ通過ス。下ノ関及ヒ門司ニ於テ花火ヲ打チ挙ゲ、歓迎ノ意ヲ表ス。時ニ軍艦辰田及千代田ニ会ス。而シテ無事凱旋ヲ祝スノ第一音ヲ聞キタリ。内地ノ風景ヲ見ル其ノ感真ニ極マレリ。菜花ヲ見ル三年目トス。午后十時就寝ス。

売薬幾山河

医療大衆化の主役、富山の薬売り

先月日向を旅行したとき、宮崎市内の鉄道沿線に「クスリは富山の廣貫堂」という広告板を見た。富山の薬は販売員が各地の家庭を一々訪問して薬袋を預けて行く特別な商法であるが、南の果の日向にまでその行商の足がのびているのかと思うと、本拠地を訪問したい意欲がうごいたのである。

これは、異色の作家坂口安吾《さかぐちあんご》の『安吾新日本風土記』の「富山の薬と越後の毒消し」の書出しである。安吾はさらに次のように書いているが、それは明治・大正・昭和の日本のどの家庭でも見なれた光景であった。

私もずいぶん富山の薬をのんだものだ。ちょッとした病気になる。壁や柱に富山の薬袋がぶらさがっているとつい飲むようになるのは人情だ。カゼ薬。よく胃痛腹痛をやったから熊の胆と赤玉。通算すれば相当の量をのんでいる。販売員が年に一度やってきて、袋をしらべ、薬をつめかえ、去年の代金を受けとって行くのも目になれた姿だった。

〽越中富山の反魂丹
　はなくそ丸めて万金丹
　　それをのむ奴ぁあんぽん丹

子どもたちが節回しよろしく唱和したこんな俗謡を覚えている年輩者も多いにちがいない。それほど富山の薬は日本人の生活に切っても切れないものであった。

富山の薬売りに代表される売薬行商は、日本独得の商法でその歴史は江戸時代にさかのぼる。品物を置いてゆき、翌年やって来たとき使った分だけの代金を受けとる先用後利の販売法である。したがってその薬のことを「置き薬」とか「配置薬」といった。

行商といっても行きずりの訪問販売やまして押売りではない。「懸場《かけば》」といわれた得意先の名簿「懸場帳」にもとづいて、薬の配置と回収と売掛金の徴収をおこなっていく。行く先々の家庭と訪問する時期はあらかじめきまっている。したがって、お得意さんとのあいだには自然と親密な人間関係がうまれ、嫁取りの世話もすれば、子どもの進学相談にものる。各地の話題の提供者、情報の交換者でもあり、いわば文化の伝達者であった。

懸場帳を所有している帳主《ちょうぬし》がいわば売薬行商の事業主であり、それに雇われた売り子（売薬人もしくは配置員）が全国を行商して売り歩く。懸場帳は田畑とおなじような財産であり、年間売り上げの何倍もで取り引きされた。売薬人はまた無用な競争を避けるため、行商先の地域により組をつくり、「薩摩組」「四国組」「信州組」「関東組」「南部組」などがあった。

御一新の世となり、西洋医学にかわったが、庶民は医者にかかるより、まず置き薬であった。売薬の需要はむしろ増加した。そのうえ、富山では没落士族が売薬業に転業し、明治初（一八六八）年売薬人は二千人以上いた。

このいきおいに驚いた明治政府は、売薬の取締りにのりだし、明治三年に売薬を大学東校（いまの東京大学医学部）の所管とする取締規則を公布した。そして翌四年、熊胆丸・奇応丸・一角丸・紫金・万金丹・反魂丹・感応丸の七種だけが免許された。しかし、これだけでは商売が立ち行かない業者たちは、次々と東京に人を送り、漢方薬の存続と洋薬の許可を嘆願した。政府も民生と業界の実情がわかり、急激な改革をひかえた。

こうして置き薬は黄金時代を迎え、富山の薬売りは近代日本の医療大衆化の主役となるのである。

柳行李とともに幾山河

ここに一枚の書付がある。明治三年八月、富山藩市政懸から発行された往来切手である。

往　来

越中国富山
薬種屋権七　手代
与三郎
拾九歳

一　壱人

右のもの為売薬九州筋へ罷越候、宗門等万事相改慥成ものニ候条、海陸御番所無異儀可被成御通候、依て往来如件

明治三午年八月

富山藩
市政懸

所々御番所
御役人中

明治三年といえば廃藩置県の前年である。この往来切手を懐に薬の荷を背にした十九歳の

与三郎は、富山から九州へと、山を越え海を渡り、どれほどの旅路であったろうか――。

売薬人は組ごとに固い結束と厳しい掟があった。与三郎が属していた薩摩組では、明治七年八月十四日十八条にわたる厳重な御定法を取りかわしたが、その中には次のような条項が定められていた。

一、御国恩無忘却、都て従御懸庁被仰出の御趣意堅固ニ相守可申旨、肝要の事。

一、彼御地ハ不及申、道中船中たりとも、御法度の博奕賭の諸勝負、喧嘩口論惣て悪敷参会堅致間敷、別て遠国へ同道到候事故、仲間一同和合第一ニ相心得可申候、若違背有におゐては前条同断の事。

一、仲間の内病気相滞候節ニハ、相互ニ其向寄立会成丈介抱致、廻方等の儀示談の上助合可申事。

一、彼御地滞在中幷ニ道中筋等、無謂仲間相進メ、猥成酒宴等相催候儀、堅不相成事。

薬売りが出かけるのは、だいたい気候のいい春秋、得意先の収入期を狙っていく。汽車が開通するまではむろん徒歩。明治三十年頃、広島まで十日ほどの道中。北海道へは船でやはり十日ほどの海路。ときには道なき荒野を、ときには吹雪の峠を、ただひたすら歩きに歩く。

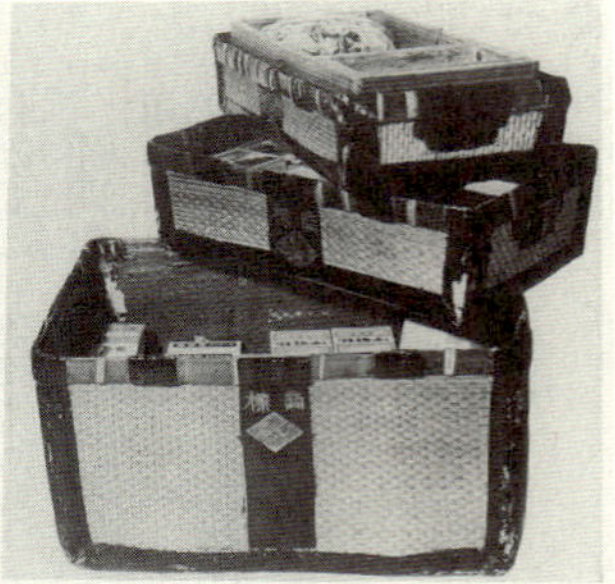

富山の薬売りの柳行李　くすり博物館

富山の薬売りは一見してすぐわかる。角帯に二つ折りの前垂、着物の裾は尻からげにして、股引きをはき、手甲、脚絆に草鞋のちには地下足袋――これに風呂敷につつんだ柳行李を背中にかつげば、誰の目にもわかる富山の薬売り。

得意先の縁先に腰かけ、礼儀正しく風呂敷をとき、柳行李を開ける。行李は中が順に小さくなって五重になっている。一番上には大切な懸場帳、それに矢立、すずり、燭台、そろばん。二段目にはサービス品のみやげ物。三段目には回収した残り薬。四、五段にはじめて新しい配置薬が入っている（写真）。

行李のまわりに寄ってきた子どもに、「はい、坊や」といって愛想よく手渡すのが紙風船と絵紙。ほかに氷見《ひみ》の縫い針、若狭塗の箸、九谷焼の盃などが景品として喜ばれた。なかでも薬の匂いのプーンとする絵紙は、「富山絵」とも「赤紙」とも呼ばれ、富山の薬売りとともに全国にひろがった（三五四頁写真）。江戸の錦絵をまねて作られたものであるが、もちろん安手の武者絵や役者絵にすぎない。しかしその通俗性にこそ、むしろ売薬があれほどひろがった民衆の生命力に通底するものがあったといえよう。

明治の末、五島列島を廻ったある老薬売りの話では、無学な土地の人のため、腹薬は黄色の袋、解熱剤は赤色の袋、婦人薬は青色の袋と、色わけしたという。底辺の民衆は、こうして互に命をまもり合ったのである……。

軍国調のオイッチニィの薬売り

明治の町や村を歩きまわっていた売薬行商人は、富山の薬売りだけではなかった。紺の絣に手甲脚絆の越後娘が、「毒消しはいらんかねえ」と声をはりあげて売り歩いていた越後角《かく》海浜《みはま》の「毒消しうり」。あるいは夏のさかり、大きな薬箱を二つ天秤棒でかつぎ、箱の鐶《かん》をカタカタとならしながら、炎天下を笠もかぶらず、暑気ばらいの薬を行商していた「定斎《じょうさい》屋《や》」。なかでも明治の風物詩といわれたのは、生盛薬館の「オイッチニィの薬屋さん」であった。

生盛薬館の創立者丹沢善利《たんざわよしとし》は、山梨県の出身、妻子を天然痘で失ったあと上京、甲斐の生んだ名医永田徳本の医書をもとに薬づくりに没頭し、薬売りをはじめた。ところがこれが大当り、行商人を使って大々的に商売するまでになった。

時あたかも、日清戦争に勝利したが、三国干渉をうけ、国をあげて軍国主義に突進しようというときであった。丹沢はこの軍国調に便乗し、会社の組織を軍隊式に、また行商人を軍人風に仕立てた。

日本一なる家伝薬
徳本大医の遺方薬
もちいて効能　知りたまえ
もちいて効能　知りたまえ
オイッチニ!　オイッチニ!

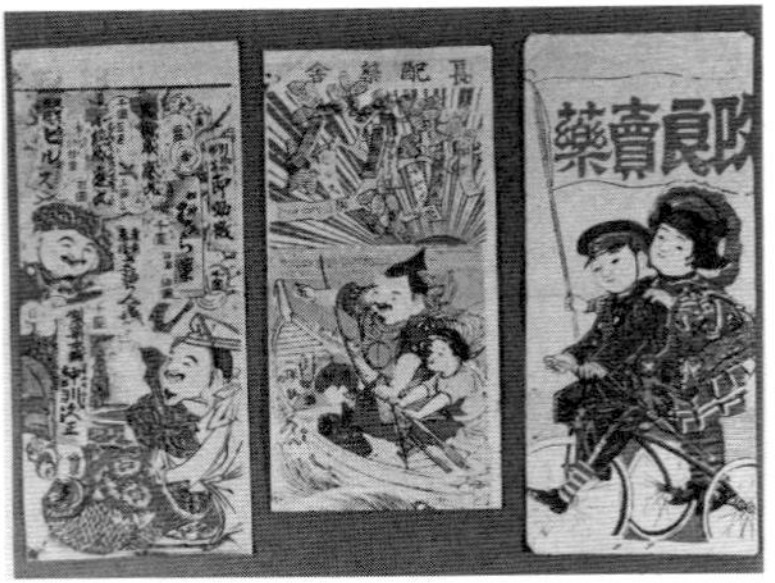
明治時代の富山絵　くすり博物館

生盛薬館の者は全員が軍隊のように集団生活をした。階級もきびしく、伍長・組長といった呼称を用い、階級ごとに制服・制帽があり、かならず隊伍を組んで出勤した（三二一頁挿画）。

行商人はすべて軍服のような服を着て、週番士官のようなたすきをかけ、手風琴を弾き、軍歌調の歌をうたった。

いさめや　いさめや　もろともに
国家のために　ひろむべし
生盛薬館の製剤は

いまいうところのコマーシャル・ソングである。軍服姿で隊伍を組み、歌声勇ましく市中を売り歩くこの売薬行商人は、「オイッチニィの薬屋さん」と呼ばれ、全国各地で人気者となった。

国内で成功した生盛薬館は、朝鮮・満州、さらに南方にまで販路を拡大し、ジャワにはれっきとした支店までできた。

はるか何千里の潮路をこえ、南の島にまで渡ってきた薬売りたちは、あのからゆきさんとおなじように、遠い故郷への思慕に涙しながら、ひたすら日本の薬を売り歩いていたのである。

X

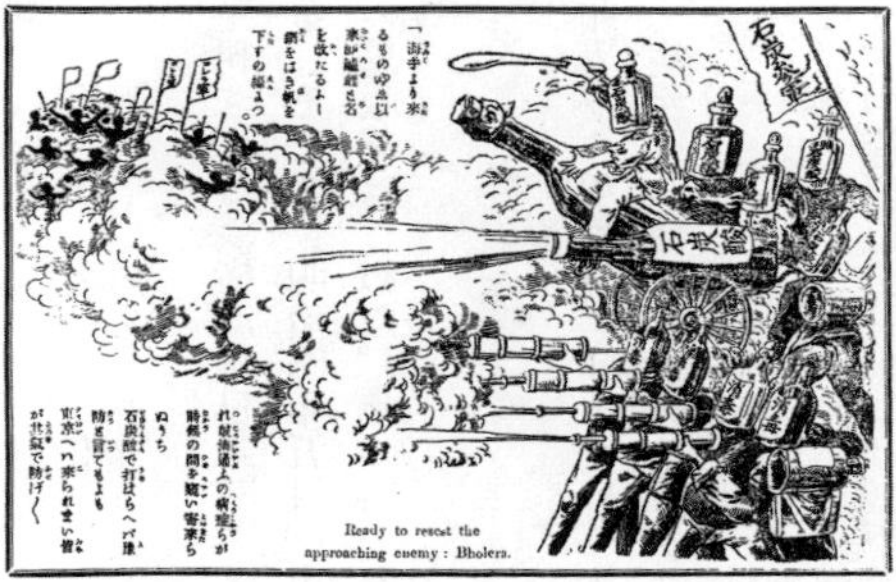

石炭酸軍がコレラ軍を防ぐ　本多錦吉郎『団々珍聞』
明治12年7月

新聞広告

乳母イラズ・水こし器械

日本最初の日刊新聞は、明治三年十二月十二日に発刊された『横浜毎日新聞』といわれ、そこには居留外国人が出した西洋薬の広告が見られる。そして翌明治四年五月、東京で発刊された『新聞雑誌』は、はじめて料金をとって広告の掲載をはじめた。その第一九号に挿絵入りでのったのが「乳母イラズ」という広告である。

世間乳汁ニ乏《トボ》シキ婦人ハ、此乳母イラズヲ以テ牛乳ヲ小児ニ与ユルトキハ、人乳同様ニ飲《ノミ》得テ、乳母ヲ抱ヘ多分ノ給料ヲ出シ、又ハ其人ノ病疾《ヤマイ》或ハ性質ノ賢愚《ケング》ヲ撰《エラ》ブノ労費《ロウヒ》ヲ省クノミナラズ、成長ノ後モ自然無病ニテ強壮ナリ。

今日の哺乳瓶である。定価は「一等器一両二分ヨリ、中等器三分二朱ヨリ、下等器二分ヨリ」とあり、「乳ハ米国《アメリカ》名産ノ牛ヨリ取ルモノヲ最上トス、病牛乳幷ニ他物ヲ雑《マジ》ルモノ禁ズベシ」と注意書きしている。

西南戦争前年の明治九年には、東京だけで十五種の新聞が発行されていたというが、明治十年には明治最初のコレラ禍があり、十二年には死者十万余という大惨事となり、大きな社会問題となったが、この年開業した平尾賛平商店が、「コレラ病よけ匂袋」の広告を各紙に出した。「新発明、せきたんさん入り、価五銭」とあり、銀座二丁目の精錡水の岸田吟香も取次に名を連らねている。

この明治十二年一月二十五日に発刊したのが『朝日新聞』であり、創刊号から早々に守田宝丹をはじめ売薬広告が紙面をひろくふさいでいた。翌十三年六月二十五日に「水こし器械」というおもしろい発明品の挿絵入り広告が出た（写真）。

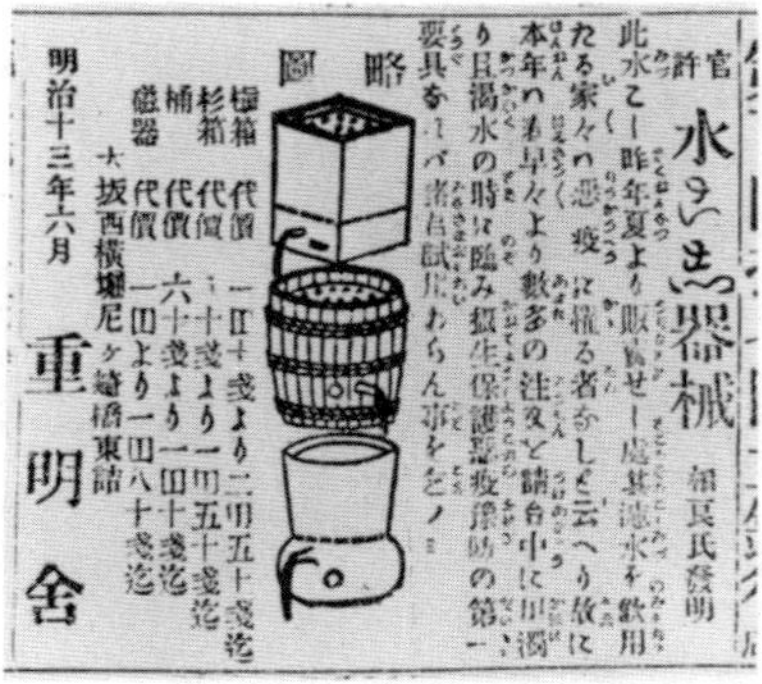

水こし器械　『朝日新聞』明治13年6月25日

官許　水こし器械　相良氏発明
此水こし昨年夏より販売《うりひろめ》せし処《ところ》、其濾水《こしみず》を飲用《のみもちい》たる家々ハ、悪疫《りゅうこうびょう》に罹《かか》る者なしと云へり、故に本年は春早々より、数多《あまた》の注文を請合中《うけあいちゅう》に、川濁《にご》り且渇水《かつかわく》の時に臨《のぞ》み、摂生保護悪疫《かねてよぼうこれら》予防《ふせぎ》の第一要具《ようぐ》なれバ、諸君試用《みなさまおもちい》あらん事を乞《こう》これもコレラ流行に乗じて売出された家庭医療具のひとつで、発売元は大坂西横堀尼ケ崎橋東詰の重明舎とある。代価は、「槙箱　一円十銭より二円五十銭迄、杉箱　八十銭より一円五十銭迄、桶　六十銭より一円十銭迄、磁器　一円より一円八十銭迄」となっている。明治十三年といえば、巡査や小学校教員の初任給が五円、一円で白米二〇キロ、炭三俵が買えた時代であった。

おなじ『朝日新聞』の明治十八年八月十九日には「蒸溜水売捌広告」が出た。製造元は大阪道修町の立志堂で、「蒸溜水一ポンドニ付金八厘、一ポンド以上十倍毎ニ一ポンドニ付一厘宛テ減少ス」とある。この年も伝染病の当り年で、全国で赤痢四万七三〇七人うち死者一万六九〇人、腸チフス二万九五〇四人うち死者六六七二人、コレラ一万三八二四人うち死者九三二九人。原因のひとつが飲料水にあるからとあって、無菌の蒸溜水が求められたのであろう。

このころから新聞広告で売出された家庭医療具には、マスク・ゆたんぽ・氷嚢などがある。なかでも病気といえば熱病が多く、当時は氷で冷やすほかなかったので、氷枕と氷嚢の需要は多かった。明治十六年六月十四日の『東京絵入新聞』に、強永紙製の氷嚢の挿絵入り広告がのった。舶来ゴム製より廉価ですぐれていると宣伝している「強永紙」とは、コンニャク引の紙製で、定価は「並形　十銭、頭巾形　三十銭」とある。十銭といえば上等酒一升

（一・八リットル）の代価であった。

「ペスト発生、年末年始の礼を欠く」

病院が新聞広告を出しはじめるのは明治二十年ごろからである。とくに精神病院と梅毒病院の広告が目立つ。たとえば明治二十三年三月三日の『読売新聞』には、瘋癲病院、根岸病院の広告がならんでいる。入院料一日二十八銭とあるが、ちなみに当時、根岸に近い入谷名物の朝顔市の大鉢が二十銭から三十銭だったというから、これはかなり安い。

梅毒病院では、たとえば『読売新聞』の明治二十三年二月十一日に愛生医院の施療広告が出ており、また蘇門病院は施療患者の募集広告を出している。当時病気になっても治療を受けられない貧民が多数いたことがわかる。

病院広告は新聞だけでなく、医事関係の雑誌にもよく掲載された。たとえば明治二十六年の『医事新聞』（第三九六号）には、土肥慶蔵を院長にして皮膚病とくに梅毒とハンセン病の専門病院として上野桜木町に設立された東京皮膚病医院の広告が出ている。「入院料は一日並等金四拾銭」とあり、土肥慶蔵自身も大学から出張治療することを広告しているが、ちなみにそのとき土肥慶蔵院長の肩書は大学院生であった。

医師の広告のなかで出色なのは、明治三十六年一月三日の『朝日新聞』にのった年末年始欠礼広告である。東京医会本所区支部会員四十二名が、「生等区内ペスト発生防疫事務繁忙に付年末年始の礼を欠く」と大書し、いろは順で連名した広告である。明治三十五年十月横浜に突如ペストが発生したが、十二月東京本所押上に飛火し、東京瓦斯紡績会社の女工の間に発生した。そして翌年一月中旬までに患者十四人、死者九人を出した。患者は本所病院に収容されたが、本所在住の医師たちはペスト防疫に忙殺されたにちがいない。

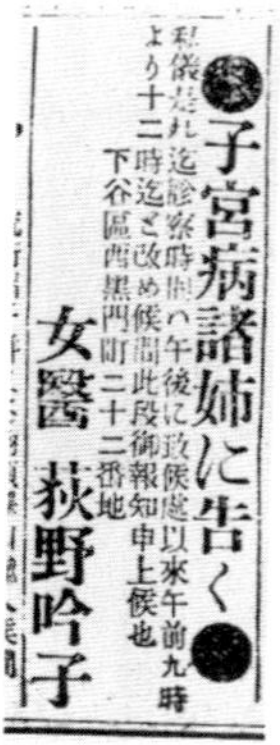

荻野吟子の新聞広告 『朝日新聞』明治24年11月5日

「子宮病諸姉に告ぐ」

医業でもっとも早く広告を出したのは歯科医であったが（一一七頁参照）、獣医もかなり早くから広告を出している。明治十四年四月四日の『朝日新聞』に奈良県の私立牛馬病院の広告が出た。また、おなじ『朝日新聞』の明治二十五年十一月九日には、東京浅草の家畜病院の開業広告がのっているが、それには牛・馬・犬・猫・鶏の挿絵が並んでおり、「蹄鉄《かなぐつ》も丁寧に打換《うちかえ》ます」とあり、当時の獣医師が蹄鉄屋を兼業していたことがわかる。

町医の広告も明治二十年代から出はじめるが、とくに専門病院の広告が多く、眼科・性病科などがよく見られるが、なかには「たむし患者に稟告す」と大書し、東京神田で開業していた「頑癬治療所」は、「若し薬効なくば薬価を受けず」とあり、これは正式の病院というより民間治療所であったのだろう。

かわったところでは、明治二十年一月八日の『朝日新聞』に「新発明義眼挿入出張広告」というのがある。義眼を発明した姫路の医師高橋江春が、毎月定期的に大阪へ出張して来て、義眼挿入の治療を行うという広告で、曰く、「予ノ発明品ハ頗ル健眼ニ等シク、開閉運転自在ニテ毫モ痛マズ、且自分ニテ出シ入レモ容易ク、殊ニ数ケ年間活用スベキ霊妙品ナリ」とあり、一個につき代価は二円五十銭であった。当時は白内障（そこひ）、風眼など眼病が多く、けっこう需要があったのであろう。

さいごに――、女医第一号として名高い荻野吟子の広告。明治二十四年十一月五日の『朝日新聞』に出たものである。荻野吟子はこの年、女医第一号になって六年目であった。「子宮病諸姉に告ぐ」という大見出しに、吟子の心意気が見てとれる。

衛生唱歌

唱歌になった衛生思想

汽笛一声新橋を

はや我汽車は離れたり
愛宕《あたご》の山に入《い》りのこる
月を旅路の友として

今日でも多くの人に親しまれているこの懐しの「鉄道唱歌」は、明治三十三（一九〇〇）年につくられたものである。

このころ日清戦争に刺戟されて軍歌が流行したが、いっぽう明治三十年ごろから教育唱歌の運動もさかんとなり、文学における言文一致体の影響もあって、言文一致の唱歌がもてはやされ、「鉄道唱歌」が作られた同じ年には、幼年唱歌として「モモタロウ」「キンタロウ」「うらしまたろう」などが作られた。なおこの年には、与謝野鉄幹《よさのてっかん》・晶子《あきこ》の歌誌『明星』も創刊され、津田梅子が女子英学塾を創立している。

「唱歌」という語は昔から日本にあったが、教育科目のひとつの名称となったのはいうまでもなく明治五年の学制公布以来のことで、それが「音楽」と改められたのは昭和十六年のことである。「唱歌」はおそらく英語の song に当てはめられたもので、当時はむしろ目新しい訳語のようにつかわれていた。

いっぽう、教科書の検定制度が確立したのは明治三十六年のことで、それ以前は教科書はすべて民間で出版されていた。「鉄道唱歌」も「うらしまたろう」もそうであった。

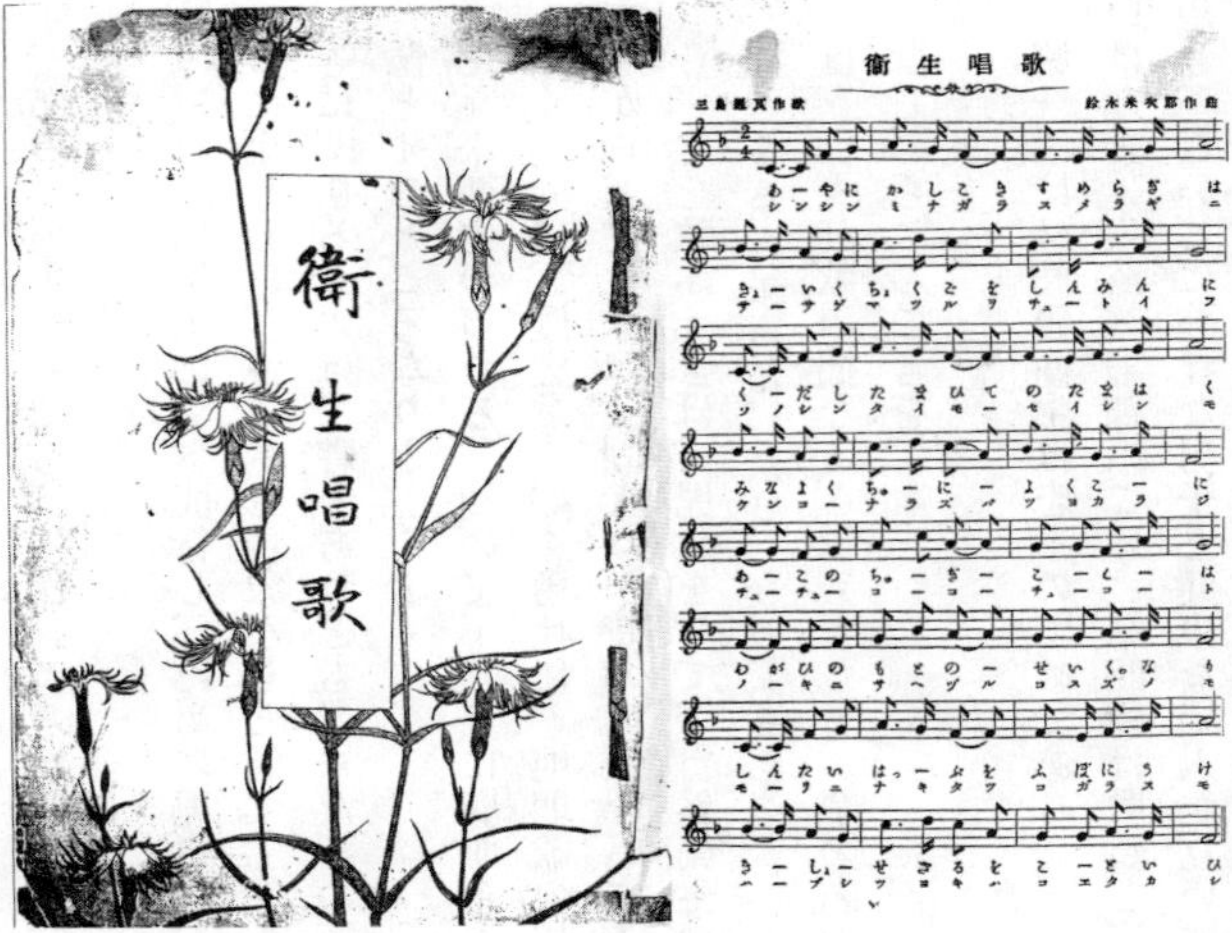

「衛生唱歌」の表紙（左）と楽譜（右）　明治33年

こうした教育唱歌運動のなかで、たとえば「箱根八里」や「鎌倉」などの地理唱歌、歴史唱歌のほか、算術唱歌など、唱歌によって教育を普及しようとする運動があった。堀内敬三・井上武士編『日本唱歌集』（岩波文庫）には、明治以来歌いつがれたこうした教育唱歌が集められている。

ところで、その『日本唱歌集』にも洩れているものに「衛生唱歌」というのがあった。

明治三十三年「鉄道唱歌」が生まれた同じ年、三島通良作詞・鈴木《すずき》米《よね》次郎《じろう》作曲の「衛生唱歌」もそのひとつである。発行所は東京の集英堂、定価七銭、楽譜付の十頁ほどの小冊子である。衛生学者でもある作詞者三島通良は、序文につぎのように論じている。

近年各種優美の唱歌流行し、ために児童等が、卑猥の俗謡を歌ふこと、殆んど其跡を絶つに至りしは、悦ぶべき現象なりと信ず。然るに、右等唱歌の中には、道徳・歴史・地理等に関するものは、夥多あれども、未だ一の衛生に関するものを見ざるは、吾輩の常に遺憾とするところなりき。……

元来衛生の事たる、極めて不華美に属するを以て、名世の歌人を以てするも、道徳歌の如く高尚に、歴史歌の如く勇壮に、地理歌の如く優雅ならしむる能はざるべし、……然しながら、衛生歌は、固より一時の愉快を感ずるを以て、目的とするものにあらず。毎日怠らず之を歌ふときは、児童をして、自然衛生の道を実行するに到らしめ、併せて其徳性を涵養するに足らん。余は、其之あるを信じ、尚ほかくあらんことを祈るものなり。希くは、世人其歌の拙なるを責めずして、余の志のあるところを諒し、児童をして汎く之を歌はしめられんことを。

第一段には健康衛生は忠孝のためであることを説き、第二段では睡眠と食事の注意、第三段は運動・入浴・鍛錬のこと、第四段は服装と姿勢について、第五段は視力・種痘について説き、さいごに強壮な男子と健康な婦人が互いに力を尽くせば「御国《みくに》は万歳万万歳」と結んでいる。

個人衛生を説きながら、前後は健康も国家のためであると強調しているあたり、時代の風潮であろうか。次はその三段以下の歌詞である。

「強壮偉大の男子、健康艶美の婦人」

三段

すべての食物《しょくもつ》　飲料は　腹八分より　すごすなよ
食後はしばらく　休息し　さて運動に　かかるべし
食《しょく》するやがて　湯に入るな　湯に入るときは　石鹼《しゃぼん》もて
よく身体《しんたい》の　垢《あか》をさり　且つよくこすり　拭《ぬぐ》ふべし
雨のあしたや　風の日も　車に乗るな　児童《こども》らよ
櫛《しっ》風《ぷう》沐《もく》雨《う》に　きたへてぞ　身《み》は金鉄《きんてつ》に　なりぬべし
いとまある日は　野辺にいで　清き空気を　十分に
吸ふは滋養の　食物を　食ふに劣らぬ　ものぞかし

四段

衣服は軽《かろ》きを　旨《むね》として　襟巻などを　すべからず
男児《だんじ》はもとより　女児《じょじ》にても　筒《つつ》袖《そで》きるは　便利なり
袂《たもと》短かく　帯せまく　裳《も》裾《すそ》は薄く　下駄低く
髻《もとどり》ゆるく　髷《まげ》かろく　髪はしばしば　くしけづれ
袴はなるべく　低くはけ　紐《ひも》も高くは　結ぶなよ
これぞ女子《おなご》の　注意なる　泥に塗《まみ》れし　草履《ぞうり》にて
牀《ゆか》にあがるを　禁ずべし　腰はこしかけ　一杯に
かけてもたれて　身はなほく　頸《うなじ》　頭《かしら》を　曲《ま》げるなよ

五段

たそがれ時《どき》の　うすあかり　光ともしき　燈火《ともしび》や
ゆらぐ車の　上にして　新聞見るな　本読むな
細かき文字《もんじ》　うすき紙　墨つきあしき　印刷は
いづれも視力を　害すべし　疱瘡《ほうそう》はやらば　種痘《しゅとう》せよ
はやらずとても　怠《おこた》らず　六年目には　試みよ

病ある日は　心せよ　病なき身は　きたふべし
強壮偉大の　魁《かい》男子《だんじ》　健康艶《えん》美《び》の　真婦人
互ひに力を　尽しなば　御《み》国《くに》は万歳　万万歳

「強壮長命幸福に」

明治も中頃をすぎると、衛生思想とともに児童教育への関心もたかまり、この「衛生唱歌」と似たような教育唱歌がいくつか作成され出版された。たとえば明治三十四年岐阜県恵那郡中津町という田舎町で出版された「健康唱歌」というのがある。作詞者は医師の曾我正三、作曲者は東京音楽学校嘱託技師の前田久八。やはり楽譜付の二十頁ほどの小冊子で定価五銭。詞は七五調で、三九番まであり、内容は大同小異であるが、こちらには国家意識はみえない。出だしと結びは次のようにうたわれているが、こんな難解な詞句を当時の子どもたちは、はたしてどれだけ理解し、またどれだけ喜んで唱和したのであろうか。

一、活潑偉大の精神は
　　健康の身に宿るてふ
　世の諺《ことわざ》は千年の

昔も今も将《はた》おなじ

二、フランクリンや豊太閤
　その他あらゆる事業家や
　古今独歩の英雄は
　孱羸《せんるい》虚弱の人はなし

三、若しも強壮ならざれば
　いかに学びてはげむとも
　身体つかれ意志よわり
　半途挫折の憂《うき》を見む

……………

三九、来れ童諸共《わらべもろとも》に
　健康法を履行して
　強壮長命幸福に
　愉快に月日を送るべし

こうした教育唱歌は、明治の衛生ブームと教育ブームを反映したものであるが、はたしてどれだけ売れ、歌われたかはわからない。しかしこうした歌詞から、いま私たちは明治の子どもたちのおかれた境遇と生活を知ることができるのである。

演説・双六

衛生演説会の流行

英語のスピーチに「演説」という訳語をあてたのは、福沢諭吉といわれる。明治八（一八七五）年五月一日には福沢が私財を投じた三田の演説館が落成し、おなじ日下谷の摩利支天堂では馬場辰猪《ばばたつい》が公開演説会をひらいた。

明治十四、五年ころになると、文明開化の学術演説というより自由民権の政談演説がはやりだした。浅草の井生村《いぶむら》楼や京橋の明治会堂がさかんに使用され、板垣退助《いたがきたいすけ》や福地源一郎《ふくちげんいちろう》など有名弁士に会衆がつめかけた。マスコミといえば、当時は新聞と演説であった。

そんな明治十六年一月二十三日の『朝野新聞』に、「八王子の衛生演説会」という見出しで、次のような記事がのった。

武州八王子は神奈川県管内第一の大駅にして、町数十八個、家数三千七百九十六戸、人口一万五千五百十九人ありて、当地にて衛生学に熱心なる医師秋山花造、竹内仙祐、菊崎

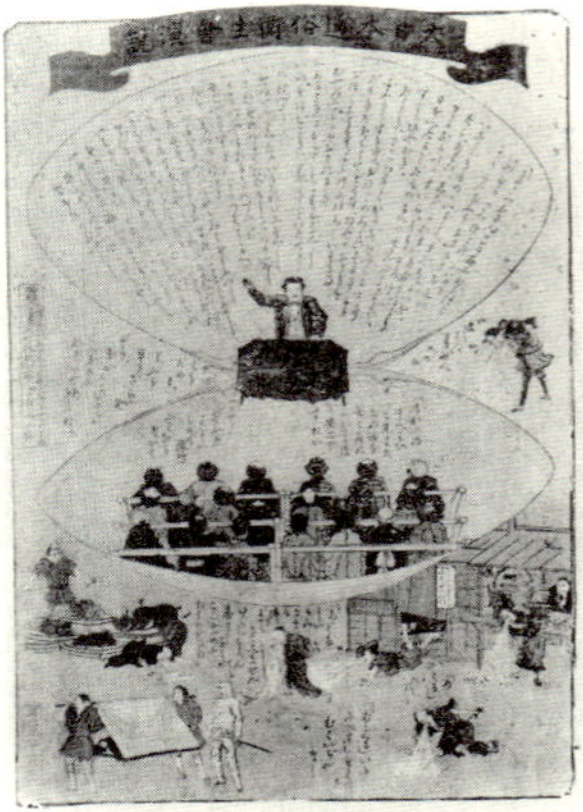

衛生演説会「コレラ予防法のさとし」　宮武外骨『明治演説史』

安二等の諸氏が昨年三月ころ衛生学会を発起し、同年六月より毎月一回衛生演説会を開きしに追々盛大となり、本年一月十六日に駅内横山町八光亭に於て開会、右の三氏及び東京より来りし客員千葉氏、駅内の医師満川、青木の両氏其他の演説ありて、聴衆は三百余名に過ぎ、会場立錐の地なきに至れりと。同地人民の衛生法を貴重するを知るべく、又発起人三氏の尽力も思ふべし。

この明治十六年、伊藤博文は天皇制国家のヴィジョンを胸にビスマルクのドイツから帰朝、条約改正に奔走する井上馨外務卿をホストとする鹿鳴館が落成した年、半官半民の「大日本私立衛生会」が発会した。富国強兵・殖産興業をスローガンにした「大日本帝国」の行進のなかで、衛生キャンペーンがはじまる。

この大日本私立衛生会は、翌十七年から衛生思想の普及のため演説会を各地で開催しはじめた。八王子の衛生演説会はこれにさきがける運動であった。

東京では明治十七年の夏ころから通俗衛生講話という演説会が流行し、馬喰町の郡台楼、芝愛宕下の青松寺、小石川の伝通院など市内各所で開かれた。そのときの演題と弁士は、たとえば次のようなものであった。

金の大切よりも身が大切　加来　千春
富者短命貧者長命なるは如何　佐々木本支
コレラ忌べし恐る可からず　鈴木万次郎
室内空気交換せざる可からず　小川熊太郎
月経は流産と見做すべき説　巨田　尚策
神仏を祈る前に衛生法を知れ　鈴木万次郎

こうした演説会は地方でも開かれ、たとえば明治二十二年七月二十五日、名古屋の大谷派本願寺別院では、次のような演題と弁士による「医事衛生演説会」が開かれた。

医師ト公衆ノ義務　中浜東一郎
伝染病検査ノ必要ヲ論ズ　緒方　正規
病人の心得　大沢　謙二

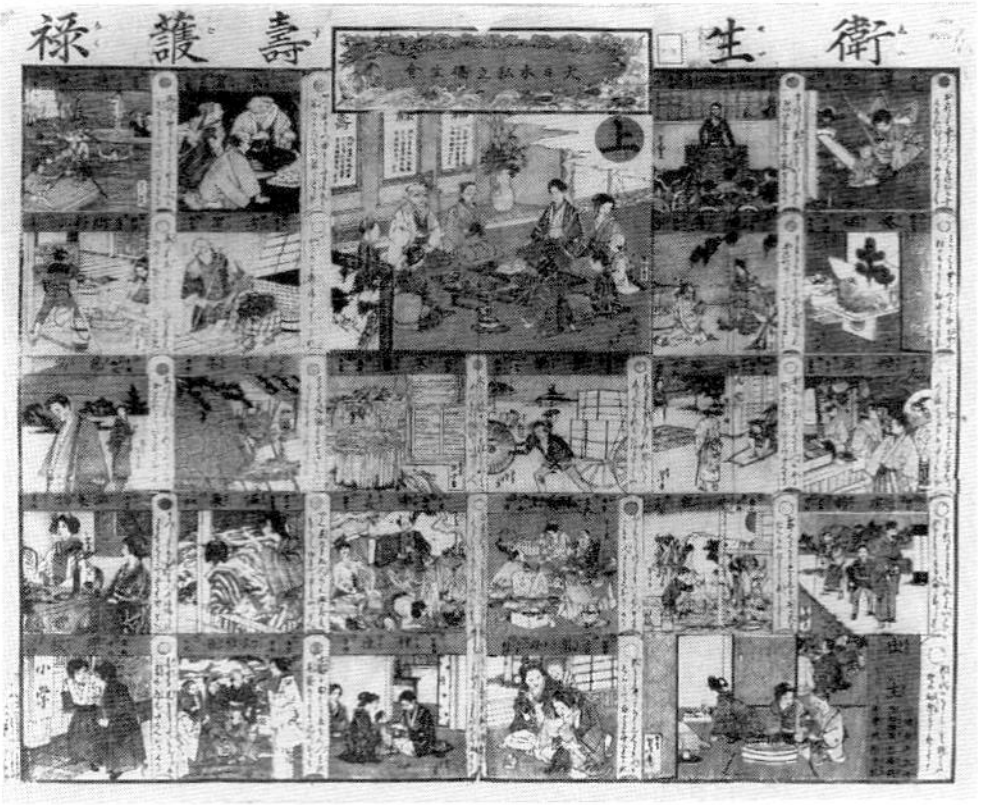

「衛生壽護禄」　大日本私立衛生会監修

こうした開化的な医事衛生の普及運動に、寺院の手をかりていたというところが、いかにも明治日本らしい。

壮士芝居あるいは「オッペケペ」で知られる川上音二郎は、若かりしころ政談演説の弁士として活躍していたが、明治十九年八月二十二日大阪道頓堀の弁天座で、コレラ病退治の演説をしたところ、コレラの原因は不養生にあり不養生の原因は不景気にありとして、コレラにひっかけて民権論を主張しかけたので弁士中止になった、という。

衛生すごろく

双六《すごろく》という家庭の室内遊戯がある。紙面に多くの絵を描いた絵双六は、数人で賽を振り、出た目によって進み、「上《あが》り」を競う。絵双六は江戸時代からあったが、明治になると、出世双六・道中双六・名所双六などいろいろつくられ、とくに正月の子どもの遊びとして、戦前まではやった。遊具とはいえ、なかには鉄道双六・戦争双六・活動写真双六・淑女双六など、世相を知る貴重な資料もある。

ここにある「衛生壽護禄《すごろく》」も、そんな一枚である（写真）。色刷りで、縦横五八×六六センチ。明治十七年十一月十七日発行、大日本私立衛生会の監修である。明治十六年五月に発会した大日本私立衛生会は、さっそく演説会などを開いたが、翌年にはこうした絵双六まで考案するという熱心さだった。

振り出しは「出生」。産湯をつかったばかりの赤ん坊を抱いて家族が喜びあっている絵。そして、「君が代のちよいは（祝）ふなる鶴の子の　その初声をきくぞうれしき」という歌がそえられている。

賽を振って、たとえば一の目が出ると「種痘《うえぼうそう》」、四の目が出ると「乳母」へ進む。「種痘」では、夫婦が子どもを抱いて、種痘がついた腕を見て喜んでいる。歌は「わたつみの深き恵の海士《あま》の刈る　もとのもかさは絶え果てにけり」で、もかさとは疱瘡（天然痘）のこと。ここで六の目が出ると「学校」といった工合である。こうして、賽の目にしたがって、「牛乳」「滋養物」「悪病《かさ》」（梅毒のこと）「清潔」「遊泳《およぎ》」「飲料水《のみみず》」「労働《はたらき》」「婚姻」「運動」などをめぐりまわって、上りとなる。それぞれには、衛生思想の普及の意図をこめた歌がつけられている。

たとえば、「病院」では人力車からおりた男が病院に入っていく姿が描かれ、「幸なくて幸あるものは人の世の　医士《くすし》の道の開けゆくなり」という歌がそえられている。「襟巻」という奇妙なところがあり、ここには、「わかきより老たるさまにみゆるなり　めがね、えりまきあらずともがな」という歌がある。

上りのすぐ隣りにあるのが、なんと「私立衛生会」。歌は「まどひして衛生のことかたらふは　おい（老）ずし（死）なずの薬なりけり」とあり、弁士が立って衛生演説をぶっている。上りは最長老の老夫婦をかこんで、四世代が一家団欒している光景。歌も絵もまことに稚拙で、こんにちの私たちには、こんな双六をかこんでなにが面白いのかと思われるが、当時の人びとにとっては、衛生ときくだけで、新しい時代の足音に心がおどるおもいだったのかもしれない。

「富国強兵、衛生の力瘤」

明治八年七月、内務省に国民の健康をつかさどるため第七局が設置され、長与専斎が局長となった。このとき長与は局名を考えたすえ、英語の Hygiene の訳語として「衛生」という語をえらんだ。「衛生」という新語は、福沢諭吉による「新聞」、三瀬諸淵による「生活」という訳語とともに、明治三大訳語のひとつとして流行していった。

衛生という一語が、当時の人びとに、どんなに新鮮なものとして響いたかを、世相に敏感な川柳にひろってみよう。

富国強兵、衛生の力瘤《ちからこぶ》

長与専斎は、『衛生概論』の序文で「衛生ノ事タルヤ広シ、小ニシテハ一人ノ康福、大ニシテハ国家ノ富強」とうたいあげている。衛生は富国強兵という国策の大切な手段であった。こうした衛生局の唱える「衛生」にたいし、熱心に協力して実行する者を「衛生家」と称していた。

衛生家、寝ても悴にシヤツを着せ

悴は陽物のこと。猿股《さるまた》をして寝ることが衛生的であるといわれた。

一滴の水も注意の衛生家

「一滴の水」とは精液のこと。房事に注意することも衛生の道。

衛生の水源は実に井《い》ノ頭《かしら》

井ノ頭の池は神田上水の水源。衛生の源が水にあることと水源をかけた句。

草むらの井戸まで衛生手が届き

井戸という飲料水の検査と、草むらという女陰にかけて検梅との両意をかねている。

衛生を生ツかぢりの野菜論

うわべだけ理解している意と、野菜の生食を奨励する意とをかねている。

衛生吏困却、人の腐敗心

都市では各区ごとに、衛生吏員あるいは区医を配属し、コレラなどの防疫にあたらせた。

御仁政、見えぬ空気にある酸素

新鮮な空気や日光が、衛生上大切であるという考えがひろまり、酸素などという科学用語がはやった。

呼吸器で災《わざわい》の門《かど》、蓋《ふた》をする

明治十年代に、後年のマスクにあたる呼吸器がはやりはじめ、肺病やコレラの予防に効果があるといわれた。そして、処方箋とか近眼鏡といった用語も、目新しいことばであった。

処方箋持つて大家へ借りに行き
近眼鏡、二十世紀を鼻にかけ

売薬裁判

目薬を売る新聞社

文明開化の象徴、銀座の煉瓦街が完成したのは明治七（一八七四）年。その銀座二丁目に

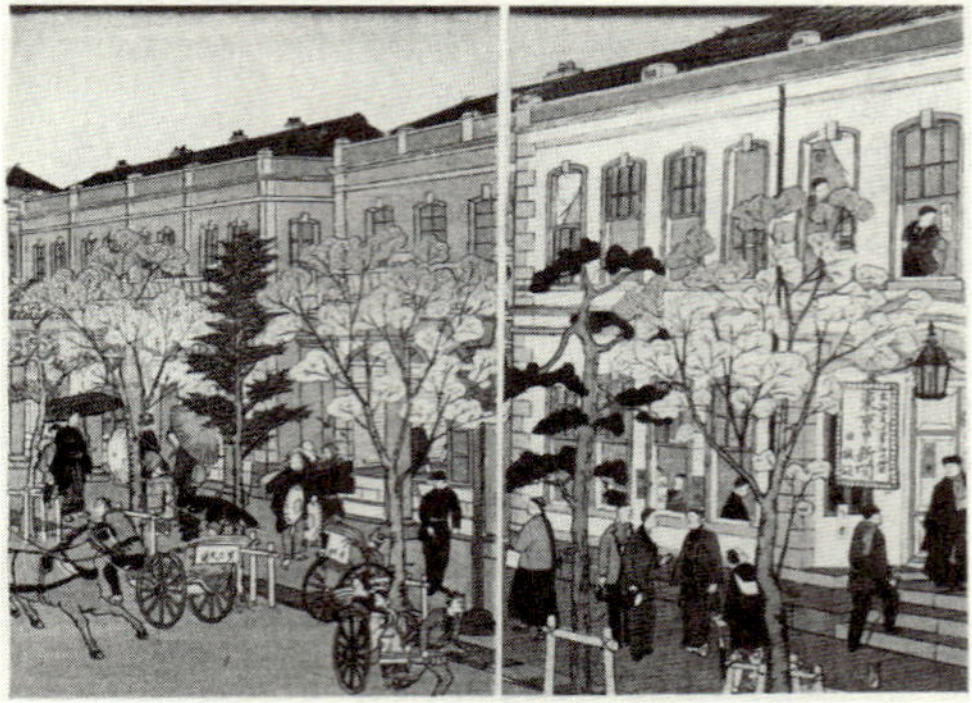

精錡水を売っていた日報社　玄関に入るのは岸田吟香　三代安藤広重画

いち早く進出したのが『東京日日新聞』の日報社であった。馬車鉄道が走り、ガス灯の輝く煉瓦街は、また新聞街でもあった。朝野新聞社・読売新聞社が軒をつらねていたが、なかでも最大の社屋を誇り、東京新名所のひとつとして錦絵にも描かれ、全国にその名を知られたのは日報社であった（挿図）。

その日報社で健筆をふるい、明治言論界の先覚者となったのが岸田吟香。台湾征討軍に従軍して日本初の従軍記者となり、あるいは海運業に手をつけたり、アメリカ人医師ヘボンを助けて和英辞典を編集したり、多角経営の事業家であった。洋画家岸田劉生《きしだりゅうせい》はその四男。

ところで、この岸田吟香の編集する『東京日日新聞』の明治八年八月四日号に、次のような広告文がのった。

吟香が家製のめぐすり精錡水は、やはり日報社にても、これまでの通り寄売《こうり》いたします。これは私が尾張町二丁目二十番地へ引越し、専ぱら精錡水を売り弘めますと、先日記し置きしにつき、ちょっと念のため、この段申し上げます。
拝《はい》お邪魔さま。

この精錡水《しんきすい》は、ヘボン式ローマ字を創始した医師ヘボンの処方になる目薬で、弟子入りした岸田吟香がこれを貰い受け、一手販売し、大当りした売薬である。硫酸亜鉛を主成分とする濃紫色の小瓶で、亜鉛はオランダ語でシンキZinkということから名づけられた。上海に取次所をつくり、中国にまで輸出した。

この広告文によると、精錡水は日報社でも発売していたというから、日本最初の新聞社では目薬まで売っていたわけである。

じつは目薬だけではなかった。吟香は日報社北隣りに薬舗を設け、強壮薬、胃腸薬などの売薬まで扱い、さらに精錡水と並んで明治売薬の双璧をなす守田宝丹と交換取次契約を結び、新聞広告で両剤を大々的に売出した。

明治になって西洋医学にかわっても、洋医の数はごくわずかで、庶民は売薬にたよるほかなく、売薬の需要はむしろ増加した。政府はこのため売薬の取締りに乗り出し、売薬取締規則をたびたび公布したが、業者は製造・販売の本舗から問屋をへて小売へと流す独特の流通機構をつくり、売薬業はますます発展していった。明治の有名売薬には、精錡水と宝丹のほか、今日でも愛用されている仁丹・太田胃散・竜角散・中将湯・浅田飴・六神丸・実母散・ロート目薬などがあり、大量に出回っていた。

福沢諭吉の売薬論

ところが、この売薬ブームに殴り込みをかけた男がでた。『東京日日新聞』の岸田吟香とならぶ明治言論界の大立物、『時事新報』の福沢諭吉である。創刊間もない『時事新報』の明治十五年十月三十日付（第二〇二号）に、福沢諭吉は次のような社説をのせた。

売薬ハ人ノ病ノ為ニ功能ナキモノハナリ。病ニ功ヲ奏ス可キ程ノ薬品ナレバ、之ヲ誤用シテ害ヲ為スガ故ニ、政府ニ於テ之ヲ許サズ。無功無害、コレヲ服スルモ可ナリ、服セザルモ亦可ナリ。水ヲ飲ミ茶ヲ飲ムニ等シク、香ヲ臭ギ胡椒ヲ嚙ムモ同様ノモノニシテ、始メテ発売ノ許可ヲ得ルモノナレバ、名ハ薬ニシテ実ハ病ニ関係ナキ売物ナリ。之ニ税ヲ課シテ其品物ノ売買ヲ左右変動スルモ、人身ノ病理上ニ一毫ノ害ヲ致スコトナシ。……

ことのおこりは、同年十月二十七日政府が売薬の抑制策を目的に、太政官布告第五十一号で、売薬に一割の印紙税を課すという「売薬印紙税規則」を布告したことにはじまる。福沢諭吉は、売薬は「水ヲ飲ミ茶ヲ飲ムニ等シ」い無効無害のものであるから、売薬に課税し、それを医学衛生の費用にあてればいいから、この新税法は、「甚ダ当ヲ得タルモノト断定セザルヲ得ズ」と論じたのである。

これが第一弾であったが、諭吉は十一月十八日付（第二一八号）で、第二弾をはなった。これはさらに長文で、次のような激烈な口調ではじまる。

売薬ノ流行ハ誠ニ驚ク可キモノナリ。本年三月初旬マデ免許ニナリタル薬方ノ数三万〇九百九十一種アリ。其内九百六十一種ハ本年一月ヨリ二月マデ六十日ノ間ニ願済ミノモノナリトノコトナレバ、此後ノ流行モ亦思ヒ見ルベシ。然ルニ其調合ノ品物ハ何ト尋ルニ、猫ノ児ノ黒焼モアリ、蛇ノ首ノ干物モアリ、尚甚シキハ火葬場ノ油煙モアラン、便所ノ凝結モアラン、鼻汁ニ等シキ水薬ニ耳ノ垢ニ等シキ散薬。其正味ノ話ヲ聞テハ、胸モワルクナリ、之ヲ懐中スルモ穢キモノ多シ。之ヨリ少ク立上リテ薬ラシキ薬ト云ヘバ、蜊蛄石トカ葛粉トカヲ台ニシテ、様々ノ雑物ヲ手当リ次第ニ引掻マゼ、薄荷油デピリツカセテ、麝香ノ香ヲ少シク移シ、人ノ舌ノ先キト鼻ニ当込ンデ、売付ル趣向ナリ。

諭吉はこのあと縷々として売薬の無益無用なることを説き、「売薬ヲ去テ、医ニ近ヅク」ことを力説する。そして最後を次のように結んでいるが、ここで槍玉にあげた「売薬師新聞記者」とはあきらかに精錡水の発売人で諭吉のライバル岸田吟香であり、このへんがあるいは彼の本音であったかもしれない。

今ノ売薬師新聞記者ノ如キ、既ニ国内ニ於テ上流ノ地位ヲ占メ、其地位ニ居テ暗ニ売薬ノ流行ヲ煽動スル。其所業ハ取モ直サズ医学進歩ノ妨碍ヲ為シ公益ヲ謀ルノ表面ヲ以テ、其ノ裏面ノ実ハ却テ之ヲ害スル者ニ非ズシテ何ゾヤ。其罪決シテ逃ル可ラズ、故ニ田舎医ヲ拙ナリト云フノ論ハ以テ売薬ノ流行ヲ許スノ口実ト為スニ足ラザルナリ。

売薬をめぐる裁判と広告

この『時事新報』の売薬無効論にいきり立ったのは、いうまでもなく売薬業者たちである。さっそく精錡水の岸田吟香を筆頭に、胃散の太田信義《おおたのぶよし》、実母散の喜谷市郎右衛門《きたにいちろうえもん》ほか都下三十二名の売薬業者は連盟して、この記事は営業妨害・名誉毀損であるとし、十一月二十九日品川治安裁判所に、十万円の損害賠償請求をともなう営業毀損回復の訴訟を起こした。『東京横浜毎日新聞』の十二月一日号は、次のように報道している。

売薬嫌ひを以て名を得たる三田の時事新報記者は、去年中其論説を以て売薬の功能なきことを論ぜしに、朝野新聞はこれを駁し一時世人の注目する処となりしが、遂に府下同営業人は其影響により大に損害を蒙むりたりとて、同新報社と営業人の間に紛議を起し、屢々掛合のありしよしなりしが折合の付かざりしことと見へ、売薬人三十二名は代言人松尾清二郎氏に依頼して、愈一昨二十九日該社を相手取、品川治安裁判所へ十万円の損害賠償を出訴せりといふ、其結局は如何なるべきや。

もとより両者の和解は成立しなかった。そこで、原告は東京始審裁判所へ控訴し、当該記事の取消広告を五日間掲載することを要求した。

時事新報社も負けじと反撃に出た。福沢諭吉は翌年一月二十六日号に再び売薬論を発表して応酬した。こんどは慎重に科学的な論調で薬効論を展開、売薬無効論を再度力説した。

ところで、当時の売薬には有効無害なものは寒村僻地で応急の用に役立つものとして免許鑑札が与えられていたが、その数は少なかった。これにたいし、無効無害のいわゆる万能薬の数は圧倒的に多く、民衆の無知に乗じて暴利を貪り、あるいは乱用されて危険さえもたらしていた。政府はこうした万能薬には手を焼き、免許鑑札や課税でこれを淘汰しようと図ったが、売薬は日々その勢力を拡大するいっぽうであった。

さて、そんななかで裁判のほうは三月三日に判決がくだり、時事新報社側の敗訴となった。『東京日日新聞』にはその判決文が次のように掲載された。

営業毀損回復之訴訟ヲ審按スル処、被告代言人ニ於テ時事新報第二百二号ニ掲載スル太政官第五十一号布告ト題スル社説ハ、学問上被告ノ信ズル所ヲ記スルニ過ギザレバ、原告等ノ営業ヲ毀損スルコトナキヲ以テ之ヲ取消シ難シト申立ルト雖モ、抑売薬ナルモノハ規則ニ依テ許可ヲ受ケ、官庁ノ鑑査ヲ経テ販売スル品ナルヲ以テ、縦令薬効ニ僅ノ厚薄アルモ之ヲ無効ト断言スベカラザルハ更ニ弁ヲ竢タズ、然ルニ被告ハ該社説ニ於テ水ヲ飲ミ茶ヲ飲ムニ等シト云ヒ、或ハ病ニ関係ナキ売物ナリト之ヲ極論シテ余地ヲ存セズ、如此自由言論ノ区域ヲ超ヘタル文章ヲ公衆ニ播布スルニ於テハ、世人ガ売薬上ニ於ケル信用ヲ妨ゲ、即チ原告ノ営業ヲ毀損スベキハ勿論ナリトス。

判　決

被告ハ、時事新報第二百二号ニ掲ゲタル太政官第五十一号布告ト題スル社説ハ自ラ之ヲ取消ス旨ノ広告ヲ其新報へ七日間掲載スベシ、若シ其執行ヲ怠ルトキハ原告ニ於テ随意ノ新聞ニ掲出シ其代価ハ被告ヨリ弁償スベシ。但訴訟入費ハ被告負担ス可シ。

明治十六年三月三日

東京始審裁判所

これに対し被告側は控訴したが再び敗れ、一応取消広告を出したが、さらに大審院に上訴した。そして明治十八年十二月二十五日にいたって、ついに時事新報社側の勝訴となった。

足かけ四年の裁判沙汰であった。

だが、なによりもおもしろいことは、この訴訟中でも『時事新報』への売薬広告が減らなかったという事実である。新聞広告にたよる売薬業者、広告収入をはかる新聞社、うわべでは対立していたが、一歩裏にまわれば、両者の利害は完全に一致していたのである。

屎尿始末譚

しもごえ一揆

維新動乱の夢もさめやらぬ騒然とした明治二（一八六九）年、全国各地で農民一揆が頻発していた。その二月、摂津の西成郡加嶋村（現大阪市）一帯の農民が蜂起し、摂津・河内数カ村にふくれあがり、二千人におよんだ。

ところで、この二千人もの農民はなにを要求して蜂起したのか――。じつはこの二月、政府はとつぜん屎尿汲取りの相対自由を布達した。これはとりわけ下肥《しもごえ》（屎尿）の利権が富農や仲買人に独占され、農民は高価な値で買わされることになる。農民にとってこのことは死活問題であり、一揆におよんだのである。

今日の都市住宅はほとんどが水洗であり、たとえ汲取りでもこちらから手数料を払う私た

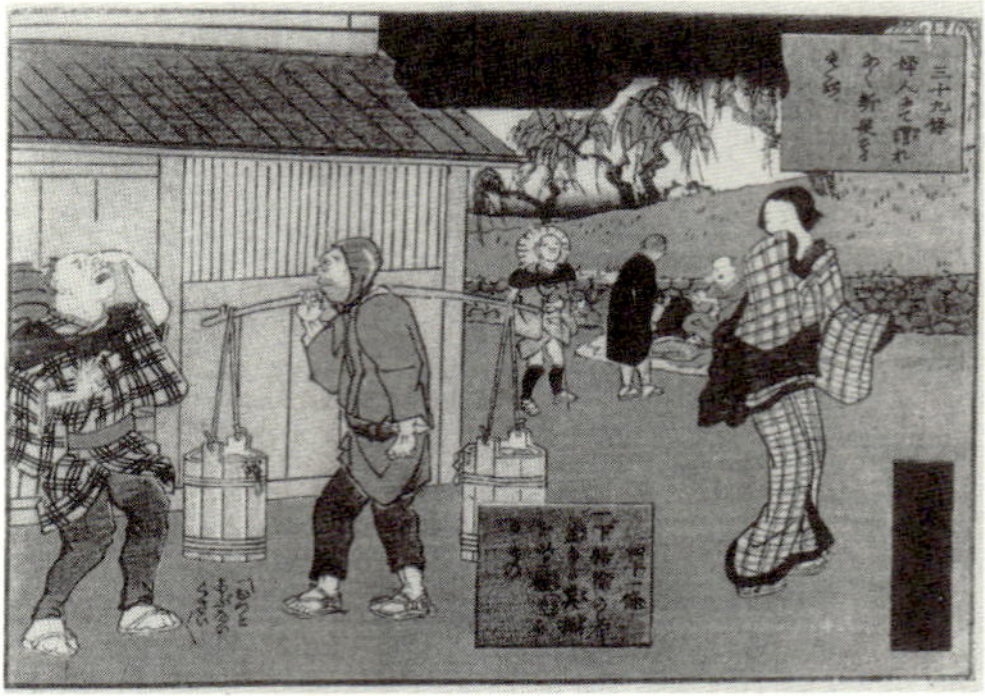

肥たごを運ぶ　昇斉一景「画解五十余箇条」明治６年

ちにとっては、屎尿の買取りをめぐって、流血覚悟の一揆にまでおよんだとは、想像もできない話である。

かつて屎尿は貴重な有価物であった。日本特有の多肥型農業、とりわけ江戸時代には収量の増大がせまられ、二毛作がはじまり、施肥を必要とする野菜が商品作物となるなど、都市近郊農業の発展を背景に、濃厚な速効肥料としての人糞尿が宝物のようにとうとばれた。すでに十六世紀に来日した宣教師フロイスは、「われわれは糞尿を取り去る人に金を払う、日本ではそれを買い、米と金を支払う」と驚いている。『八犬伝』の作者滝《たき》沢《ざわ》馬《ば》琴《きん》も、「屎尿を汲取りに来た百姓の大根の持ってきかたが少なくなった」と日記にこぼしている。

この宝物をめぐって、江戸時代から屎尿生産者の都市住民と屎尿消費者の農民との間には、富農・地主・仲買人・大家（差配）が介在し、店子（借家人）の住民は自分の排泄物には権利がなく、所得は地主あるいは大家のもので、農民は仲買人から高価な代金で買わされていた。江戸の長屋を差配する大家の収入の大半は下肥代で、長屋の住人一人一年の排泄物につき米一斗のわりで農家に売っていた。そのかわりに大家は店子に餅をくばるので、川柳でも、「店中の尻で大家は餅をくれ」と皮肉っていた。

明治になっても、屎尿の値段は高くなる一方で、汲取営業も請負業・販売業・仲買業・御間《おあい》業など入り組んでくる。明治二十年ごろの借地証書に、「借地内ノ下掃除料ハ地主ノ所得タルベキコト」という一項が記されていた。明治十三年十二月十五日の『読売新聞』には、「この頃のように値の高い米を食ってひった糞を他人の所有物にされては難渋ゆえ、糞料はひり手の所有物になるように、浅草田町二丁目の民用社よりその筋に出願した」という記事がみられる。

しかし、糞尿の権利は地主がにぎり、一般市民の収入とはならず、農民は高い代金で買わされていた。明治四十年の東京の場合、屎尿代金は二三八万円、当時の東京市普通会計の約三分の一にひとしく、そのほぼ四分の一の六四万円が地主のふところに入り、一部が大家に手当として支払われていた。

屎尿処理が市営に移るのは、化学肥料が出現し屎尿が有価物から一変して有害物になった大正末のことである。こうなると、業者は汲取り料金の徴収で儲け、その負担はこんどは店子にまわってきた。利益のときは取りあげ、損するときはおしつける地主こそ、明治日本の地方政治の支配者だったのである。

伝染病対策の壁

屎尿は宝物であった。棄てるものでなく、貯めるものであった。日本人は、糞尿は必ず肥《こえ》壺《つぼ》に貯え、下水はただ汚水を通すもの、としか考えていなかった。だが、その便所の造りはきわめてお粗末なものであった。

環境衛生の先駆者永井久一郎《ながいきゅういちろう》（永井荷風の父）は、明治二十年に「下水排除の事を述ぶ」という論文で次のように述べている。

東京府下の実況を見るに厠圊（便所）の構造不完全にして、不潔物の滲漏を防ぐに足らず。……我々東京府民は不潔物の飽和したる土地に住居し、不潔物の混淆する上水及び井水を飲み、不潔物の為に汚染せる空気を呼吸するものなれば、恰も彼の居室に糞尿を放散し、地板下に汚れを放流して顧慮せざる者……東京府民は己れが垂れ流たる糞尿及己れが使い散したる水の始末を為し能はざる小児の如し。

明治の世となり、電灯がつき、陸蒸気《おかじょうき》が走り、煉瓦の家並が立ちならぶ都会も、一歩その裏にまわれば、その汚濁・不潔は、表通りの清潔・華美と際立ったコントラストをなしていた。下町の長屋では井戸も便所も数軒共同というのがふつうであり、青森地方では明治二十年頃まで便所はめずらしかったという。

　このような不潔な生活環境のなかに放置された住民に、伝染病が蔓延・猖獗するのは火を見るより明らかなことであった。このとき、伝染病対策にはまず上下水道設置こそ急務であると建議したのは、医事衛生行政の創始者長与専斎であった。自伝『松香私志』によると、彼は東京府知事芳川顕正と謀り、明治十六年から十七年にかけて、「市内の最も不潔にしてコレラ流行の最も甚だしかりし神田の一小部分を画し、正式の下水工事を興《おこ》し」た。しかし、「それさえ本管を通したるのみにて、家々の下水とは連結するに至らずして止み」、さらに明治十八年東京市区改正会が設けられ、長与もその委員となったが、上水道の建設は着手されたものの、「下水工事はついに実施に及ばざりき」となった。

　伝染病対策にあれほど奔走させられながら、なぜ明治日本で下水工事が棚上げされてきたのか――。いちはやく西欧技術を移植した日本であれば、技術的な理由ではなかった。ひとつには財政的な理由があげられるが、じつはなによりも社会的要求がなかったからである。

　糞尿を黄金の宝物として、便所に大事に貯めていた日本人にとって、糞尿を下水に流すことは、ドブに金を棄てるにひとしかった。しかも、その利権は日本を支配していた寄生地主がにぎっていた。コレラやチフスで何万という同胞が死んでも、この黄金の社会的壁を打ち破ることは、なかなかできなかったのである。

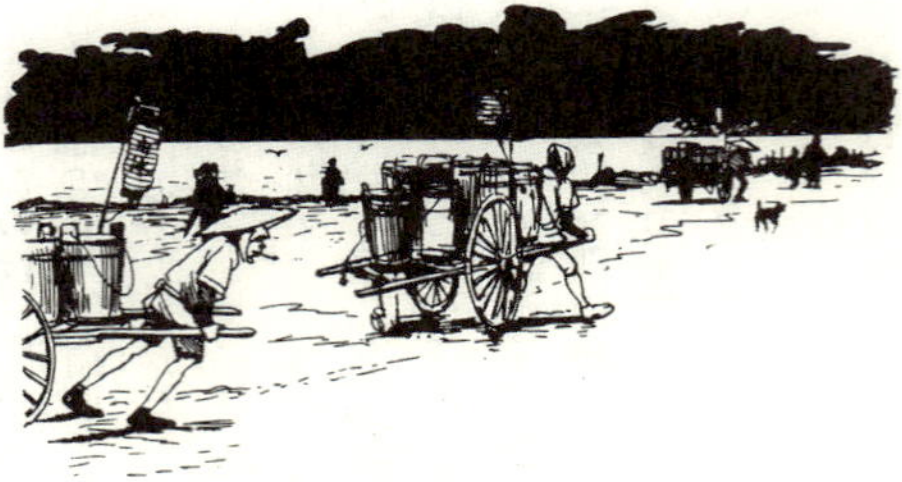

横浜海岸通りの肥たご車　ビゴー『横浜バラード』明治33年

糞尿黄金時代——明治の臭い

明治五年二月神奈川県は、「蓋なき桶かつぎ参り候者、町内へ立入らず」という布達を出し、明治六年九月大阪府は、「糞尿の掃除は朝八時前たるべし」と布達している。

屎尿の汲取りはふつう肥桶《こえたご》と呼ばれるスギ製の桶に汲み入れ、天秤棒でかつぐか、荷車にのせて運んだ。水路のあるところでは、大桶を川舟に積んで運んだ。臭気がひどいので、仕事は早朝にかぎられていた。

フランス人画家ビゴーは詩画集『横浜バラード』（明治三十三年刊）で、早朝の横浜海岸通りを列をなして通り過ぎる肥桶車を、「まるでレモン、ゼラニウムのにおい」という皮肉な題の詩で、「その悪臭はコレラより、しつこくあなたを苦しめる……」と、我慢できない印象をぶちまけている（挿画）。

その後もこの黄金をめぐっては、官庁と業者、市民と農民の間でたえず紛争をおこしていた。明治三十二年一月十二日の『大阪朝日新聞』は、「奈良だけに臭い喧嘩」と題して、奈良市と農民との紛争を報じている。

こんなことでは下水建設の話どころではなかった。不潔な便所・汚水のたれ流しは、伝染病の発生・流行の素地となったが、もひとつ日本人が寄生虫になやまされてきたのも、糞尿を大量に使用した作物を食べていたからである。

宝物のように大事にされた糞尿は、田畑にたっぷりとしみこんでいった。当然さまざまな寄生虫が糞尿とともに土や作物にばらまかれ、虫卵が作物に付着し繁殖し、ふたたび人びとの口にもどってきた。こうして日本人は最近まで寄生虫保有率のとりわけ高い国民だったのである。

さて、朝もやの町並を、あの鼻をつく臭いをただよわせながら、桶をかつぎ、車を引いて通る「おわい屋」は、明治から戦前までは、どの町でも見かけた懐しい風物詩であった。東京では近郊の農家はそれぞれ得意先があり、下町の浅草・下谷・日本橋あたりは葛飾《かつしか》の葛西《かさい》へんの農家が、牛込・本郷・小石川・四谷あたりの山手は、中野・練馬・渋谷へんの農家が受けもっていた。渋谷駅付近がまだ田畑であった頃のことである。農繁期には農家が市中に汲取りにいく手がないので、専門の業者がこんどは手数料をとって汲取り、隅田川を船にのせ、東京湾に流していた。なかには上流の村から大根や菜っ葉を船に積んできて、市中の八百屋におろし、帰りは肥桶を積んでもどる一石二鳥組もあった。東京で汲取りを区役所がはじめるのは、昭和になってからのことである。

今はトイレという便所も、昔は厠《かわや》・ハバカリ・御不浄と呼んでいた。そして住宅の間取りにとって、臭くて不潔な便所の位置にはもっとも苦心し、風向きと衛生上のことを考えてきめられた。だが、昔の便所は今日のそれとくらべてはるかに贅沢であった。スギの板戸を開けると手洗場で、赤ガネを張った流し、下は竹のスノコという造り。つぎの戸を開けると小便用、もうひとつ奥の戸を開けると大の方。ちょっとした家には女中専用の便所もついていた。便器は染付の伊万里まがいの模様があり、樟脳が釘にかけてあった。京都の旧家などでは杉の葉を敷く風習があった。

今日の白いタイルに明るい壁の大小男女兼用の洋式水洗便所にくらべ、昔のそれは暗く臭く不潔であったのかもしれないが、夜中には幽霊が出ると子どもがこわがったハバカリの風情には、なにか人間的な存在感がただよっていたように思えてならない——。

XI

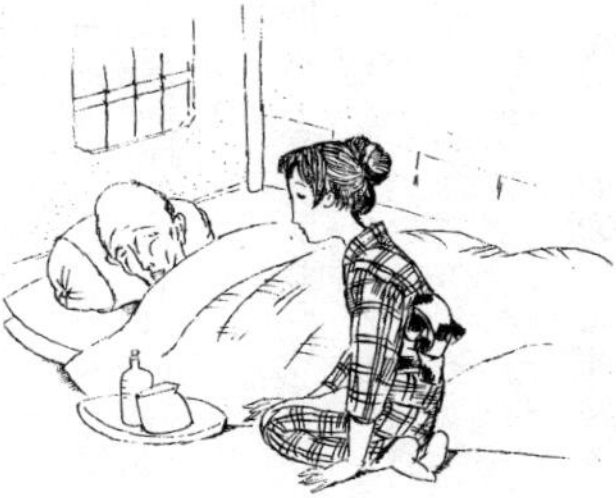

「病むおじいちゃん」　竹久夢二画

墳墓発掘

「相馬事件」

東京の青山といえば、今日では赤坂・六本木・原宿とならんで東京でもっともファッショナブルな町。その青山に明治五（一八七二）年日本最初の公営墓地としてつくられたのが青山霊園。大久保利通・乃木希典《のぎまれすけ》・尾崎紅葉など著名人の墓が多い。

明治二十六年九月八日のこと、この青山墓地の一画を、検事・警官・憲兵たち多数が取り囲み、一基の墓が発掘されるという猟奇的な事件がおこった。発掘された屍体は相馬《そうま》誠胤《ともたね》――、世にいう「相馬事件」の主人公である。

土中で約半年を経て変りはてた遺体は異様な臭気を発し、膿汁のなかに横たわっていた。凄惨の気ただよう穴の中で、軍医江口襄によって解剖がすすめられた。まず胸部が切開され、胃・心臓などから分析に必要な部分を取り、ガラス瓶に厳封した。午後四時半にはじまり、終ったのは暗闇せまる七時であった。

なんのために墓まで発《あば》き、腐りかけた死体を解剖したのか……。

明治二十五年十月七日、『神も仏もなき　闇の世の中』という奇妙な書名の本が出版され、翌年にかけて十数版をかさね、ベストセラーになった。著者は錦織剛清――「相馬事件」の仕掛人である。

相馬事件とは、旧相馬藩主の相馬誠胤をめぐって明治十六—二十八年にかけて天下をわかせたお家騒動である。陰謀・監禁・誘拐・毒殺・姦通・収賄というお家騒動のお膳立てが揃っており、大衆小説的興味の尽きない複雑怪奇・波瀾万丈の大疑獄事件であった。ただこれまでとちがうのは、文明開化の時代を反映して、裁判が登場し、新聞というマスコミが大々的に報道し、大きな社会問題になり、そしてなによりも主人公が精神病であるということから、多数の医師が事件にまきこまれたということである。

事件は明治十六年十二月、旧相馬藩士錦織剛清が、旧主誠胤が精神病で監禁されているのは、お家のっとりをはかる家令志賀直道《しがなおみち》（志賀直哉の祖父）らの陰謀であるとし、志賀らを私擅監禁の罪で東京軽罪裁判所に告発したのにはじまる。

告訴を受けた相馬家は、宮内省侍医の岩佐純《いわさじゅん》に依頼し、つぎのような診断書を得た。これが相馬事件にかかわる最初の診断書である。

右者瘋癲症ニ相罹リ精神全ク錯乱時々狂躁危険有之ニ付鎖室ノ上
厚ク療養相加可然旨及指揮候也

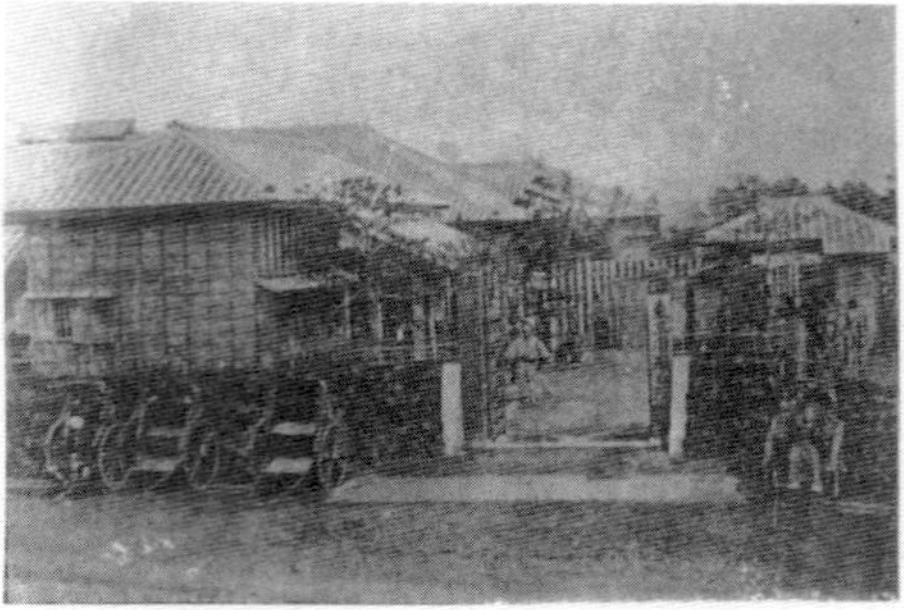

向ヶ岡時代の東京府癲狂院　明治14～18年

これは明治十七年二月二十日麴町警察署に提出された「瘋癲病人鎖錮願」につけられたものである。ところが相馬家に不審を抱いていた警視庁は、東京府癲狂院院長中井《なかい》常次郎《つねじろう》と警視庁医務所長長谷川泰を派遣、彼らは三回にわたって診察、詳細な診断書を作成し、「時々発作性偏狂」と診断したが、「鎖錮ス可カザルモノ」と診定した。

こうして鎖錮はききとどけられず、相馬家では誠胤を加藤瘋癲病院ついで東京府癲狂院に入院させた。これに呼応して錦織は誠胤の委任状を受けたとして動き、家令たちは錦織を誣告・私書偽造の罪で訴えた。

そこで裁判所は帝国大学に誠胤の病状鑑定を嘱託した。ドイツ人外科医スクリパが主文を書き、医科大学長三宅秀《ひいず》と大学教授原田豊が連署した鑑定書は、「狂躁発作ヲ有スル鬱憂病ト認ム可キ精神障碍病」と診断し、遺伝・夫婦不和・社会変動を原因にあげている。夫婦不和については、医師戸塚文海の診断によって夫人が先天性鎖膣症であったという風説が、錦織側からひろめられ、話の筋を一層猟奇的にしていった。

事実と真実のあいだ

明治十九年東京府癲狂院は巣鴨に移転したが、相馬家では自費で院内に二部屋の特別室をつくり、誠胤をそこに入れた。

ところが翌年一月三十一日厳寒の深夜、錦織はかねて買収しておいた看護人としめしあわせ、一味の恵《え》沢《ざわ》正利《まさとし》とともに誠胤を盗み出したのである。このあたりが相馬事件の第一の見せ場で、のちに錦絵にもなった（挿絵）。

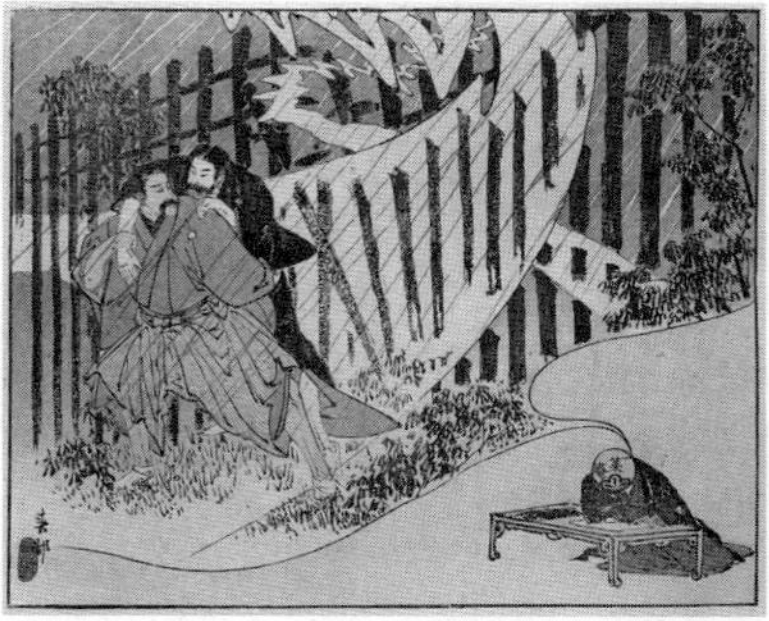

巣鴨病院より相馬誠胤を盗み出す錦織剛清
『相馬の夜嵐』明治26年

その夜は誠胤は錦織に肩入れしていた衛生局長後藤新平の家にとめられ、翌日から錦織らがついて小田原・熱海と逃げ、静岡までいった二月八日にとりおさえられ、誠胤は二月十日に巣鴨につれ戻された。

その直後父充胤が死去し、相馬家では今後のため再び帝大に診断を依頼した。約一ヵ月の入院のすえ、精神科の榊俶が主文を書き、お雇い教師べルツと内科の佐々木政吉が連名した診断書には、記憶力減退・感情遅鈍・不眠・幻聴・暴行などの症状をあげ、「時発性躁暴狂」と診断し、自宅療養・監禁不可とした。

ところで、旧主を奉じた逃避行の模様を忠臣錦織は『闇の世の中』で美文調でつづっているが、熱海の場では、「君も 詩《からうた》を吟じさせ玉ふなど、お心の楽しく喜ばしきを察し上ぐる」と、君臣が手をとり合って喜びあっているありさまを綿々とつづっている。

だが事実はどうだったのか？ 主君ははたして精神病者ではなく、悪臣たちに幽閉されていただけだったのか？

かねて錦織に共鳴し、旧主盗み出しに手をかし逃避行にも連れだっていたひとりに恵沢正利という人物がいる。

彼はのちに錦織と袂をわかち、錦織が『闇の世の中』を出して天下をわかせたのを見て、ことの黒白をあきらかにしたいという意図のもとに、明治二十六年十一月『錦織陰謀始末――闇の世の中弁妄』という一冊を公けにした。この年相馬事件にかんする本が二十冊あまり出版されたが、その中で反錦織の立場にたつほとんど唯一の本書によると、熱海の一夜は、次のような光景であった。

其夜三時頃、快寝《よくねいり》の場合、子（誠胤）は突然にも其臥席より躍出で、直に剛清の寝所に踏込み、汝は不埒千万なりと言ふを相図に、丁々と乱打し、剛清が頻に詫入るにも拘はらず、尚も打て已まざるのみか、着衣まで寸々に引裂き、全くの裸体と為して別室に敲き出し、其儘臥席に就《つか》れしが、間も無く再び出来《いできた》り、更に剛清を攫んで戸外に突出し、後をも見ずして席に帰り、黙然として横臥せられたり。余は其頗《すこぶ》る意外なるに驚き、少時《しばし》唯だ茫然呆気に取られ居たるが、事のます／＼急なるを見て、之を取押へんとせしに、子は余を叱《しかり》して近づかしめ給はず。余も亦其原因を知らざれば、暫く傍観《はたでみ》て居しに、剛清は戸外にまで裸体の儘突出され、寒気《さむさ》を忍んで庭前に震へ居るにぞ、余は密《ひそか》に衣類《きもの》を投与《なげあた》へたるが、又もや子の怒に触るゝことを恐れ、殆んど暁天《あかつき》に至るまで室内に入ることを得ざりしは、真《まこと》に気の毒の至《いたり》なりき。余は此に於て愈《いよい》よ子の癲狂者にして、実に其危険なることを認《み》見《と》めたり。

舟をうかべて詩を吟じたのが事実なのか。それとも深夜おどり出て忠臣を乱打したのが事実なのか――。事実はあるいは藪の中かもしれないが、このような場合、事実はどちらかを問うより、真実はどちらに近いかを問うことのほうが、より意味のあることかもしれない。

墳墓発掘・屍体解剖

相馬誠胤はその後自宅療養していたが、旧主を奪いかえされた錦織は、「相馬家紛擾之顚末」という一文を新聞社に投書し、『東京日日新聞』は明治二十年二月十六日、「誠忠か大奸か孤軍奮闘の錦織剛清、相馬家お家騒動の顚末発表」と大々的に報じた。その後も双方で訴訟合戦をくりかえしていたが、明治二十五年二月二十二日誠胤は三十九歳で死去した。このときは中井・榊・ベルツ・佐々木のほか片山国嘉《かたやまくにか》もみており、遺体は警視庁医務局長山根正次《やまねまさつぐ》が臨検した。死亡届には中井・榊の連名で、「一、時発性躁狂兼尿崩及糖尿症　一、経過十五ヶ年、一、心臓麻痺ニ因リ当二月廿二日午前六時死ス」と記されている。

事件はしかし、主人公の死で終らなかった。翌明治二十六年七月十七日、錦織はなんと旧主の死は毒殺であると断じ、相馬家を相続した異母弟順胤・中井常次郎・志賀直道らを告訴した。これにたいし相馬家側は錦織を誣告罪で逆告訴した。中井・志賀らは拘留され、『自由新聞』には奇怪な「自訴状」が掲載され、事件は金銭収賄のからむ複雑怪奇な様相をあらわにしてきた。『闇の世の中』は一躍ベストセラーになり、黒岩涙香《くろいわるいこう》の『萬朝報』も錦織をもちあげ大々的に書きたてて部数をのばした。

裁判には原告側に後藤新平、被告側に星亨《ほしとおる》など政官界の大物をまきこみ、福沢諭吉など多数の有名人が証人として出頭し、この間担当判事の収賄事件までからんだ。

八月九日相馬家の家宅捜査が強行され、ついで天下の耳目をあつめた墳墓発掘が九月八日断行された。事件の第二の見せ場であった。しかし——、毒殺の証拠は得られず、十月二十四日事件は証拠不十分で免訴となり、被告は釈放、錦織は重禁錮四年、罰金四十円となり、さしも天下をさわがせた相馬事件も幕をとじた。錦織は出獄後は世間から相手にされなくなり、大正九年東京浅草の陋屋《ろうおく》で窮死した。

こんにち事件から百年以上を経た。のこされた診断書をもとに岡田靖雄氏は、悲劇の主人公誠胤は緊張型分裂症と診断され、仕掛人錦織は狂信性・高揚性・自己顕示性の性格異常であったと推断される。

事件はたしかに相馬家の内紛とひとりの人間の行為に世間がひきずりまわされたのであるが、事件がこれほどまでに社会の注目をあびた背景には、人権の自由を主張する当時の自由民権運動の盛りあがりがあったからであろう。そしてもひとつ、事件がこれほど奇々怪々な様相を呈した原因には、診断書の病名がまちまちであったことでもわかるように、当時の精神医学の未熟さと精神病者処遇の不備があったからである。この事件をきっかけに、明治政府は精神病者監護法の制定をいそぐことになるのである。

将軍妄想

「至天院高風談玄居士」

東京の世田谷区に豪徳寺という古刹がある。小田急線の駅名にもなっているが、幕末の大老井伊《いい》直弼《なおすけ》の墓があることでも知られる。その境内の墓地の奥に「無縁精霊塔」という大きな無縁墓があり、その傍に高さ五十センチほどの小さな円柱型の塔がひとつポツンと立っている（写真）。近づいて朽ちかけた刻文をたどると、「法名　至天院高風談玄居士」、そしてその横には「通称蘆原将軍之墓」と刻まれている。

このあまりにもつつましい塔の主人こそ、明治・大正・昭和をとおして、精神病者のなかでもっとも知名度の高かった人物、芦原将軍こと芦原金次郎《あしはらきんじろう》である。

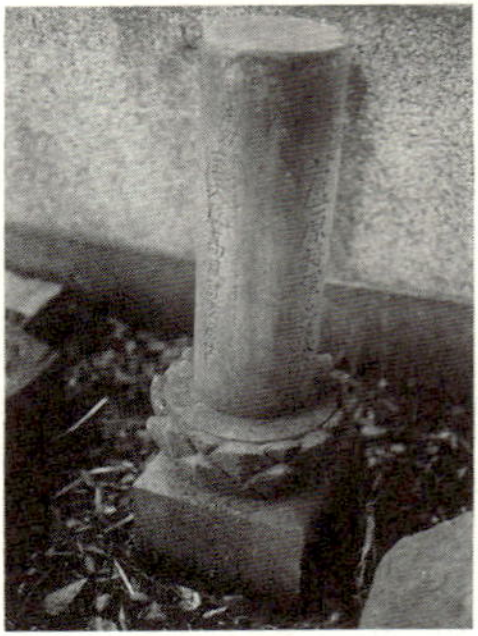

芦原将軍の墓　豪徳寺　東京都世田谷区

芦原将軍の名がはじめて新聞にのって世人の目にふれたのは明治十三（一八八〇）年のことである。同年六月十二日の『東京日日新聞』に、次の記事がのった。

去る六日千住の電信分局へ一人の男が飛んで来て、拙者儀は何を隠さう正三位勅任官勲一等左大臣蘆原将軍藤原の諸味《もろみ》なり。今日眉を焼くの大事件あつて、至急支那の李鴻章へ電報打つて貰ひ度と、四辺《あたり》を白眼《にらん》で申立てしを、該局の者は吃驚《びつくり》して、事実如何と最寄《もより》の分署へ照合せしところ、兼《かね》て有名なる下谷金杉蘆原金次郎と云ふ……。

その一ヵ月後にも、同じ新聞に登場し、こんどは金杉村の人力車夫庄吉と口論となり、彼は大音声で、「我を誰ぞと心得居るか、桓武天皇九代の後胤蘆原将軍の義経とは我事なり」と叫び、仲裁に入った男に噛ついて疵を負わせ、檻に入れられた、という。このころ東京では、彼はもう有名人だった。

この「将軍」、蘆原とも葦原とも書かれるが、戸籍では芦原がただしい。生まれは嘉永三年、東京府金杉上町三十三番地で櫛職をいとなんでいた。生来小心で癇が強く、酒好きで、新聞を濫読する癖があり、二十四歳で結婚したが、明治七年罪を犯して懲役となり、これがもとで妻と離別し、このころから精神に変調をきたし、諸官庁や警察を頻々と訪れ、大言壮語を発し、芦原将軍と自称するようになった。

明治十三年七月、明治天皇の東北巡幸のさい、中仙道で天皇の馬車に近づこうとし、このあと二重橋周辺を徘徊したり、栃木で一ヵ年の懲役になったりしたあと、明治十五年十月十六日、向ヶ岡にあった東京府癲狂院に収容された。ところが翌十六年一月に脱走、栃木で傷害事件をおこして懲役となり、放免後帰京、翌十七年再び傷害をおこし、佃島で苦役に処せられ、翌十八年またまた傷害で警察に拘引され、取り調べ中精神に異常をきたし、巣鴨に移った東京府癲狂院に再収容された。

以来、昭和十二年二月二日、八十七歳で世を去るまで、明治・大正・昭和にまたがる五十五年の歳月を、精神病院の中で「将軍」として君臨していた。

将軍は死後、「至天院高風談玄居士」という立派な戒名が与えられ、豪徳寺の無縁墓に合葬されたが、かつて弟子入りした深谷市の櫛問屋古川家の菩提寺東源寺の墓地にも分骨され、櫛型の墓が建てられ、そこには「狂聖」と彫られている。

両将軍、巣鴨病院会見の場

巣鴨の東京府癲狂院に再収容された金次郎には、はじめ錯迷狂病という病名が与えられていた。そのころの症状を岡田和一郎は次のようにつたえている（『東京医学会雑誌』第六号明治二十年九月十日）。

現症体格中等ニシテ、血質毛色体状皆ナ尋常ニシテ、食欲佳良ナリ。而テ視官瞳孔反射等鈍ナリト雖ドモ、膝腱反射ハ尚ホ存ス。其精神的症状ヲ見ルニ、弁識アリ、理解アリ、記憶アリ、又タ注意アリ、睡眠モ亦タ安泰ナリト雖ドモ、常ニ妄想アリ。其言語ハ正粛ニシテ、且ツ高尚ノ風アリ。其行為ハ正坐シテ、常ニ両手ヲ膝上ニ置キ、又タ一手ニ扇子ヲ持チ屢バ開閉ノ運動ヲ為ス。其状貌ノ厳然タル事、恰モ王公ノ如シ。而テ其入院后ノ挙動ヲ視ルニ、自ラ芦原将軍ト唱エ、意気傲慢ナリ。

そして、院長が回診にくると、勝海舟《かつかいしゅう》に来るよう命じたり、有栖川宮へ自筆の書を与えたり、あるいは支那公使に迎えに来いとか、天皇陛下を知っているからすぐに帰せとか放言し、ついには芦原帝と称し、戦争のために五百万円を用意せよ、といった「勅命」を書いて院長に渡したりした。

明治二十年には、軍資金千万円の提供、品川台場へ大砲十門を備えること、糧食一ヵ年分を準備することを、内閣総理大臣黒田清隆《くろだきよたか》と大蔵大臣松方正義《まつかたまさよし》に命じた「令示」を発している。このころには、紙屑やボロで張りぼての大砲をこしらえ、将軍旗を制定、銀行や造幣局を設立、日清戦争のときは、国家を憂える令示を頻発し、日清戦争後には令示は「勅語」となり、明治二十九年には芦原太陽暦をつくり、「即位二万五千四年」と称した。日露戦争のときには、ブリキ板で軍艦をこしらえ、鉛をつめれば敵弾を受けても沈まない、という不沈艦のアイデアを提案した。

そして、彼の一生で最大の見せ場は、陸軍大将乃木希典との会見であった。明治四十三年七月九日廃兵院経営の参考のため巣鴨病院を視察に来た乃木将軍は、呉秀三院長の先導で「将軍」の部屋をおとずれた。乃木将軍が静かに「元気で結構である」と口をきると、芦原将軍は、「余り俺を病人扱いするな。それよりお前こそ旅順で随分心配したろう。あの戦など俺にやらせれば、あれほど士卒を殺さなんだ。だが二百三高地の占領と二竜山砲台の突撃なんどは実に痛快だった」と応酬した。両雄は別れぎわに、たがいに「随分御元気で」「あんたも丈夫で」としばし訣別を惜しんだという。

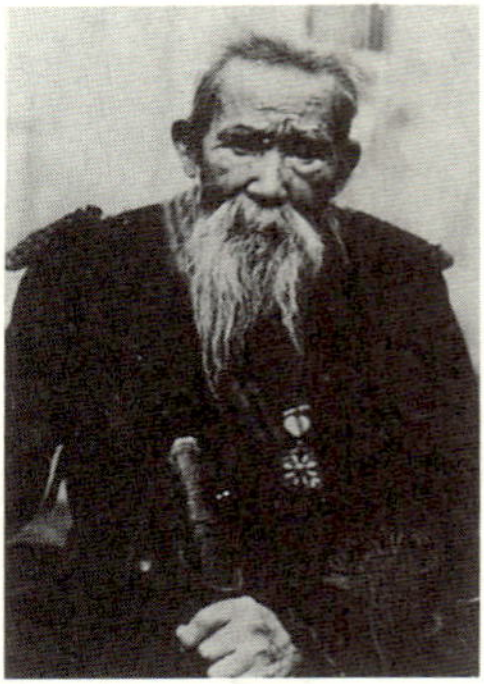
大礼服姿の芦原将軍

翌年、見舞いに来た韓国高官から大礼服をおくられると、彼はこの韓国大礼服を金紙や銀紙の勲章でかざり、正装とした（写真）。このころから将軍は「拝謁料」（面会料）をとるようになった。

そして、病院が巣鴨から松沢に移転してからは面会をもとめる者もふえ、新聞記者はなにかというと将軍のお言葉を求め、大正デモクラシー時代には政変のたびごとに将軍の記者会見が開かれ、「芦原将軍の快気焰」などという記事が新聞紙上をにぎわした。

松沢時代には「勅語」も売りつけられ、一枚五十銭から一円であった。写真のモデル料は一回二円から五円で、そうした収入は側近に菓子をおごったり、可愛がっていた猫の餌代となった。

松沢病院では作業患者開放病棟の一番奥の六畳一室で、毎日牛乳五合、鶏卵十個を支給され、要求すれば赤酒も処方され、破格の扱いを受けていた。しかし将軍は不精で、衣服は洗濯することがなく、爪はのび放題、部屋は不潔で、便器がわりの桶に飯を入れ、味噌汁をぶつかけて食べていたという。

「将軍が目醒めた時」

芦原金次郎は、その後の精神医学の進歩につれ、妄想型分裂病とか慢性躁病あるいはパラフレニーとか偏執病などという病名が与えられた。だが、一介の精神病者がなぜこれほどまで有名人でありつづけたのであろうか——。

彼が癲狂院に入院させられた年、明治十五年は軍人勅諭が発布された年である。軍国日本への第一歩を踏み出した年。以後、日本は軍事国家として戦争に明け暮れ、無謀な帝国主義に進んでいく。軍艦や大砲に熱狂し軍服や勲章がもてはやされる時代であった。

そんな時代、威勢のいい将軍の大法螺は、国民の好戦気分をあおり、軍国意識をたかめるのに一役をかっていた。その意味では、将軍は当局にとってもジャーナリズムにとっても、意にかなった存在だった。

だが、将軍がこれほどまでの大衆的人気を博した裏には、もひとつ別の理由があったのではないか。軍歌をうたい、戦勝に酔いながらも、国民の意識の底には、政府のかけ声や軍部の専横にたいする反感や憎悪がわだかまっていた。民衆は、将軍のボロボロの大礼服に明治元勲の大礼服姿をうつし、将軍の張りぼての大砲に日本軍部の大艦巨砲主義をうつし、表立ってはいえない民衆の鬱憤を代弁させ、溜飲をさげていたのではないか。

芦原将軍は、精神病者であることによって、不敬罪や治安維持法にふれることなく、勅語や大砲を戯画化することができた。あるいは、精神病院の六畳一間にとじこめられていた芦原金次郎こそ、近代日本でただひとり「言論の自由」を享受していた、もっとも見事なトリックスターであった。いや、そういう芦原将軍を仕立てあげた民衆こそ、相当しぶといパロディストであったといえよう。

そんな気配を当局も気づいてきたのであろうか、晩年にはその特権も取りあげられ、寂しく死んでいった。昭和に入ると、軍部や右翼の勢力がたかまり、時代は将軍の奇想天外な御託宣に拍手喝采していられるような余裕を失っていった。昭和十二年二月二日、将軍は大往生をとげたが、奇しくもその年の七月七日、蘆溝橋の銃声によって日中戦争がはじまり、日本は全面戦争の泥沼に突入した。

ところで、その泥沼からようやく立ち直った日本で、なぜか忘れられた将軍が亡霊のようによみがえってきた。昭和四十三年五月森繁劇団は明治座で、榎本滋民《えのもとしげたみ》作・演出の『葦原将軍』を公演し、好評を博した。民権運動の壮士葮原真次郎は直訴事件で病院に入れられ、葮原内閣をつくるが、死を前にして真次郎は、こうつぶやく。

「わしはね、五十五年もの長い間、精神病院の中から日本を見つづけてきました。だんだん狂って行く日本を……もうわしの出る幕じゃない……日本全体が精神病院になってしまったんじゃ。完全にね」

つづいて昭和四十七年、ナンセンス・ユーモア作家筒井康隆氏は『将軍が目醒めた時』という佳篇を書いた。さいごの場面で、再び精神に異常をきたした蘆原老人を前に、院長と医師が語り合う。

「この男が発病した数年後に、戦争が起こりましたね。……では、また近いうちに戦争が起るということですな」

日本が不気味な歩みをはじめようとするとき、将軍は日本人の前に不気味に目醒めてくるのであろうか……。

芦原金次郎の死因は胃と膵臓のガンであった。病理解剖によると、「脳髄ハ全体トシテ年齢ニ比シ立派ナリ。要スルニ将軍ノ脳髄ニハ生理的老耄性萎縮以外ニ著シキ病的所見ヲ認メ得ズ」という。生前医師として将軍に親しく接していた歌人斎藤茂吉は、その死にさいし、つぎのように歌った。

入れかはり立ちかはりつつ諸人《もろびと》は　誇大妄想《こだいもうぞう》をなぐさめにけり

逸事逸聞

コレラの特効薬に梅酢

ここに一枚の錦絵がある（写真）。「虎列刺《コレラ》退治《タイヂ》――虎列刺《コレラ》の奇薬《きやく》」と題され、明治十九（一八八六）年八月に板行されたもの。

説明文を読むと、広島鎮台の歩兵大尉某氏がコレラにかかって死んだが、屍体を解剖して顕微鏡で調べたところ、病毒とおぼしき「数多《あまた》の動物《むし》」がいた。「此の動物こそコレラの病源なれ」というわけで、二十倍、三十倍の石炭酸をつくり、注ぎかけたが、この動物はすこしも死ぬようすがない。そのとき一老医の勧めで、昔から霍乱《かくらん》には梅酢が大効あるというので、これを試みたところ、病源の動物は、「忽ち死して、また甦《いけ》るべきもあらず」となった。だから、官民ともにコレラ退治には特効薬として梅酢を用いるべきである、という次第。

虎の頭、狼の体、狸の睾丸をそなえた怪獣は悪疫コレラ。石炭酸をかけているのが衛生隊・予防隊。医学界でも、この頃はまだコレラの病因はコッホの黴菌説とペッテンコーフェルの土壌説とが対立していたような時代で、庶民は顕微鏡という言葉を聞いただけで、目を丸くしていた頃であった。
　明治十九年といえば、明治最大のコレラ流行の年。死者は十万をこえた。東京でも市内の全火葬場で死者を徹夜で焼きつづけたが追いつかなかったと、『警視庁史』は記している。このとき、政府高官は鹿鳴館の舞踏会にうつつをぬかし、前年の暮れ、長州の足軽の小倅《こせがれ》から四十四歳で初代内閣総理大臣になりあがった伊藤博文は、石炭酸臭い道を日本橋の待合にかよい、政治の憂さをはらしていたのである。

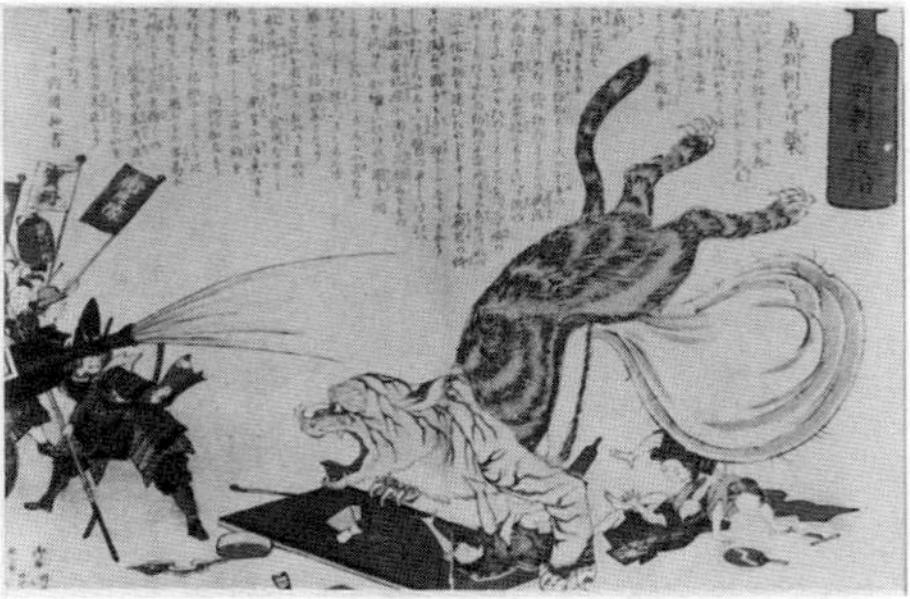
錦絵「虎列刺退治——虎列刺の奇薬」明治19年8月

　石炭酸といえば、明治十二年八月二十三日の『東京曙新聞』に消毒薬の石炭酸を石炭油とゴッチャにして、コレラ患者の家に石炭油をそそいで、火災をおこしたり、また石炭酸を予防薬と誤解して呑み、中毒で重体になった話などを伝えている。
　くだって明治二十四年二月三日の『郵便報知新聞』には、「電話からコレラは伝染しませんか」という見出しで、つぎのような記事を伝えている。

　議事堂焼失以来、電気灯は勿論総ての電気作用物に対し恐れを抱くもの甚だ多く、或る電話加盟者は専門の技師に就て、「電話は非常に英敏にして能く音声を伝ふるものなるが、若し加盟者の内に虎烈刺病等ありし場合には、其の病毒を各加盟者に伝ふる事なきや」と質問するに至りしと。

東京・横浜間にはじめて電話が開通したのは、この前年の十二月十六日。そして新築の議事堂が漏電の疑いで焼失したのが、この年の一月二十日。以来、電灯恐怖から電話恐怖となり、それがコレラ恐怖とむすびついて、文明開化も進んだ明治二十四年でも、こんな笑えない笑話となった。

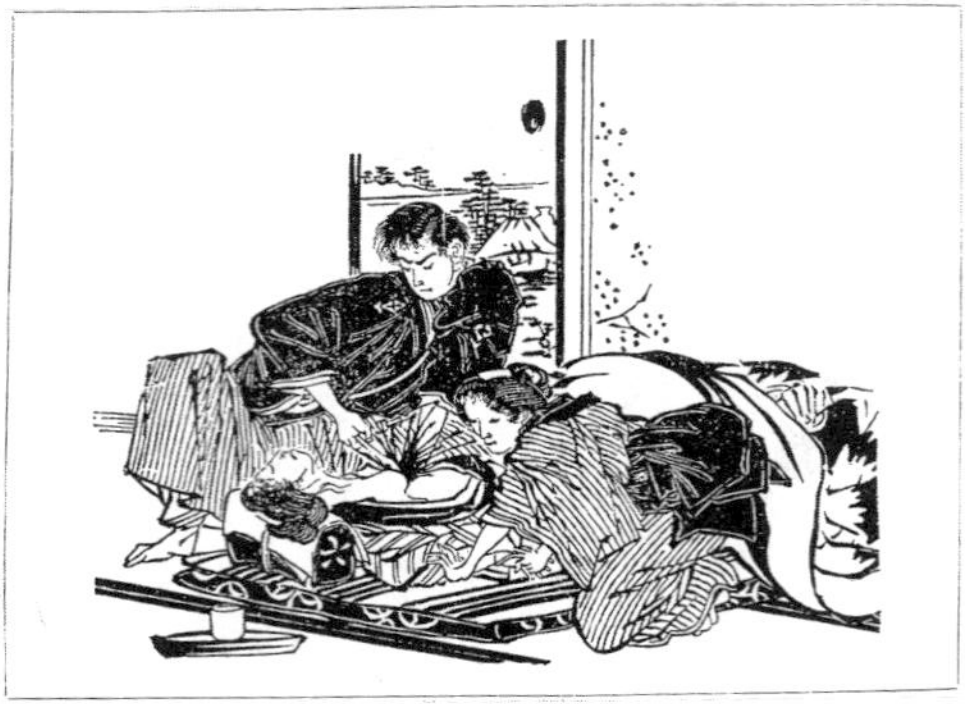

ガン手術をつたえる挿絵　『朝日新聞』明治13年1月18日

「開化の余沢――乳ガン手術に成功」

外科術はいつの世も戦争とともに進歩する。近代日本においても、明治十年の西南戦争のとき、大阪陸軍臨時病院などで、軍陣医学として外科術は大きな進歩をとげた。しかし、医学界の最高水準がそのまま庶民の医療にまで及ぶわけではなかった。

明治十三年一月十八日の『朝日新聞』は、「これぞ開化の余沢」という大見出しと錦絵風の挿絵入りで、乳ガン手術の成功を報じている（挿図）。それというのも、当時としてはこうした手術がいかに珍らしい話題であったか、という証拠でもある。

「医術の進歩なしたるは実に人民の幸福にて」という書き出しで、府下西成郡勝間村東山の斧新次郎の母おいそ五十二歳は、三年前より乳の下の腫物で危篤状態であったが、吉川周吉という名医の評判をききつけ、来診を乞うた。記事は、そのあとをつぎのように講談調でつづっている。

さらばと人力車を馳《はせ》依頼をなせしに、吉川氏は一議に及ばず出来《いできた》り、おいそが腫物を診察なし、是は是硬性癌《がん》と名づくる症にて、此儘《このまま》空しく捨置《すておき》なば本復なす事覚束無《おぼつかな》し。去《さ》り迚《とて》治療を施さんには摩薬《まやく》を服《のま》せ、腋下を発《あば》きて悉皆《しつかい》毒液を洗ひ去らずば、服薬なすとも絶えて験《しるし》の有るべからず。容易ならざる治術《ちじゆつ》で有《ある》なれば、何《いず》れも承知の上ならでは我手を下す訳には行かず。此儀は如何にと問はれて、家内は頓《とみ》に本復なす事ならば、決して否みは仕《つかまつ》らじ、何卒品《はや》く治療の程を乞はんと、頻《しきり》に頼むにぞ。さらばと吉川先生は摩薬を飲ませ、襷《たすき》を掛け、所持なす切断刀《かたな》を取出し、乳の下手より腋腹へ一尺計《ばか》り斜に切裂き、之《これ》より十分毒液を絞りて、切口をよく洗滌《あら》ひ、頓《やが》て切たる其処を元の如くに縫ひ終り、服薬させて帰りしが、病者は是より心地さへ速やかにして、僅《わずか》の日数に全く本復なしたるは、九死を出て一生を得たる思ひに、一家の悦び云はん方《かた》無《な》く、分《わき》ておいそは命の親の吉川氏に年の始の礼を兼《かね》、元旦早々先生の許に到りて、厚く謝せしと、吉川氏の治験空しからで、頓に平癒なしたるは、又是開化の余沢と云可《いうべし》。

ガーゼ置忘れ事件

明治も後半になると、外科学も進歩し、手術もさかんに行われるようになった。そんな明治三十五年十二月二十五日、『朝日新聞』や『日本新聞』に、次のような記事がのった。

磐城炭礦会社建築主任技師山田芳三氏の妻京子は、本年四月、大学病院に入院し、卵巣水腫の手術を受けしが、退院後半年間、半死半生の難病に罹り、東京、磐城、名古屋の医師十数名の診察治療を受けしも病症判然せず、先頃に至り不思議にも長一尺三寸五分、巾九寸五分なるガーゼの布片が腹内より直腸を破て出でしより、今は殆んど健全の身となり、先の難病は大学病院手術の際、ガーゼを腹内に縫ひ込みたるに基因せしを確め得たり。

手術のさい、誤ってガーゼを体内に入れたまま縫ったり、ときには手術器具を忘れたりというっかりミスは、今もときおり起っている。こんにちでは医療過誤ということで、すぐに訴訟となる。

ところで、明治三十五年の被害者山田京子も、東京地裁に損害賠償の訴訟を起こした。新聞の「医学上空前の裁判問題」という見出しのとおり、これは医療過誤が裁判沙汰になった最初とおもわれる。記事は次のようにつづく。

> 斯る医療上の一大過失は将に主任医の不注意にして、是が責任を明にし、併せて賠償を得らるべきものなるや否やは、後来斯る手術を受くる病患者の為め、此問題を解決し置かんとし、京子は法学士弁護士岡崎正也氏に依頼し、主任医木下医学博士に対し、昨日を以て東京地方裁判所に損害賠償の訴訟を提起したるが、本邦に在っては医療上に関する空前の訴訟なれば、事件の進行すると共に医学者界、法学者界の一大問題たるべしと云ふ。

公式の裁判記録によると、原告は名古屋市花園四の五七、船橋京となっており、被告は東京帝国大学医科大学助教授、産科婦人科主任、医学博士、木下正中。さすがわが国最初の医事裁判だっただけに、再三審理がくりかえされ、高木兼寛・浜田玄達といった当代一流の医学者が鑑定人として選ばれる一幕もあったが、二年後の明治三十七年十二月十日、原告の申請は棄却、被告は原告に五百円支払い、訴訟費用は原告負担と結審、いわば原告の敗訴となった。

その判決理由のなかで、「かりに被告が原告に手術したさい、過失があったとしても、被告は東京帝国大学医科大学助教授としての職務を執行したに過ぎないのだから原告に対し直接に損害賠償する責任はない」とある。まさに今昔の感にたえない。それにしても、日本最初の医療過誤をめぐる裁判が産婦人科に関わる事件であったということは、新聞をにぎわした事件を思うにつけ、なんとも因縁ぶかい話である。

米国検疫医の日本婦人凌辱事件

日本がアジアではじめて治外法権をはねのけ、完全な独立国となったのは、平等条約の締結に成功した明治三十二年のことである。ここにいたってようやく自主的な海港検疫権を獲得、コレラなどの伝染病流行に止《とど》めを刺すことができたのである。

ところが皮肉にも、日本国民の悲願であったこの条約改正の翌々年、明治三十四年七月、ホノルルで米国検疫医が健康診断に名をかりて日本婦人に猥褻行為をした、という事件がおきた。

横浜・サンフランシスコ航路の東洋汽船会社の亜米利加丸が、ハワイのホノルルに入港したときのことである。香港から乗船した中国人に疑似ペストが発生したということで、米人検疫医が乗客の健康診断を行うさい、岡部領事官補の夫人たちに凌辱を加えたというのである。

事件をきいて、ハワイ在住の邦人が抗議したが、検疫官ドクトル・コファーは一片の書状を領事に出して弁明しただけであった。これにたいし、なぜか日本の領事は邦人が事態を誇大にしたという見解をとるのみであった。

被害者のひとり今井為子（二十七歳）は、悲憤のあまり岡部領事官補につめ寄って責めたが、妻が凌辱されたのも忘れたかのように、領事官補は黙して一言も答えなかったという。岡部夫人らは告訴をすすめたのに、領事官補はそれをしりぞけたので、領事不信の声があがった。

事件の顚末を報じた明治三十四年八月十六日の『日本新聞』には、被害者今井為子の口述書がのっている。

今井為子口供

千九百一年七月二十五日ホノルル港外に於て、汽船亜米利加丸乗客検疫にあたり、妾等も左の通り検疫せられたることを証言す。其有様は最初に股部、腋窩甚だしきは腹部全体を現はして乳房の辺を多く診察し、最後に陰部を現す程なる所置を行ひて、左右の股間を検し、或る婦人の言には、陰部の全体を一の健康診断外になせし者多し。

平等条約の時代になったとはいえ、まだまだ日本人外交官は大国アメリカにたいして及び腰であった。それにアメリカ人の黄色人蔑視もあった。こうしたことが、検疫に名をかりてこんな不祥事となったわけであるが、伝染病はいつの世も思わぬ国際問題をひき起すタネとなったのである。

民俗残照

南島の土着医療

倭《ヤマト》には　洋《ワタ》の南《ミムナミ》
沖縄《ウチナ》の海《ウミ》　東《ヒムガシ》の
波の間《マ》凌《シヌ》ぎ　神立てり

——折口信夫『古代感愛集』

沖縄には「しまちゃび」という古語がある。しまは島であり、ちゃびは痛みのなまり、いたみ—いたび—いちゃび—ちゃびと変化したもので、孤島苦という言葉が当てられる。沖縄

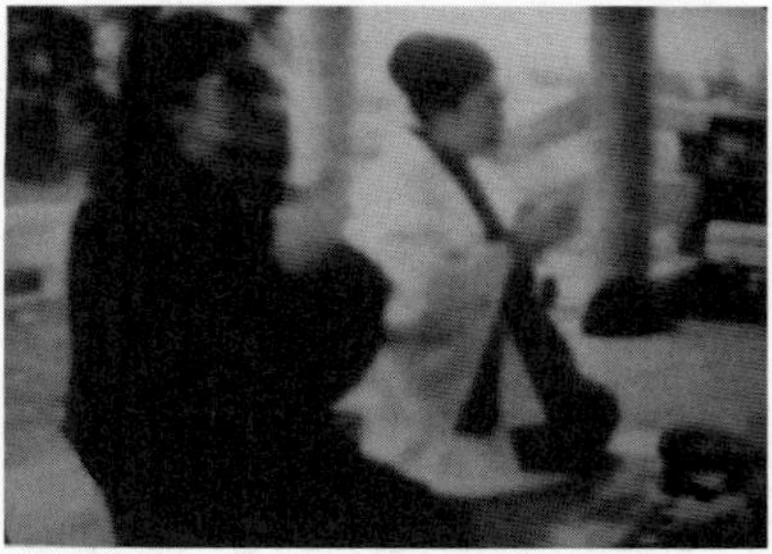

御願《ウグワン》をするユタ（右）と依頼者（左）

は日本の痛みを凝縮した土地である。

その沖縄が名実ともに明治政府の権力下に入ったのは、軍隊と警察の力で琉球藩を廃し沖縄県を設置した明治十二（一八七九）年のことである。その二年後の明治十四年県令上杉茂《うえすぎもち》憲《のり》は、「ユタ」を禁止するという布告を出した。ユタは人心をまどわすからというのがその理由。では、このユタとはいったいなにか？　この禁令を受け、明治十九年名護の村内法では、次のようなユタの禁止条項がみえる。

> ユタを用いることは、前々から取締りが達せられていたが、これを守らない家では、病人が出ると、さっそくユタを依頼するので、虚言でたぶらかされ、あるいは死霊、生霊などといって、牛や豚を殺し、出費がましいことがみられる。禁令を忘れた家もあり、甚だ愚昧で宜しくない。これからは病気をわずらったら、養生につとめ、ユタを頼んではいけないと、村中でかたく取りきめた。これに背き牛や豚を殺した者があれば、科料三百貫文とし、ユタはただちに所払いに処することとする。

ユタとは、ふるくから沖縄を中心に南西諸島にいた民間巫女のことで、人びとの依頼によりさまざまな占い・祈願そして信仰治療を行っていた。そして、ここにも見られるように、ながく禁圧の対象とされてきた。

沖縄をはじめとする南島は、きびしい風土だけに、古い民俗が生きつづけ、それを背景に独自のコスモロジーが形成され、それにささえられたシャーマニズムが息づいてきた。なかでもユタといわれる巫医《メデイシンマン》による信仰治療は今日なお土着医療としてしぶとく生き続けている。

ところで、明治日本が目ざしてきた近代化・西欧化にとって、ユタ風俗は淫祠邪教の象徴としてうつり、また日本への同化を妨げる元凶としてクローズアップされた。明治政府は、ユタを沖縄の国民的同化をはばむ陋習、人心をまどわす非科学的な迷信ときめつけ、その弾圧に乗り出した。そして、そのお先棒をかついだのが、明治二十六年に発刊された沖縄最初の新聞『琉球新報』であった。たとえば明治四十五年七月七日の同紙は、次のようにユタを槍玉にあげている。

内地で医者と坊主と云ふに対し本県では医者ユタと云ふ。本県の婦人でユタに馴染がないものは殆どあるまい。独り婦人のみならず田舎では無教育のものになると男子までが多くユタを信ずる。病人でもあると医者は次で先づユタに聞くものが多い。ユタ先生もっともらしく先づ神に祈り祖先の霊をまつる。すると神や死霊が乗り移つたと称して身慄《みぶる》ひしたり眼を白黒にしたりさまざまの所作をやつたあと、歌の調子をつけていろいろの御託宣をする。その御託宣は何々の神が祟つてゐるとか、何代目の魂が浮ばないとか、かういふ供物で何処其処をまつらなければならないとか、何処に行つて御詫びをしなければならないとか、たいていきまつてゐる。

「ユタ征伐」

ユタ弾圧は、明治が大正にかわった頃その頂点に達した。

大正二年二月十一日未明のこと、那覇市東町から出火、四百余戸が焼失した。その九日後ユタの首魁という中年女性が那覇署に検挙された。大火再発の流言浮説をなしたというのがその理由。これを皮切りにユタの検挙があいついだ。主犯とされたユタは提訴し、二月二十八日公判がはじまり、新聞は「沖縄初めての珍裁判」として大々的に報道した。裁判は「法廷未曾有の雑沓」となり、これに乗じて、三月には三つの劇場で「ユタ征伐」と題した芝居が上演され、これも連日大入りの盛況を呈した。沖縄近代化を旗印にする新聞は、「恐るべき害毒を社会に流すユタを撲滅すべし」というキャンペーンを意図的に展開、ユタ禁圧の先頭に立った。

ところが、新聞記事を注意ぶかく読むと、ユタの被害を受けたという依頼者《クライアント》には被害者意識がなく、ユタ裁判に傍聴者があふれ、ユタ芝居に見物人が押しかけても、新聞のキャンペーンに庶民が呼応・同調したきざしがうかがえない。ユタは沖縄の人びとの生活の奥深いところで多面的にかかわっており、それだけを切り離して棄てることのできない習俗として根強く定着していたのである。

ユタ征伐はその後も断続的につづいた。大正五年四月二十二日の『琉球新報』はこんな記事をのせている。

巫女捕わる

島尻郡高嶺村字国吉番地不詳、無職佐久木カマド（五六）は、去る十八日の夜九時頃首里区儀保町四ノ五、山城ナベに頼まれ、同人のリヨマチスを治療するとして、神棚に御酒洗米等を供へて祈禱を為し居る際、現場を首里署の巡査に踏み込まれ取押ほられて、二十日間の拘留に処せられた。

もとより、この山城ナベのリュウマチが祈禱で治るとはおもわれない。しかし、南島の果ての村びとがどこの町の病院まで出かけていったら、はたしてリュウマチが治ったであろうか――。信頼するユタとの交感のなかで、病者の心身の平安がすこしでも得られたとしたら、それをしもリュウマチにとって害毒ときめつけられるであろうか……。

ユタ征伐はその後しばらく沈静したが、昭和の戦時体制下になると、ユタは「国策上の反国分子」として特高警察による大がかりな弾圧が展開され、「ユタ狩り」と呼ばれた。しかし、ユタはこうしたたび重なる試練にたえ、今日までしぶとく生きつづけ、沖縄だけでも戦前には六百人であったのが、いまでは二千人もいるという。そのひとりの巫業の場面《シーン》をのぞいてみよう。

——それは、ごくありふれた家の茶の間、その一隅に女神の掛軸をまつり、灯明のまえで、六十年輩のごくふつうの婦人が、古琉球の抑揚のある呪詞で祈っている。そのお告げにききいりながら若い女性が涙を流している……。このユタは、八人の子もちで病気がちだったところ、二十年ほどまえカミダーリ（神垂り）という独特の憑依《ひょうい》体験を経てユタとなった。それからというもの家のこともかまわず、病気をはじめ多くの相談にやってくる人びとのため、判示《ハンジ》や御願《ウグワン》に毎日をおくっている。

ユタには資格はない。ユタをユタとして認めるのは病めるクライアントであり、それを支えているのは民衆の心性《メンタリティ》である。ユタとクライアントとの日常の交流をみると、両者が信頼関係のなかでいかに相互治癒し相互変容しているかがわかる。治療者にはある意味でシャーマン的な能力と性格がなければならない。病いや悩みのなぜにまで応えようとするユタ治療には、癒しの原点をみることができる……。

「正気人」と「神経殿」

南島は、空間的にも時間的にも日本と中国、東洋と西洋、近代と前近代のはざまに位置しているだけに、そこには第三の道ともいえる独自のパラダイムがある。たとえば、ユタになる入巫過程としてのカミダーリという状態は、現代精神医学では幻覚・妄想をともなうとみなされるが、沖縄の習俗ではこの状態を肯定的に受容する。またユタになれる特異な能力をもつ人をセーダカウマリ（精の高い生まれ）と呼んで、これも肯定的に評価する。

さらに、南島には病気についての独特の表現語彙《ターミノロジー》があり、それらがすべて日常語で構成されており、人びとはそれらを的確に使い分けていた。たとえば、チムヤンメー（肝《きも》の病い）という言葉があり、それにまつわってチムアンマサン（心が落ち着かない）、チムチャーガナサン（悲哀）など、肝《チム》にまつわる表現だけでも十六もあり、表現がある以上人びとはこれを現実に体感していた。

とりわけ南島独自のものとして、ひろく精神病はフリムンといい、知的障害はフラー、認知症はカニハンダー、心因反応はマブイウトウシなどといい、いずれも日常語で表現されている。それだけに南島ではフリムンたちも村《シマ》のなかで疎外されることなく、村のなかに共に生きていた。戦前まで沖縄には精神病院はなかったといわれる。おそらくユタ治療がそれにかわっていたからであろう。

近代西洋医学はひとの病いを日常語と異なる専門用語で区別し、病者を日常世界と異なる専用施設に収容する。この現代医療の進行につれ、当然のことながら土着医療は衰退していく。時代の流れの必然であるとはいえ、かつての「肝を病む」という生理感覚は失われ、かつての家族や共同体で病いを防ぎ癒すという意識や能力は衰微の途をたどっていった。

病むひととふつうのひととが、共に家や村の中に生きていたのは南島だけではなかった。たとえば、水銀に死んだ不知火海の悲劇をえがいた『苦海浄土』で知られる石牟《いしむ》礼《れ》道子《みちこ》の幼年期を詩情ゆたかに回想した作品『椿の海の記』には、おもかさまと呼ばれる祖母と童女であるわたしとが、かわらない自然とまろやかな人情を背景に、生と死のあわいを幻想していくが、そこにこんな一節がある。

　わたしの小さい頃「正気人」と「神経殿」という言葉があった。（中略）俗世に帰る道をうしなってさまよう者への哀憐から、いたわりをおいてそう云っていた。そのころの、ふつう下層世界の常人は、精神病患者とか異常者とか冷たくいわずに、異形のものたちに敬称をつけて、神経殿とか、まんまんさまとか云っていた。

かつて、不知火海の村びとたちは、精神病患者を神経殿と尊称をつけて呼んでいたという。石牟礼道子がいう昔の「下層世界の常人」のほうが、むしろ病いや異常について、無意識のうちにふかい多元的コスモロジーを抱いていたといえるのかもしれない。

エピローグ

「東京は病人の捨場所」

待てど暮らせど来ぬひとを
宵待草のやるせなさ
今宵は月も出ぬさうな

明治と昭和にはさまれた大正時代のはかなさを象徴する「宵待草」。竹久夢二《たけひさゆめじ》がこの詩を着想したのは房総の海辺、明治四十三（一九一〇）年夏のこと。その夢二は、翌四十四年幸徳秋水らが処刑された日、江戸川沿いの下宿で神近市子らとともに通夜をした。雑誌『少女』に全八行の「宵待草」が掲載されたのは明治さいごの年の六月。『どんたく』に現行三行詩形の「宵待草」が発表されたのが大正二年十一月。そして多忠亮《おおのただすけ》作曲の「宵待草」がセノオ楽譜から出版され、たちまち全国を風靡したのは大正七年のことである。うるみがちの大きな瞳、うら悲しげにからだをくねらせる夢二式美女の登場である。

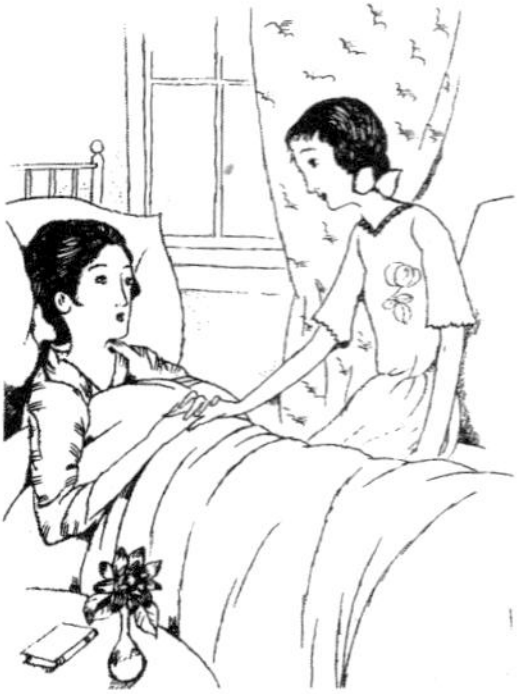
「姉の入院」　竹久夢二画

たとえば、そんな少女たちのイリュージョンがちらつく大正五年――、十二月九日には明治の文豪夏目漱石が、また翌十日には明治の元勲大山巌があいついで世を去った。この年、明治四十四年に創刊された婦人運動の雑誌『青鞜』が廃刊、かわって「驚くべきは現時の文明国における多数人の貧乏である」という書出しにはじまる河上肇《かわかみはじめ》の『貧乏物語』が刊行された。いっぽう「パンの会」には北原白秋や木下杢太郎らが、パン店中村屋のサロンには野口雨情《のぐちうじょう》や松井須磨子《まついすまこ》たちが集まり、「文化」を謳歌していた。前年に大正天皇即位の御大典があり、「明治」という重荷がすこし軽くなりかけたかに見えた日本人、その一人ひとりの生き死にはいったいどうだったのか。大正五年七月二十三日の『東京日日新聞』はこう報じている。

日本人の死亡率は世界に於ける主なる二十六ケ国中第一に位し、平均寿命は三十一歳で、スエーデンの五十二歳に比し、二十歳の短命である。是は主として結核病が多いのと、花柳病が惨害を流して居る為だ。

平均寿命については、政府の生命表によれば、大正年間は男四二・〇六歳、女四三・二〇歳とされているが、大正十年九月二十日の『都新聞』も、「日本人の平均寿命は廿九年と七ケ月」という見出しで報じ、大正十五年二月三日の『東京日日新聞』でも、「日本人の平均寿命は現在卅歳位、実に憂ふべきこと」と報じている。明治の「人生三十」は、大正もあまり変らなかったといえる。

松井須磨子が劇中歌として歌ってヒットした「ゴンドラの唄」（吉井勇作詞）の「いのち短し恋せよ乙女」や哀調にみちた「船頭小唄」（野口雨情作詞）の「おれは河原の枯れすすき」が都会の盛り場に流れはじめる頃、都会とりわけ帝都東京は黒い人の波にふくれあがる一方であった。そんな大正五年三月十三日の『国民新聞』は、「東京は病人の捨場所」という見出しで、東京市衛生課長の談話をこう伝える。

伝染病院の如き目下駒込、本所、大久保の三ケ所に隔離病舎を設け患者を収容してゐるが、予算丈《だけ》では、迚《とて》も立往《たちゆ》かず、偶《たまたま》何処《ど こ》かにチブスでも発生すると忽ち現在の収容定員一千名を超過して、先日の如く本所病院にバラックの病舎を臨時に建てると云ふ始末で、却々《なかなか》予算通り実行は困難である。殊に東京市の如き絶えず地方人の出入の激しい都市では、同じ伝染病でも其四割は地方の者である。中にも精神病などになると、其の手当が難かしいのと、又地方に依つては施療院が無い為めに、可哀想に態々《わざわざ》東京まで捨てに来る無慈悲な鬼がある。又同じ伝染病でも、田舎に居つては頼るべき身寄が無い結果、東京にさへ行けばと病気を我慢して上京し、警察や区役所へ救助を願ひ出る者もあり、又途中行倒れて救はるゝ者もある。

「小さな清潔から大きな不潔」

足元には大都、また灯火明滅する夕暮のなか、
おぼつかなくもうごめく大衆あり。

大正十年、フランス大使として来日した詩人ポール・クローデルは、皇居の濠端にたたずみ、愛惜をこめてこううたった。翌大正十一年、アインシュタインが来日、世界一の科学者を一目見んものと、濠端の講演会場には群衆があふれた。おなじ年、東京都の招きで来日したアメリカの政治学者ビアードは、そのときこんな皮肉な言葉を、日本人に投げかけた。

いったいなぜ何千人もの東京市民が、アインシュタイン博士の講演を三時間ものあいだうっとりして聴いたあげくに、得々として家路につくとき、舗装もなく両側に下水溝がむきだしの道路を、くるぶしまで漬かるようなぬかるみにまみれてたどって平気でいられる

のか。肉体の快適を求めるよりは、精神の糧を求める方が高尚だとの答えもあろう。だがそれなら、アインシュタイン博士がその理論を編みだしたのは、近代文明の利器をみな備えた都市においてであったことを言いそえたい。

「おぼつかなくもうごめく大衆」の足元は、ビアードにいわれるまでもなく、明治以来のぬかるみだった。それだけではない、じつはクローデルが愛した皇居のお濠そのものも、美しい眺めというより、悪臭の発生源だった。大正五年六月二十二日の『国民新聞』は、「猿真似の洗滌式便所、小さな清潔から大きな不潔」という見出しで、次のように報じている。

お濠が干汐になつた時は、実際濠の水よりは洗滌式便所より流出する糞尿の分量の方が多いと云はれて居る。現に三菱ケ原の大建物の便所は大抵洗滌式便所である故、毎日の様に掃除屋が来て馬力で大小便を運んで居るが、其は濠の船へ持つて来て、其より品川沖へ捨てると云ふのである。併し巡査が付いて居る訳でもないから、肥船の船夫は悉く此をお濠に捨てて終ふ。其方法は洗滌式の便を運搬する船には穴が開けてあつて、船を漕いで出ると船内の汚物は全部濠の中へ捨てる仕懸になつて居る。此方法で毎日幾十万人の大小便は神田橋と土橋の間に捨てられる。其外東京停車場を始めとし、鉄道院、有楽町、新橋駅等の大小便は一滴も残さずお濠へ流し込んで終ふのである。

この二日後の六月二十四日の『国民新聞』は、「帝国ホテルの垂流《たれ》し不罷成《まかりならぬ》、警視庁水便所に厳達す」という記事をかかげている。大正三年に竣工した新東京駅も、大正十一年に完成した帝国ホテルも、最大の悩みは屎尿処理であった。公衆衛生という生活の足元をないがしろにしたまま、日本人はひたすらうわべの「文化生活」ばかりを追っていった。文化鍋・文化コンロ・文化風呂、それをおさめた文化住宅、そこで食べるのがいじましい和風洋食のコロッケ・トンカツ・ライスカレー。そして、そこから毎日吐き出されるのがごみの山。大正五年二月三日の『中央新聞』は、「東京から出る一箇月の塵芥五百七十万貫」という見出しで、その壮観を次のように伝える。

東京の市中には各区を通じて、七百五十台の馬車と、七万八千七百九十五台の手車と、千三百八十九隻の船が間断なしに活動して、市の隅々まで手分して、家々の塵芥を集め、手車から馬車に、馬車から船に積込んで、千葉県船橋其他指定の塵芥置場に運び、焼棄てる物は焼棄てる。

処で東京市十五区の家々から朝夕箒目に掃出される塵芥の高は何の位かと云ふと、月に積もれば実に五百六十九万〇二十貫で、六尺四方一坪の容積にすると千四百二十三万七千五百五十坪と云ふことになる。

此塵芥を扱ふ人夫何人かと云ふと、実に二万四百六十九人も居るから、地方の小都会では相応に有名な所でも、東京市の塵芥運搬人夫よりも人口が少い処があるわけだ。

「いのち短し……」

〝今日は帝劇、明日は三越〟

これは、日本最初のCMであり、最高の傑作であり、それはまた明治の〝富国強兵、殖産興業〟にとってかわった大正日本の国民的キャッチフレーズでもあった。

帝劇が濠端に開設したのは明治四十四年、松井須磨子が「ハムレット」のオフィーリア役でデビュー。日本橋の老舗三越が白堊のレンガ五階建の新館を開店したのは大正三年、帝劇のプログラムにこのCMがリボンをつけた少女とともに登場する。いっぽう、銀座の資生堂が花椿のデザインの商標で登場するのが大正五年、鈴木《すずき》三重吉《みえきち》らの『赤い鳥』の創刊が大正七年、モダンな女性文化と児童の世紀が花開く。明治が男の時代とするなら、大正は女・子どもの時代であった。童謡「かなりや」や「青い眼の人形」の甘い歌声が、文化住宅の蓄音機から流れてきた。そんな雰囲気のなかで育った子どもたちの健康について、大正五年四月二十一日の『中央新聞』は、ある小学校校医の話をこう伝える。

どうも市内の子供の体格を郡部の子供と比較すると甚だしく劣つてゐる。なる程身丈けは市内の子供の方が伸びてゐるが、最も大切な筋肉が少しも引緊つてゐない。殊に人間で一番大切な肺とか心臓とか胃とか云ふ器官を蔵つて置く胸部が市内の子供は如何にも狭い。胸部が狭いと矢張結核病などにも罹り易い。要するに市内の児童は目や耳などに強い刺戟を受けて、脳ばかり絶えず働かしてゐて、体を平均して発育させる為めの運動をしないから、筋肉も引緊らず胸部も狭く、身体は脆弱で、脳ばかり使つてゐる結果、精神まで病的になり、些細なことに我を忘れて飛んでもないことを仕出来《しでか》すと云ふやうなことになる。

翌大正六年十一月五日の『都新聞』も、「都会の児童は脊ばかりひよろ長く、顔色の蒼白い腺病質の者が多く、塵の多い巷に悪い空気を吸ひ、運動不足で精神を過労するから、遂には恐る可き肺結核に襲れ易い」と論じ、また「新しい女が母乳を与へないため赤ン坊を殺す」とか、「赤ン坊の死因の五割二分は驚くべし栄養不良」といった新聞記事がつづく。『コドモノクニ』など児童雑誌がもっとも大量に発刊された大正十一年、その十一月二十五日の『東京朝日新聞』は、乳幼児死亡について、「最近一年間に約百四十万人位宛死んで行くのだが、それを統計から見ると、生れてから満一歳までの乳児の死亡数は三十三万人、一歳から五歳までの幼児の死亡数を加へると、五十万人といふ恐るべき数に上つてゐる。何のことはない。この乳児幼児が死ぬだけで、人口五十万の大都市が年々一つ宛消えて行くやうな形になるわけだ」と報じている。夢二の絵や白秋の詩にみられるもろさ・はかなさは、「いのち短し……」という歌詞どおり、まさに生命のもろさ・はかなさを無意識に映し出していたのである。

さて、「新しい女」の先頭をきった松井須磨子は、恩師で愛人の島村抱月《しまむらほうげつ》がスペイン、かぜで死んだあとを追い、大正八年一月六日自ら縊《くび》れて死んだ。そんな話題に心をたかぶらせ、不安と不満の気分にゆれうごく「サラリーマン」と呼ばれる大正市民たちの耳に、やがて軍靴の不気味な足音が聞こえはじめてきた。柳田国男は昭和六年、『明治大正史　世相篇』のさいごを、次のような苦渋にみちた言葉で結ぶのである。

我々の考へて見た幾つかの世相は、人を不幸にする原因の社会に在ることを教へた。乃《すなわ》ち我々は公民として病み且つ貧しいのであつた。

あとがき

「歴史は多くの場合に於て悔恨の書であつた」と云ったのは柳田国男（『明治大正史　世相篇』）であった。本書の校正をしていたわたしの耳に、柳田のこの言葉が遠雷のように響いていた。

かつてわたしは、『日本人の病歴』（中公新書）と『近世病草紙』（平凡社選書）で、日本人は病気をどう体験してきたか、それは歴史にどう影をおとしてきたかを、わたしなりにたどった。そのとき、今日に直接むすびつく近代にまで踏み込む余裕がなかった。

その後、『東洋薬事報』から依頼されたとき、その宿題が頭にあった。それを昭和五十七年九月号からぼつぼつと書きはじめ、昭和六十一年十二月号までで五十二回になった。本書は、その連載に修正加筆し、あらたに全体の構成をととのえ、一冊にしたものである。

とはいえ、本書はもともと近代日本の医療史やまして医学史を意図したものではない。ひとの生き死ににかかわる病いという大事をとおして、時代の世相を垣間見ようとしたもので、いわば明治医事世相史とでも呼ぶべきものである。したがって、いわゆる医学史の資料というより、新聞や雑誌の記事や広告などを、ときには煩雑とおもわれるほど引用している。それは、当時の人びとの息づかいを、じかに聴きとろうという気持にほかならない。

今日わたしたちの眼に映る明治は、降る雪とともに遠くなった。わたしたちにのこされている手だては、歴史の裏側に消えていこうとするにぶい物音に、じっと耳をそばだてることである。

連載をはじめたころは、明治の医事風俗を気ままに見聞するほどのつもりであったが、回をかさねるにしたがい、しだいにわたしの気分は重くなっていった。明治が犯したもの――が、わたしの胸に悔恨のおもいをつのらせたからであろうか。

その意味からも、挿入した写真や図版は、歴史の陽画《ポジ》として語られるための資料というより、民衆の喜怒哀楽を語る歴史の陰画《ネガ》としての雰囲気をつたえるものをえらんだつもりである。

さいごに、本書執筆にあたっていろいろと恩義を受けた方々、そして連載中お世話になった日本エンタープライズ社と、このような一冊にまとめていただいた新潮社に、あらためてふかくお礼を申しあげたい。

一の酉の宵

立川昭二

参考文献

中山泰昌等編『新聞集成明治編年史』全一五巻　昭和四三―四七年　財政経済学会
加藤秀俊等編『新聞集成大正編年史』全一五巻　昭和五三年　大正出版
荒木昌保編『新聞が語る明治史』〔一〕・〔二〕　昭和五一年　原書房
石田文四郎編『新聞記録集成　明治・大正・昭和大事件史』　昭和四一年　新聞資料調査会
内川芳美他監修『明治ニュース事典』全八巻　昭和五八―六一年　毎日コミュニケーションズ
『明治大正図誌』〔一〕・〔二〕・〔三〕東京　〔四〕横浜・神戸　昭和五三年　筑摩書房
小西四郎等編『写真図説　明治百年の歴史　明治編』昭和四三年　講談社
石井研堂『明治事物起原』「明治文化全集別巻」　昭和四四年　日本評論社
勝本清一郎他編『近代日本総合年表』　昭和四三年　岩波書店
柳田国男『明治大正史　世相篇』「定本柳田国男集」第二四巻　昭和四五年　筑摩書房

＊

『日本新聞広告史』　昭和一五年　日本電報通信社
朝日新聞社編『新聞広告一〇〇年』上　昭和五三年　朝日新聞社
藤田幸男『新聞広告史百話』　昭和四六年　新泉社
織田　久『広告百年史　明治』　昭和五一年　世界思想社
芳賀　徹他編『近代漫画』全六巻　昭和六一年　筑摩書房
村上信彦『明治女性史』上・中・下　昭和四六年　理論社
宮武外骨『明治演説史』　大正一五年　文武堂
紀田順一郎編『明治の群像〔九〕明治のおんな』　昭和四四年　三一書房

宮本常一他監修『日本残酷物語（一）貧しき人々のむれ』　昭和三四年　平凡社
小木新造『東京時代』　昭和五五年　日本放送出版協会
清水　勲『絵で書いた日本人論―ジョルジュ・ビゴーの世界』昭和五六年　中央公論社
週刊朝日編『値段の明治大正昭和風俗史』　昭和五六年　朝日新聞社

＊

厚生省医務局編『医制百年史』　昭和五一年　ぎょうせい
中川米造・丸山　博編『日本科学技術史大系　第二四巻　医学（一）』　昭和四〇年　第一法規出版
立川昭二『病気の社会史』　昭和四六年　日本放送出版協会
川上　武『現代日本病人史』　昭和五七年　勁草書房
川上　武『現代日本医療史』　昭和四〇年　勁草書房
田波幸男『公衆衛生の発達』　昭和四二年　日本公衆衛生協会
酒井シヅ『日本の医療史』　昭和五七年　東京書籍
神谷昭典『日本近代医学のあけぼの』　昭和五四年　医療図書出版社
布施昌一『医師の歴史』　昭和五四年　中公新書
菅谷　章『日本の病院』　昭和五六年　中公新書
山本成之助『川柳医療風俗史』　昭和四七年　牧野出版社
東京大学医学部創立百年記念会編『東京大学医学部百年史』　昭和四二年　東京大学出版会

＊

長尾喜又編『長尾折三集（一）噫　医弊（二）当世医者気質』　昭和五七年　春秋社
モース・石川欣一訳『日本その日その日』　全三巻　東洋文庫一七一・一七二・一七九　昭和四五年　平凡社

イザベラ・バード　高梨健吉訳『日本奥地紀行』東洋文庫二四〇　昭和四八年　平凡社
小川鼎三・酒井シヅ校注『松本順自伝・長与専斎自伝』東洋文庫三八六　昭和五五年　平凡社
森　銑三『明治東京逸聞史』(一)・(二)　東洋文庫一三五・一四二　昭和四四年　平凡社
トク・ベルツ編・菅沼竜太郎訳『ベルツの日記』上　昭和五四年　岩波文庫
安藤良雄他編『興業意見』「生活古典叢書」(一)　昭和四六年　光生館
西田長寿編『明治前期の都市下層社会』「生活古典叢書」(二)　昭和四五年　光生館
籠山　京編『女工と結核』「生活古典叢書」(五)　昭和四五年　光生館
シュトラッツ・高山洋吉訳『生活と芸術にあらわれた日本人のからだ』昭和四四年　刀江書院
船岡末利訳編『ロチのニッポン日記』昭和五四年　有隣堂
平出鏗二郎『東京風俗志』明治三四年　復刻昭和四六年　原書房

＊

山本俊一『日本コレラ史』昭和五七年　東京大学出版会
沼野元昌『コレラ医玄昌、沼野家の記録』昭和五三年　共栄書房
臨時ペスト予防事務局『大阪府ペスト病流行記事』明治三五年
長崎学会編『長崎洋学史』下　昭和四二年　長崎文献社
京都府医師会編『京都の医学史』昭和五五年　思文閣出版
日本歯科医師会編『歯科医事衛生史』昭和一五年　日本歯科医師会
川原利也『南湖院と高田畊安』昭和五二年　中央公論美術出版
山本茂実『あゝ野麦峠――ある製糸工女哀史』昭和四三年　朝日新聞社
藤楓協会編『光田健輔と日本のらい予防事業』昭和三三年　藤楓協会
神山復生病院『創立80周年を記念して』昭和四四年

井上隆三郎『筑前宗像の定礼』　昭和五四年　西日本新聞社
緒方正清『日本産科学史』　大正八年　丸善
岡田靖雄『私説　松沢病院史　一八七九年―一九八〇年』　昭和五六年　岩崎学術出版社
小田　晋『日本の狂気誌』　昭和五五年　思索社
吉竹　博『「おつかれさん」の研究』　昭和五九年　ダイヤモンド社
東京精神病院協会編『東京の私立精神病院史』　昭和五三年　牧野出版
大江志乃夫監修『日露戦争軍医の日記』　昭和五五年　ユニオン出版社
玉川信明『風俗越中売薬』　昭和四八年　巧玄出版
高岡高等商業学校編『富山売薬業史史料集』上巻　昭和五二年　国書刊行会
中部家庭経営学研究会編『明治期家庭生活の研究』　昭和四七年　ドメス出版
加茂儀一『日本畜産史　食肉・乳酪篇』　昭和五一年　法政大学出版局
看護史研究会『派出看護婦の歴史』　昭和五八年　勁草書房
加藤　翠『育児と文化・風俗』　昭和五七年　母子衛生研究会
波平恵美子『病気と治療の文化人類学』　昭和五九年　海鳴社
高橋みや子「宮城県の明治期における助産婦教育制度確立の過程」（一）・（二）『東海大学短期大学紀要』第一三・一四号　昭和五四・五五年
大橋英寿「沖縄シャーマニズムの歴史」『東北大学文学部研究年報』三二号　昭和五八年

講談社学術文庫版あとがき

私たちは個人的な苦痛や社会的な災難に出会ったとき、だれしもそれをどう乗り越えたらいいかをあれこれと模索する。そんなとき、一つの手がかりになるのは過去の事実に目を凝らし耳を傾けることである。

それは、昔に戻れということではない。歴史感覚をとり戻すということである。苦痛や災難に直面したら百年前あるいは二百年前に自分を置いてみるということである。

たとえば、食道ガンの岩倉具視は医師ベルツに「絶望です」と告げられ即座に「ありがとう」と答えており（三〇三頁）、痔の手術をした夏目漱石は「乃木大将の自殺と同じ位の苦しみ」と弟子の小宮豊隆に書き送り（三一八頁）、石川啄木の『日記』の最後の頁は「医者は薬価の月末払を承諾してくれなかった」というインク痕で終わっているが（二六〇頁）、こうした過去の場面に自分自身をタイムスリップさせるということである。あるいは健康保険の源流になった定礼医の顕彰碑（一五五頁）、そして日本の特志解剖第一号の遊女美幾の墓（一七三頁）の前でじっとたたずんでみるということである。

思えば三十年以上も前のこと、本書執筆の資料を集めていた私は、病いや死を前にした有名無名の人たちの思いがけない言動に心をゆさぶられ、古い新聞の片隅で見つけためずらしい記事に胸を高鳴らせていた。そんな驚きや感動がいまも鮮やかに甦ってくる。

戦争や災害にとっていちばん大切なことは、「忘れない」ということである。本書は日本の近代を無我夢中でつくってくれた明治の人たちの生き死にを「忘れない」ためにつづった備忘録である。あるいは明治へのささやかな鎮魂曲《レクイエム》として聴いていただくこともできるかもしれない。

ここであらためて思うことは、明治人は今日の私たちよりはるかに強く生き強く死んでいったということである。それはおそらく彼らが痛みや苦しみに耐えるちからが強かったからであり、人生を苦痛や災難でとらえていたからにちがいない。

さいごに、ながく冬眠していた本書を呼び覚まし、装いをあらたにふたたび陽の目をみさせていただいた講談社学術文庫の方々にあつくお礼を申しあげたい。

二〇一三年　秋の陽ざしのなかで

立川昭二

本書の原本は、一九八六年に新潮社より刊行されました。

なお、本書の引用史料中、今日的見地から差別的と思われる表現がありますが、歴史的史料であることを鑑み、そのまま表記いたしました。

立川昭二（たつかわ　しょうじ）

1927年生まれ。早稲田大学卒業。北里大学名誉教授。専門は医療史，とくに生病老死の文化史・心性史的考察。『歴史紀行・死の風景』で1980年サントリー学芸賞受賞。主な著書に『病気の社会史』『江戸病草紙』『生と死の現在』『江戸人の生と死』『病いの人間史』『からだことば』『人生の不思議』『「気」の日本人』『愛と魂の美術館』など。

講談社学術文庫

定価はカバーに表示してあります。

明治《めいじ》医事《いじ》往来《おうらい》

立川《たつかわ》昭二《しょうじ》

2013年11月11日　第1刷発行

発行者　鈴木　哲
発行所　株式会社講談社
東京都文京区音羽 2-12-21 〒112-8001
電話　編集部（03）5395-3512
販売部（03）5395-5817
業務部（03）5395-3615
装　幀　蟹江征治
印　刷　株式会社廣済堂
製　本　株式会社国宝社
本文データ制作　講談社デジタル製作部

ISBN978-4-06-292205-0

「講談社学術文庫」の刊行に当たって

これは、学術をポケットに入れることをモットーとして生まれた文庫である。学術は少年の心を養い、成年の心を満たす。その学術がポケットにはいる形で、万人のものになることは、生涯教育をうたう現代の理想である。

こうした考え方は、学術を巨大な城のように見る世間の常識に反するかもしれない。また、一部の人たちからは、学術の権威をおとすものと非難されるかもしれない。しかし、それはいずれも学術の新しい在り方を解しないものといわざるをえない。

学術は、まず魔術への挑戦から始まった。やがて、いわゆる常識をつぎつぎに改めていった。学術の権威は、幾百年、幾千年にわたる、苦しい戦いの成果である。こうしてきずきあげられた城が、一見して近づきがたいものにうつるのは、そのためである。しかし、学術の権威を、その形の上だけで判断してはならない。その生成のあとをかえりみれば、その根は常に人々の生活の中にあった。学術が大きな力たりうるのはそのためであって、生活をはなれた学術は、どこにもない。

開かれた社会といわれる現代にとって、これはまったく自明である。生活と学術との間に、もし距離があるとすれば、何をおいてもこれを埋めねばならない。もしこの距離が形の上の迷信からきているとすれば、その迷信をうち破らねばならぬ。

学術文庫は、内外の迷信を打破し、学術のために新しい天地をひらく意図をもって生まれた。文庫という小さい形と、学術という壮大な城とが、完全に両立するためには、なおいくらかの時を必要とするであろう。しかし、学術をポケットにした社会が、人間の生活にとってより豊かな社会であることは、たしかである。そうした社会の実現のために、文庫の世界に新しいジャンルを加えることができれば幸いである。

一九七六年六月

野間省一